도구 활용 요가

도구를 활용한 아헹가 요가 수련 안내서

Volume 2: 앉아서 하는 아사나와 전굴 자세

Eyal Shifroni, ph. D 지음
이수진 옮김

인도 푸네 아헹가요가연구소(RIMYI)의
대스승(Yogacharya) B.K.S. 아헹가, Geeta S. 아헹가와
Prashant S. 아헹가의 가르침을 바탕으로 함

대성의학사

PROPS FOR YOGA
Volume 2: Sitting Asanas and Forward Extensions
Eyal Shifroni, Ph.D.
Co-Author: Michael Sela

감사의 말

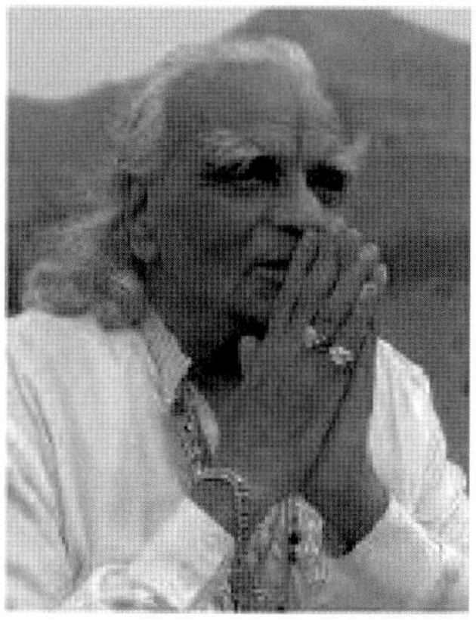

1918 ~ 2014

이 책에 소개된 모든 지식의 원천은 아헹가 요가 행법을 창시한, 나의 스승, 대스승(Yogacharia) B.K.S 아헹가로부터 나온 것이다. 요가 수련에서의 도구 사용은 아헹가 선생님(구루지, Guruji)에 의해 소개되었다. 시간의 흐름과 함께 그가 발명하고 개조한 다양한 기구들은 수련을 풍요롭게 하고 많은 사람들이 요가로부터 이로운 선물을 받을 수 있게 하셨다. 그 스승님이 우리를 떠나신 지 이미 일 년이 넘었지만 나는 매일 수련매트 위에 올라설 때마다, 스승님에게 지극한 감사와 고마움을 느끼고 그리고 그의 사랑을 기억한다. 나는 마음 속 깊은 곳에서부터 그가 우리에게 전해준 요가라는 선물에 감사한다. 수련할 때, 나는 여전히 그가 내 안에 살아있음을 느끼고, 그의 목소리를 듣는다. 그는 내게 어떤 타협도 없이 모든 아사나에 좀 더 깊이 빠져들고 더욱 집중하여 수련을 정진하라고 말한다. 나는 그가 우리를 가르치셨던 만큼 오랫동안 우리가 신중하게 수련을 이어가야 한다고 느낀다. 그는 우리의 마음속에서 계속해서 살아있을 것이다. 나는 나의 존경하는 스승님께 나의 개인적인, 선생님으로서뿐만 아니라 전 세계 수백만의 사람들이 요가를 접할 수 있게 하신 것에 대해 깊은 존경과 감사를 표하고 싶다.

나는 아헹가 요가 연구소(RIMYI)[1]에서 요가를 가르치는 프라샨트와 기타 아헹가의 가르침과 영감에 감사를 전하고 싶다.

나는 운 좋게 일반 요가와 도구를 이용한 특정한 요가에서도 빛을 발한 많은 훌륭한 선생님들을 만나 그들의 깊은 지식을 공유했다. 여기에 그들의 이름을 모두 나열하기에는 너무 많다. 그러나 나는 그들 한 분 한 분 모두에게 은혜를 입었고 모두에게 감사의 인사를 표하고 싶다. 나는 재능과 지혜를 지닌 선생님들이 전달해주신 풍부한 지식을 독자들에게 전달하려고 최선을 다하였다. 그러나 만약 나의 설명에 실수가 있다면, 그것은 나의 잘못이지 나를 가르치신 선생들의 것이 아니다!

이 안내서의 구상과 전달은 내 친구이자 동료인 마이클 셀라에 힘입은 바 크다. 그는 내가 이 안내서를 구상하고 그 구조를 형성하는 데 도움을 주었다. 마이클은 문장을 계속해서 검토했고, 문장들의 정확성과 매끄러운 흐름에 상당히 기여했다. 나는 이 프로젝트에 대한 그의 협력에 깊은 감사를 표한다.

나는 명료하고 중요한 많은 아이디어를 제공해준 텍사스 주의 휴스턴에 있는 알코브 요가센터(http://alcoeyoga.com/)의 폴린 슈레더 박사에게 감사를 전하고 싶다. 그녀는 나의 문체를 좀 더 부드럽고 분명하게 만드는 훌륭한 일을 했다.

1 Ramamani Iyengar Memorial Yoga Institute, 인도 푸네에 위치한 아헹가의 자택이자 가르침의 장소

많은 유용한 아이디어와 피드백에 기여를 한 Zichron- Ya'akov센터의 모든 선생님께 감사한다. 특히 라빗 모어, 아나트 라츠멜 과 엘리노어 자코비츠에게 감사한다. 이들은 이 책의 사진 촬영에 모델로서 많은 시간을 할애해주었다. 요가 선생님인 당신들의 기여는 모델 그 이상이었다. 당신들은 이 안내서의 내용을 발전시키는 많은 통찰과 아이디어를 주었다.

나는 도구를 사용하는 새로운 아이디어를 수업과 워크숍 중에 시도해보고 이를 통해 발전시켜나갈 수 있었다. 이를 도와준 많은 수련자들에게도 감사를 전한다. 나의 아이디어를 시도해보고자 하는 그들의 의지와 열정적인 피드백은 내가 이 책을 집필하게 만들었다.

마지막으로 이 책(그리고 다른 많은 것들)을 집필할 수 있게 해준 나의 아내 하지트의 끊임없는 사랑과 격려에 감사한다.

2015년 9월

에이엘

Contents

Chapter 1.
아래로 집중하기: 앉아서 하는 자세
(우파비스타 스띠티)

Chapter 2.
어머니 땅에 몸을 맡기기: 전굴 자세
(파스치마 프라타나 스띠티)

소개글

요가는 정신적 깨달음과 변화의 한 방법으로써 고대의 현자에 의해 드러났다. 현자들(리시, rishis)과 스승들(Gurus)의 승계를 통해 우리에게도 전달되었다. 파탄잘리의 『요가 수트라』(경전), 『바가바드 기타』 그리고 『시바 상히타』와 같은 문서에서는 요가의 본질, 요기(yogi, 요가 수련자)의 상태와 요기의 수행을 정의 내리고 묘사하고 있다. 이러한 고대의 문서들은 시간이 흐르면서 나의 스승인 요가차리아(Yogacharia) B.K.S 아헹가의 여러 권의 책을 포함하여 많은 해설서로 발전하였다.

요가는 단지 하나의 이론이 아니다. 그것은 목적, 행동, 감성과 헌신을 가지고 여행을 떠나는 하나의 현실적인 철학이다. 우리의 수련에 『요가 수트라』를 적용시키는 것만으로도 우리의 삶은 중요하고 완전한 의미를 가지게 된다. 단지 이 문서들의 이론적인 학습만으로는 자유와 변화에 이를 수 없을 것이다. 아헹가는 아사나(자세)와 프라나야마(호흡법) 수련이 우리의 참 자아가 내면에 있다는 것을 아는 요기의 상태에 도달하고, 자아성찰을 통해 우리의 몸과 마음을 변화시킬 수 있는 방법으로 사용되는 데 크게 기여하였다.

아사나는 그저 그런 운동이 아니다. 이것은 우리의 몸과 마음을 탐구하고 우리의 한계와 성향 그리고 잠재력을 알 수 있게 해준다. 아헹가는 아사나 수련을 예술과 과학의 경지로 끌어올렸다. 그는 저서 『요가나무(The Tress of Yoga)』에서 다음과 같이 서술했다.

"마하트마 간디(Mahatma Gandhi)는 요가의 모든 면을 수련하지는 않았다. 그는 단지 요가의 원칙 중의 2개, 즉 비폭력과 진실만을 따랐다. 그는 이 2개만으로 자신의 본성을 지배하고 인도의 독립을 성취했다. 만약 야마(Yama, 금계)가 마하트마 간디를 매우 훌륭하고, 순결하고, 정직하고, 신성하게 만들 수 있었다면, 요가의 또 하나의 가지인 아사나를 통해서는 정신적으로 최고의 경지에 도달할 수는 없을까? 여러분들 중 다수는 아사나 수행이 육체 수련법이라고 말할지도 모른다. 하지만 아사나의 깊이를 제대로 알지 못한 채 이렇게 말한다면, 이미 요가의 은혜를 잃은 것이나 마찬가지다."[2]

그는 3번째와 4번째 가지(아사나와 프라나야마)의 깊은 학습과 수련을 통해서 아쉬탕가 요가의 8개 가지를 어떻게 경험할 수 있는지 보여준다. 물론 아사나를 신체적 운동으로 수련하는 것만으로도 이익이 된다. 몸을 유연하고, 건강하고, 가볍게 유지해준다. 하지만 수련 중에 마음을 탐구하고 관찰하지 않는다면,

2 『The Tree of Yoga』 '아사나의 깊이(The depth of asana)' 중

지성을 발전시키고 의식을 고양시킬 기회를 놓치게 될 것이다(여기서의 지성은 단지 IQ가 아닌 자신의 자아와 주변을 편견 없이 인지하고, 자신의 진실됨과 가치에 따라 올바른 방향을 향해 능숙하게 행동할 수 있는 능력을 의미한다).

B.K.S 아헹가의 가르침을 염두에 두고 아사나 수련을 보면, 우리는 그의 행법에서 요가 도구의 역할을 이해할 수 있다. 그러한 도구들은(수련을 돕기 위해 그가 발명한 광범위한 장비와 부대용품들) 모든 연령대는 물론이고 건강에 문제가 있는 사람들까지 요가 수련을 즐길 수 있게 해주기 때문이다. B.K.S 아헹가의 자세한 설명과 고대 요기들의 문헌 해석, 그리고 도구들은 "요가는 모두를 위한 것이다"라는 그의 비전을 수백만의 사람들이 깨달을 수 있게 도와준다.

도구 사용에 관하여

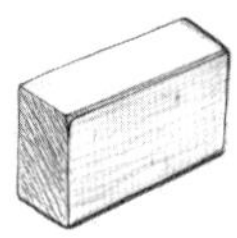

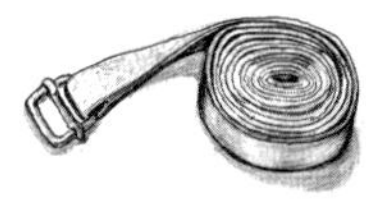

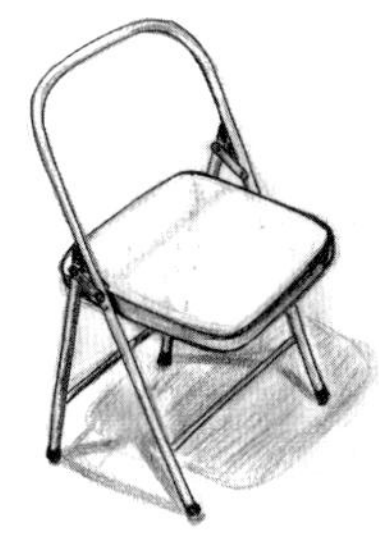

이것은 아헹가가 어떻게 그리고 왜 요가 수련에 도구를 쓰게 되었는지를 설명한다.

"나는 나의 수련을 개선하고 완벽하게 하는 다양한 방법들을 시도하는 데 사로잡혀 있었다. 길에 널린 돌이나 블록을 집어 들어 그것들을 나의 아사나 마스터를 위한 '지짓대'와 '무게 견디기'로 사용했다. … 도구들은 아사나를 쉽게 할 수 있게 도와준다. … 도구를 이용하면 뇌가 비활성화된 상태를 유지하기 때문에 학생들은 좀 더 빠르게 아사나를 이해하고 학습할 수 있다. 비활성화된 뇌를 통해서 학생들은 그들의 몸과 마음을 의식하는 것을 배울 수 있다. **도구는 독학을 위한 안내서이다.**[3] 도구는 실수 없이 정확하게 하도록 도와준다."(B.K.S 아헹가, 『영광스러운 70년(70 Glorious years of Yogacharia)』, 391쪽)

크리스틴 피사노는 다음과 같이 덧붙인다.

"그러므로 우리가 아사나의 영역을 펼치고 수련함에 있어서 도구는 너무 어려운 특정한 아사나를 익힐 수 있게 해준다. 도구는 아사나의 정확한 손짓(무드라, Mudra)과 몸의 자세(브하바, bhava)에 대한 이해를 돕는다. 도구는 우리가 한 아사나에서 더 오랜 시간 머물 수 있게 해주기 때문에 (에너지가) 몸의 탐험되지 않은 부분까지도 더 깊게 침투할 수 있게 해준다.[4]

3 살아 있을 때 작가에 의해 강조됨

4 『영웅의 사색(The hero's Contemplation)』

도구가 아행가 요가의 중요한 특징이기는 하지만 그렇다고 본질을 헷갈려서는 안 된다. 도구는 아사나의 정렬, 안정성, 정확성, 장기간의 자세 유지와 같은 마지막 단계에 도달하기 위한 하나의 수단일 뿐이다.

여기서 다루는 도구 사용은 아사나에 대한 이해를 깊게 그리고 높이기 위해서 몸의 각 부위와 아사나의 다른 면들을 직접적으로 자각하게 하기 위한 목적을 가지고 있다. 동시에 수련자들은 도구에 대한 의존성이 커지는 것에 경각심을 가져야 한다. 오히려 도구는 성숙되고 주의 깊은 아사나 수련을 추구하기 위해 지적으로 쓰여야 한다.

아헹가는 계속해서 서술한다.

"이제, 도구 사용에 대한 찬반 양론에서 비판적 견해 중 하나는 수련자가 자세를 독립적으로 하려는 의지가 부족해지고 도구 사용이 습관화된다는 것이다. 이것이 도구의 잘못인가? 분명히 아니다! 도구는 아사나를 느끼기 위한 것이다. 그러나 나는 결코 그것을 영원히 사용해야 한다고 말한 적이 없다. 도구는 방향을 제시할 뿐이다. 방향감이 자리 잡으면, 나는 제자들이 아사나를 독립적으로 하기를 원한다. … 도구는 아사나의 방향감, 정렬 그리고 이해를 주기 위한 것이다."[5]

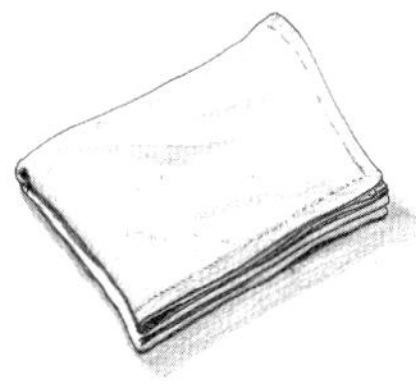

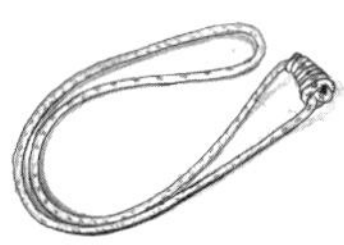

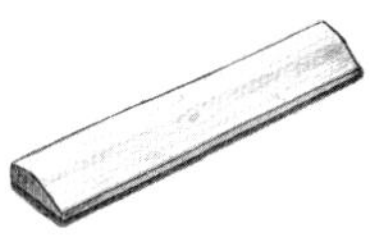

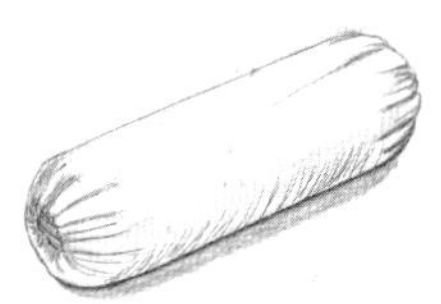

궁극적으로 몸과 마음 또한 '구도자를 자신의 참된 빛으로 이끄는 데' 도와주는 외부적인 도구이다(『파탄잘리 요가 수트라』 1장 3절), 혹은 피사노가 표현한 것처럼,

"… 도구는 순수하게 주관적인 방식으로 아사나의 진정한 본질을 가리키는 외부의 파도로 여겨질 수 있다. 그러므로 항상 외부적 도구와 몸 자체를 도구로 사용하는 것 사이에는 어떤 흔들림이 존재할 것이다. 궁극적으로 몸과 마음은 그 자체로 하나의 외부적인 도구일 뿐이다."[6]

종합해보면, 도구는 모든 사람들이 신체의 한계 없이 자신의 사나다(수행, Sdhana- 요가 탐구와 수련)를 가능하게 만들어준다. 도구 사용으로 수련자는 충분히 아래와 같이 할 수 있다.

- 독립적으로 수행하기 힘든 아사나 하기
- 연습하는 동안 정확한 정렬에 도달하고 유지하기
- 어려운 아사나에서 좀 더 오래 머물고 이완하기, 그리하여 완전한 이익을 획득하기
- 아사나를 깊은 수준에서 탐구하고 조사하기
- 질병, 부상 혹은 만성적 고통의 컨디션을 개선하고 지속적인 수련하기

5 앞의 책

6 앞의 책

이 안내서에 관하여

이것은 아헹가 요가 수련에서 도구 사용에 관한 시리즈의 두 번째 편이다. 이 안내서는 나의 35년 요가 수행(Yoga Sadhana)의 결실이다. 매일의 수련과 연구에 대한 수년간의 보상 과정에서 매일 새로운 느낌, 새로운 관찰, 새로운 통찰을 가져온다. 이 책은 나의 스튜디오, 즉 아헹가 요가 연구소의 B.K.S 아헹가, Geeta, Prashant와 함께, 내가 이스라엘과 참여하고 주도한 전 세계의 수많은 워크숍에서, 마지막으로 이스라엘에 있는 나의 아헹가 요가 센터에서 선생님과 수련자들이 함께한 지속적인 수련 여행과 연구에 의해 진화해왔다.

종종 수업이나 워크숍을 준비할 때, 나는 도구를 사용한 아사나 수련에서 그 본질을 강조할 수 있는 새로운 방법을 찾는다. 나는 수많은 동료들과 유사한 필요를 공유한다고 믿는다. 도구 요가는 이러한 필요를 다루기 위한 나의 소소한 시도이다.

'아헹가 행법'의 기초를 다룬 책 『Light on Yoga(요가디피카)』가 처음 출판된 이래로, 근본적이고 이제는 고전이 된 문헌에 내장된 지식의 산물을 설명하고 정교하게 만들어내기 위한 시도로 많은 책들이 쓰여지고 있다. 가장 눈에 띄는 것은 B.K.S 아헹가가 저술한 아름다운 책 『요가-전체론적인 건강으로 향하는 길(Yoga-the Path to Holistic Health)』이다. Geeta의 『여성을 위한 보석(A Gem for Women)』과 소책자 『행동요가, 예비 중급자와 중급자-1코스(Yoga in Action, Preliminary and intermediate-1 Courses)』는 몸에 대한 지식을 덧붙인 중요한 부가물이다. Silva, Mira & Shyam Mehta의 『아헹가 행법의 요가』와 같은 책에서, 그 방법들을 더욱 명확하고 구체화했다. 그러나 이 책들 중의 대부분은 대중을 위해 쓰여졌고 대개 기초적인 도구 사용법을 다루었다. 특히 요가 테라피를 위한 도구 사용을 보여주는 몇몇의 책도 있다. 이 안내서는 주로 지도자와 아헹가 행법의 수련 경험이 많은 이들을 위해 고안되었다. 이것은 매우 다양한 도구 사용의 방법을 소개하고 탐험한다. 몇몇의 변형은 이미 잘 알려져 있을 수도 있지만, 많은 것들이 지금까지 문서화되지 않은 새롭고 획기적인 방법들이다.

나의 첫 번째 책인 『의자 활용 요가』는 매우 다양한 아사나 수련에서 한 개의 도구를 사용하는 데 중점을 두었다. 반면에, 도구 요가 시리즈의 각 편은 하나(혹은 두 개)의 아사나 그룹에서 다양한 도구 사용 방법에 중점을 둔다. 블록, 벨트, 담요, 벽, 긴 베개 로프 등과 같이 흔히 이용 가능한 도구들을 이용하여 (일어날 수 있는) 논쟁을 의도적으로 단순화시켰다.

이번 책은 도구 요가 시리즈의 제2편이다. 1편은 서서 하는 아사나를 다룬 반면에 이번 편은 두 개의 챕터를 포함한다. 챕터 1는 앉아서 하는 자세들을, 챕터 2에서는 전굴 자세들을 다룬다. 다음 편은 다른 아사나 그룹을 다룰 것이며, 다양한 시간과 수준의 수련 시퀀스를 추가할 것이다. 이 시퀀스들은 하나의 완전한 수련 수업에서 도구들이 어떻게 사용되는지를 보여준다. 이번 편에서는 5개의 시퀀스를 포함하고 있다(부록 1, 2 참조).

이 안내서의 구조

이 안내서에서 각 챕터는 뒤이은 많은 대표적인 아사나에 대한 짧은 소개로 시작한다. 각각의 자세에 대해 다양한 도구들을 사용한 많은 변형들이 제공된다. 각각의 변형은 다음에 나오는 순서를 따른다.

a. 사용한 도구
b. 짧은 소개
c. 단계별 지시 사항
d. 이 변형 수련의 효과
e. Tips: 이 변형에서 관찰되는 특이점
f. 적용: 이 도구가 사용된 방식이 다른 어떤 아사나에서도 적용되는지

많은 사진들과 함께 제시된 **단계별 지시사항**(c 파트)은 몸을 제 위치에 놓고 도구를 사용하는 데 필요한 기술적 정보를 제공한다. 효과 부분에서는 왜 이 특정한 변형이 주어졌는지 설명한다. 그 특정한 방식으로 도구를 사용함으로써 무엇을 배울 수 있는지 혹은 정렬에서 흔히 하는 실수를 어떻게 피할 수 있는지를 말해준다. Tip 부분에서는 바라던 효과를 얻기 위해서 아사나에서 머무는 동안 해야 하는 정신적인 행위뿐만 아니라 육체적인 행동과 관련된 약간의 힌트를 준다.

Note: 아사나 수련은 많은 부분에서 작용한다. 우리가 설명하는 것은 대개 눈에 보이고 분명한 수준인 안나마야 코샤(해부학적 몸)와 관련이 있다. 그러나 아사나는 유기적 생리막(프라나마야 코샤)과 심리막(모노마야 코샤)을 포함하는 더 내부의 코샤에 깊게 영향을 미친다. 실용적인 안내서인 이 책은 수련의 기술적인 면에 중점을 두고 있다. 이것은 수련의 더 깊은 효과가 덜 중요하다는 것을 의미하는 것은 아니다. 우리는 이러한 내부적인 효과에 관한 추구와 연구는 당신(독자)에게 남겨둔다.

이 안내서의 사용법

이 안내서를 사용할 때 다음에 나오는 사항을 명심해야 한다.

- 이 안내서는 공인된 아헹가 요가 지도자를 대신해서 배울 수 있는 대용물이 아니다. 아헹가 행법의 중요한 세부 사항을 이 책에서는 충분히 다루고 있지 않다. 그러므로 이 안내서가 아사나를 공부하고 탐험하는 것을 도와줄 수 있지만, 어떤 안내서도 당신을 관찰하고 변형 동작을 하는 동안에 당신이 할지도 모르는 실수를 바로잡아 줄 수 없음을 기억해야 한다.

- 비교와 분석하기: 한 자세를 도구를 가지고 그리고 도구 없이 여러 번 한다. 도구를 가지고 자세를 할 때 느끼는 바를 관찰하고 나서 도구 없이도 이러한 느낌을 만들어내려고 시도해보자. 도구를 습관적으로 사용하지 말고 오히려 도구들을 창의적이고 혁신적인 배움의 방식으로 사용해보자. 이해력을 강화시키기 위해서 효과를 연구하고 비교해보자. 도구에 대한 의존도를 발전시키지 말자. 오히려 그것들을 주의해서 사용해야 한다. 항상 생생하게 깨어있자.

- 가능성은 사실 무한하다. 도구를 활용하는 새로운 방법을 찾기 위해 상상력과 창의력을 발휘하자.

또한 다음 사항들을 주목해야 한다.

1. 확실히 하기 위해서, 각각의 변형에서 우리는 하나의 도구를 사용하거나 한 아사나에서 하나의 특정한 방식으로 작용하는 데 중점을 두었다. 그러나 몇몇의 변형은 조합하거나 연속적으로 수련이 가능하다. 혼란을 피하기 위해, 우리는 그러한 조합을 보여주지는 않고 스스로 시도해보기를 격려한다.

2. 이 안내서의 소재에 빠른 접근을 가능하게 하기 위해서 자세한 색인과 목차를 사용했다. 색인은 아사나와 사용된 도구에 따른 변형 참조를 포함하고 있다. 특정한 도구를 사용한 변형을 보고자 할 때 유용하다.

3. 짝을 이루어서 할 때, 가능한 한 같은 성, 비슷한 체형과 유연성을 가진 파트너를 추천한다. 상대방을 도와줄 때는 항상 조심하고 신중해야 한다.

4. 어떤 변형은 『Light on Yoga(요가디피카)』의 사진들을 참조하였다.

5. 안내서는 단지 도구로 무엇을 할 수 있는지에 대한 예시를 보여줄 뿐이다. 특히 의자를 활용한 변형의 수는 제한적이다. 아헹가 요가 수련에서 의자의 광범위한 사용에 관해서는 필자의 『의자 활용 요가 – 의자를 가지고 하는 아헹가 요가 수련의 완전한 안내서』를 참고하기 바란다.

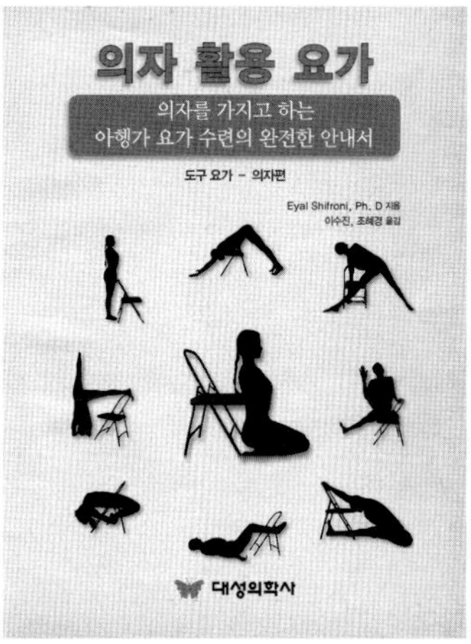

주의

이 안내서의 사용자는 요가 수련의 단단한 기반을 가지고 있어야 한다. 가급적이면 아헹가 요가 선생님의 수업을 규칙적으로 듣고 있으면 좋다. 이 안내서에서 보여주는 몇몇의 변형은 고급의 자세이고 지도나 감독 없이 시도해서는 안 된다. 필자는 여기서 소개된 변형을 부적절한 사용으로 발생할지도 모르는 손상과 부상에 대해 책임이 없다.

Chapter 1

아래로 집중하기:
앉아서 하는 자세
(우파비스타 스띠티)

앉아서 하는 자세에 대하여

(11) "그는 깨끗한 장소에 앉아야 하며 신성한 풀, 사슴 가죽과 헝겊으로 하나 위에 다른 하나를 덮은 그의 단단한 좌대는 너무 높지도 낮지도 않아야 한다."

(13) "몸을 고정하고, 머리와 목을 수직으로 가만히 두고, 주변을 둘러보지 않고 코끝을 지긋이 바라본다."

–『바가바드 기타』, 챕터 6(라다크리슈난 해설)

『바가바드 기타』에 나오는 이 유명한 슬로카는 요기(요가 수행자)의 앉는 법을 설명하고 있다. 정말로, 앉는 것은 요가 수행의 기초이다. 우리는 명상을 위해 앉고, 호흡 수련을 위해 앉고 그리고 수련과 학습에 대해 정신적으로 준비하기 위해서 매 요가 수업의 시작에 하는 옴 찬팅을 위해 앉는다. 앉아서 하는 아사나는 안정감과, 조화, 균일함을 가지고 오래 앉아 있을 수 있게 해준다. 이 자세들은 집중과 마음 챙김뿐만 아니라 바른 정렬, 신장과 열림을 개발시켜준다.

아사나란 단어의 산스크리트어 어원 as는 '앉다'라는 의미이다. 그러므로 어떤 의미에서, 우리는 모든 아사나들에서 선 자세, 전굴, 후굴, 비틀기 등을 앉기의 특징인 견고함, 편안함과 균형을 가지고 행해야 한다.

앉는 것은 집으로 돌아온 것과 같다. 우리 자신으로 돌아오는 것이다. 우리가 바르게 앉을 때, 단지 몸만 앉는 것이 아니라, 마음도 함께하여, 몸과 같이 앉는다. 중력의 중심이 지구 어머니에 근접할 때 우리는 안정되고 고요해진다. 이러한 이완되고, 중립적인 상태에서 우리의 경향성을 관찰할 수 있다. 조바심, 지루함, 불안, 흥분 등등에 직면한다. 우리는 또한 호흡을 따르고 단지 '여기 그리고 지금'에 있는 것을 즐기며, 현재의 순간에 현재에 머묾의 선물을 향유한다.

피사노는 『영웅의 명상(The Hero's Contemplation)』에서 이렇게 이야기한다.

"동작을 하는 기관들(팔과 다리)은 생존 보장을 위해 훈련될 수 있다. 앉아서 하는 아사나들에서, 다리는 다른 방법으로 휴식한다. 그리고 고요해지며 방어, 공격 또는 탈출과 연관된 동작으로부터 자유로워지는 것을 배운다."[3]

이 말은 앉았을 때 역시 고요해지는 다른 기관들(말하기, 배설과 생식 기관)에도 똑같이 적용된다.

3 258쪽을 볼 것

세 가지 가로막

앉은 상태에서의 바른 정렬이란, 만약 상상으로 우리가 추를 정수리에서부터 떨어뜨리면 일직선으로 가슴의 중앙을 통과하여 회음의 중앙까지 내려갈 것이다. 앉아서 하는 어떤 자세에서도 우리는 세 가지 가로막의 위치에 대해 잘 알고 있어야 한다. 골반 가로막(또는 골반 기저), 흉부 가로막(혹은 호흡기관) 그리고 경부 가로막(해부학적으로 흉추의 길목으로서 언급되는 것). 이러한 가로막들은 세 가지 주요 공간의 기초, 혹은 몸 안의 빈 공간을 형성한다. 즉, 복부, 가슴, 목구멍. 흉부 가로막(보통 '횡격막'으로 부른다)은 복부강으로부터 심장과 폐를 포함하는 흉부강을 분리하고 호흡이라는 중요한 기능을 수행한다. 경부 가로막은 경부 부분으로부터 흉강을 분리하고 성대를 통하여 음성을 발생시키는 중요한 기능을 수행한다. 앉아서 하는 모든 자세에서 이 세 가지 가로막은 서로 수직적으로 정렬되어야 하고 부드럽고, 넓고, 이완되어야 한다. 우리는 이 세 개의 공간이 확장되는 방법으로 앉아야 한다. 다양한 도구를 이용하는 아헹가의 방법은 우리가 이런 상태를 이룰 수 있도록 돕는다.

좌우 정렬을 확실히 하기 위해 우리는 양쪽 엉덩이뼈(좌골)로 고르게 앉아야 하고 골반 말단에서부터 겨드랑이까지, 좌우 측면을 고르게 늘려야 한다. 전후 정렬을 확실히 하기 위해서 우리는 엉덩이뼈의 상단으로 앉아야 하고 양쪽 천골과 치골을 들어올리고 서로 수직적, 수평적으로 유지하여야 한다.

제대로 된 기반은 복부와 폐를 길고 넓게 그리고 부드럽게 해준다. 횡격막은 그제서야 자유롭게 움직일 수 있고 호흡은 리드미컬하고 부드럽게 된다. 바르게 앉는 것은 대칭성, 안정성, 조화와 평정을 가져온다.

바르게 앉는 것은 다리 관절(발목, 무릎과 엉덩이)에서의 유연성과 강하고 안정적인 척추를 요구한다. 이 부분에 경직이 있다면, 척추를 세우는 것이 어렵다. 햄스트링이 짧거나 서혜부 뒤쪽이 뻣뻣한 사람들은 바닥에 바르게 앉는 것이 불가능하다는 것을 알게 될 것이다. 이러한 사람들은 곧게 앉기 위해서 좀 더 높은 받침 위에 앉아야 한다. 엉덩이뼈의 뒷부분으로 앉고 만약에 척추를 천골로부터 바르게 세울 수 없다면 좌석을 올릴 필요가 있다.

많은 사람들이 서서 하는 아사나에서보다 앉아서 하는 아사나에서 편안함에 이르는 것을 더 어려워한다. 우리가 서 있을 때는 골반 부위를 정렬하고 골반 기저에서부터 몸통을 들어올리기 위해서 우리의 발과 다리를 사용할 수 있다. 그러나 우리가 앉았을 때는 다리를 같은 방법으로 사용할 수 없다. 척추를 늘리고 안정시키기 위해 우리가 해야 할 동작들은 더 미묘하고 복잡하다. 우리는 몸통 근육의 더 깊은 층을 활성화시킬 필요가 있다. 이것은 우리의 수련이 원숙해질수록 발전된다. 그러나 초보자들도 몇 분 동안 앉아 있을 수 있다. 시간이 지나면서 유연성, 안정성 그리고 강인함이 개발될수록 앉아 있는 시간이 자연적으로 연장될 수 있다.

단다아사나(Dandasana)

단다아사나에 대하여

단다아사나는 앉기와 전굴을 위한 기본자세이며, 서서 하는 자세의 타다아사나와 매우 유사하다. 이대칭적이고, 간단한 자세는 앉은 자세에서 다리를 늘리고, 활성화시키는 방법과 몸통을 세우고, 가슴을 여는 방법을 배우기에 좋다.

우리는 항상 엉덩이뼈의 뾰족한 끝을 중심에 두고 앉아야 한다. 만약 우리가 이 뼈의 앞 모서리에 앉으면, 요추는 지나치게 앞으로 향하는(전만) 경향이 있다. 만약 우리가 이 뼈의 뒷모서리에 앉으면(많은 초보자들이 하는 것처럼), 요추는 지나치게 뒤로 향하는(후만) 경향으로 세워질 수가 없다.

주의

만약 척추가 쳐지는 경향이 있거나 심한 천식을 앓은 적이 있다면, 척추를 벽에 기대라(27쪽 변형 7, 사진 4 참조).

단다아사나 변형 1

굽은 등 피하기: 높은 판 위에 앉아서

효과

엉덩이를 들어올리면 햄스트링의 긴장을 덜어주고 허리를 곧게 세우는 것을 좀 더 쉽게 해준다. 척추는 길어져서 복부와 흉강에 공간을 만든다.

도구

접은 담요, 블록, 볼스터 혹은 의자.
선택: 블록 2개 추가, 벽고리와 로프

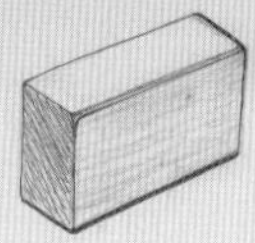

'엉덩이를 받치는' 여러 형태의 지지대는 각기 다른 효과를 유도한다. 예를 들면 볼스터는 부드러워서 엉덩이가 약간 좌석 안으로 내려앉는다. 그러므로 측면도 지지를 받을 수 있다. 블록은 좀 더 딱딱하므로, 엉덩이뼈는 내려앉지 않고 척추를 수직으로 세우는 것을 도와준다. 게다가 엉덩이의 어떤 뼈가 좌석에 더 닿았는지 정확하게 감지할 수 있다. 필요한 높이와 기대하는 효과에 따라 도구를 선택하라. 도구를 병행하는 것을 자유롭게 하라. 어떤 도구가 기반으로부터 척추를 더 잘 들어올리게 하는지 실험해보고 찾아라. 천골과 치골 모두 들어올리고 바닥과 수직을 유지해야 함을 기억하라.

여기 블록❶과 의자❷를 지지대로 사용하는 두 가지 예가 있다.

Tips

- 두 엉덩이뼈 위의 몸무게를 균형 있게 두는 법을 배운다. 어느 쪽 엉덩이가 더 가볍게 느껴지는지 확인한 다음 양쪽이 동일한 무게를 느낄 수 있을 때까지 가벼운 쪽을 좀 더 좌석에 붙인다.
- 몸무게가 양쪽에 고르게 배분될 때 아랫배의 감각을 확인하고 익힌다.
- 척추를 위로 뻗고 가슴을 열기 위해, 벽 로프를 사용할 수 있다❹.

❶

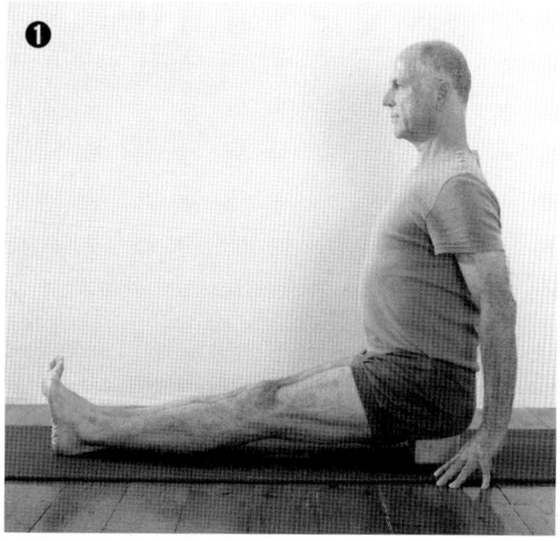

주의

의자 위에 앉았을 때 미끄러지는 것을 방지하기 위해서: 1. 점성이 있는 매트를 의자 아래와 좌석 위에 두고 2. 발을 벽에 댄다.

Tip 만약 손바닥이 바닥에 편안하게 닿지 않으면, 블록 위에 ❸처럼 놓을 것.

❷

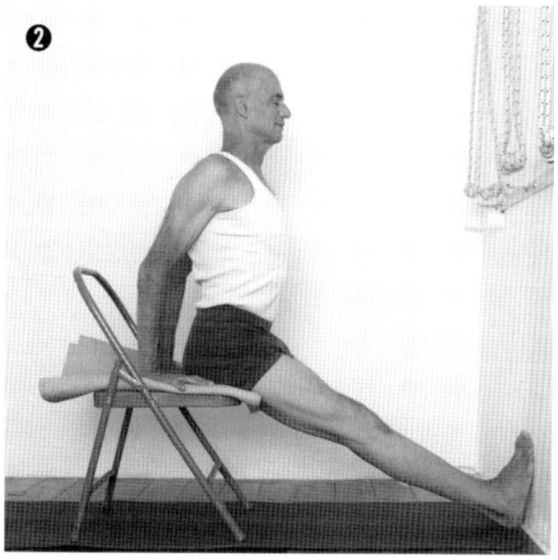

❸

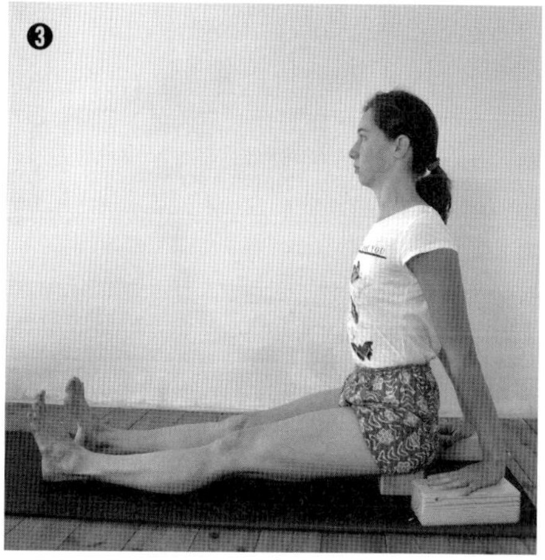

❹

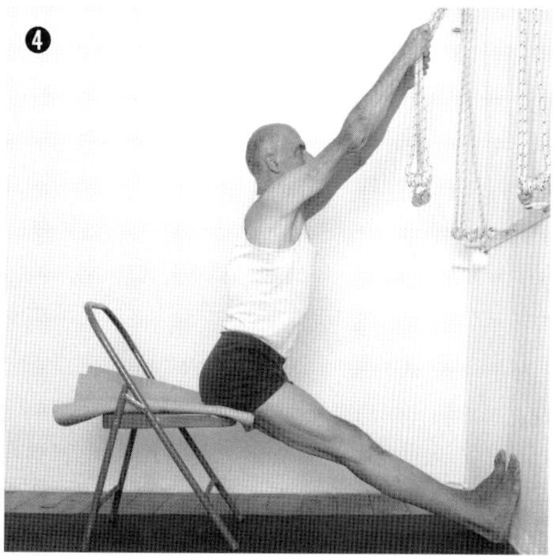

효과

딱딱한 표면은 엉덩이뼈에 날카로운 감각을 느끼게 한다. 의자는 충분한 앉는 높이를 주고 다리의 뒤쪽이 뻣뻣하거나 요추에서의 압박 때문에 허리에 통증이 있을 때 유용하다.

효과

로프를 당기는 것은 척추를 늘리는 데 도움을 준다. 뻣뻣한 사람들이나 허리의 통증이 있는 사람들에게 좋다.

단다아사나 변형 2

등을 오목하게 만들기: 벨트를 잡고

효과

벨트에 저항하여 다리는 길어지고 더욱 활동적이 된다. 벨트를 잡고서 당기는 것은 견갑골을 움직이게 도와주고 흉추를 오목하게 만들어준다. 이런 동작들은 가슴을 열어준다.

도구

벨트

→ 벨트를 발뒤꿈치에 두른 후 잡는다.

> 벨트를 당겨서 가슴을 열고 견갑골 사이를 몸 안쪽으로 움직인다. 이것은 '등의 윗부분(흉추) 오목하게 만들기'라고 불린다.

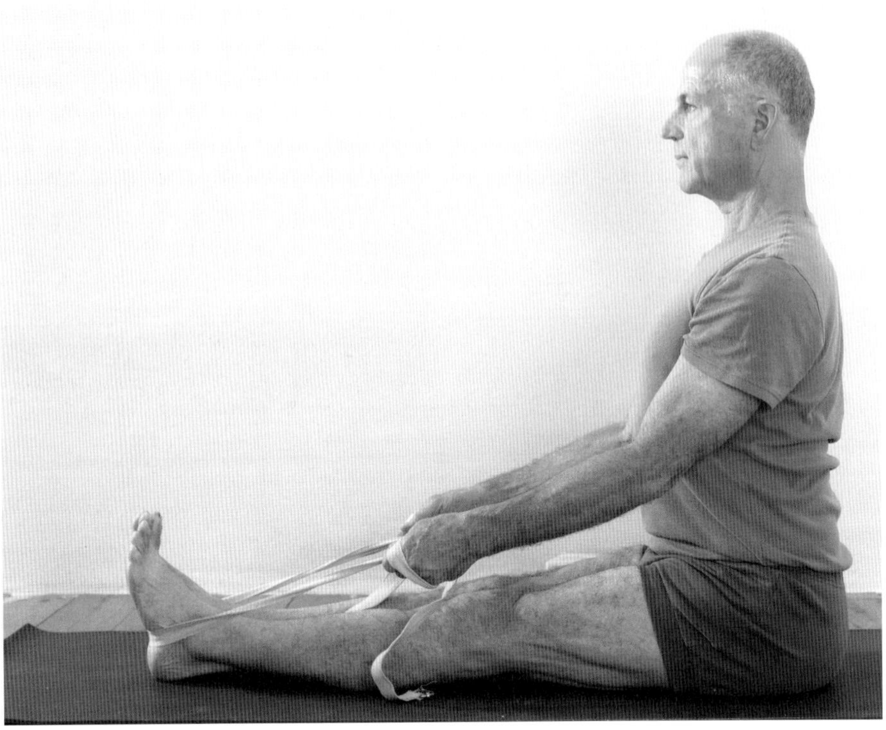

단다아사나 변형 3

다리 고정시키기: 벨트를 발뒤꿈치에서 천골까지

효과

벨트는 천골을 지지하고 자세에 대한 외적인 틀을 제공한다. 다리는 벨트의 저항력에 대응해 작용하고 더 활성화된다. 이 구조는 척추의 수고를 줄이면서 신장되고 아랫배는 이완되게 한다. 자세를 고요하고 편안하게 만든다.

도구

긴 벨트

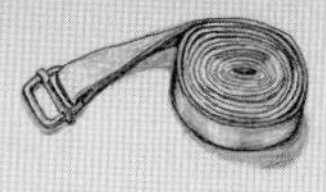

단다아사나에서 천골은 골반 안으로 움직이고 발뒤꿈치를 향해야 하며, 다리는 활동적이 되어야 하고 발은 열려 있어야 한다.

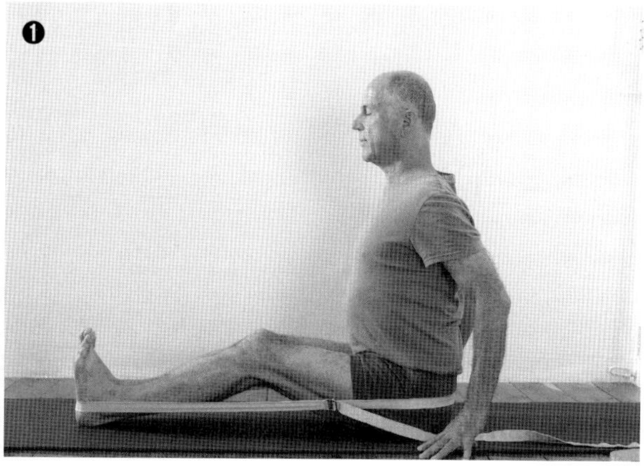

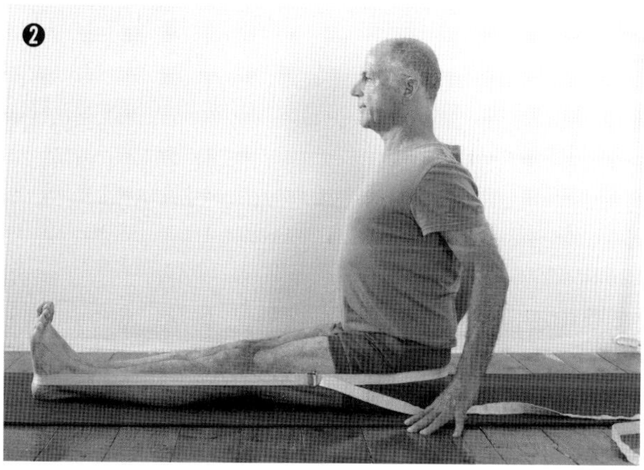

- 발뒤꿈치와 천골에 벨트를 두른다(다리가 긴 사람들은 긴 벨트가 필요할 것이다).
- 무릎을 약간 구부려 벨트를 조인다❶.
- 벨트의 저항력을 이용해 다리를 곧게 편다❷.
- 발로 벨트를 밀어낸다. 발을 넓게 펴고 발바닥의 피부를 안에서 바깥으로 펼친다.

Tips

- 발바닥으로 벽을 만든다고 상상하고 천골을 이 벽을 향해 움직여라.
- 천골을 안으로 움직이는 것이 어렵다면, 다리를 골반너비로 벌린다. 다리를 벌리면 천골을 안으로 움직이는 것이 용이하다.

단다아사나 변형 4

다리 뒤 열기: 발뒤꿈치를 블록 위에 두고

효과

발뒤꿈치로 블록을 누르는 것은 허벅지 앞쪽 근육을 활성화시키고 다리 뒤를 스트레칭 한다. 블록의 단단한 표면이 발뒤꿈치 뼈의 감각을 더 선명하게 만든다.

도구

블록1~2개

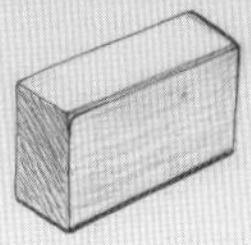

> 발뒤꿈치를 블록 위에 두고 단다아사나로 앉는다.

> 아킬레스건을 펴고, 발을 열어 발뒤꿈치의 뼈를 블록 쪽으로 누른다❶.

> 슬개골을 몸 쪽으로 당기고 다리의 뒤쪽 부분을 연다.

> 이 변형은 블록 위에 앉아서도 행할 수도 있다❷.

Tips

- 허벅지 위에 무거운 것이 있다고 상상해보라. 사두근이 줄어들지 않게 하며 활성화시킬 수 있는 법을 배운다. 뼈를 아래로 내릴 수 있도록 사두근을 뼈 쪽으로 내리며 조인다.
- 왼쪽 엉덩이와 발뒤꿈치의 압력이 오른쪽 엉덩이와 발뒤꿈치의 압력과 동일하게 함으로써 이 자세의 대칭성을 유지하는 법을 배운다.

종아리가 바닥으로 너무 많이 떨어지면, 무릎이 과신전된 것이다❸. 이것은 무릎 건강에 좋지 않다.

만약 스스로 종아리 근육이 아래로 움직이는 것을 막을 수 없다면, 무릎이 잠기는 것을 방지하기 위해서 둥글게 만 담요를 종아리 밑에 둔다❹. 종아리를 지지한 다음, 사두근을 수축해서 앞쪽 허벅지를 바닥으로 내린다.

❶

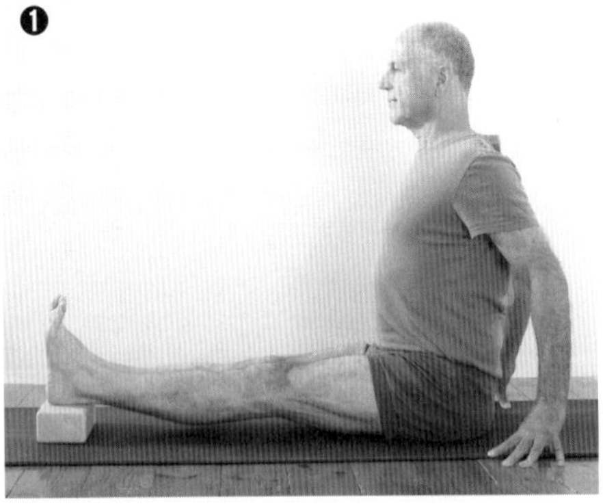

❷

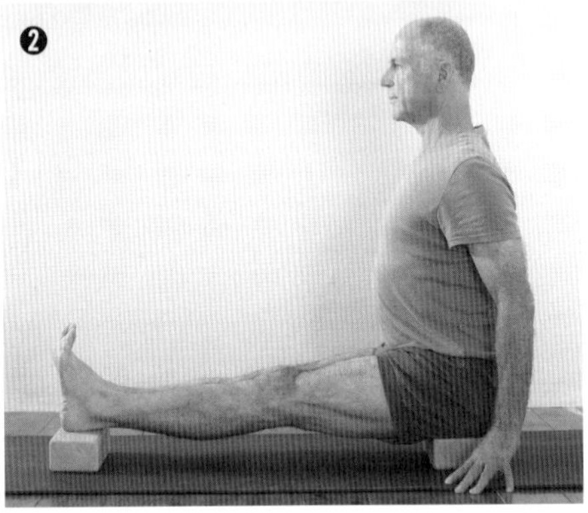

효과

블록의 단단한 표면이 엉덩이뼈의 감각을 더 선명하게 만든다.

❸

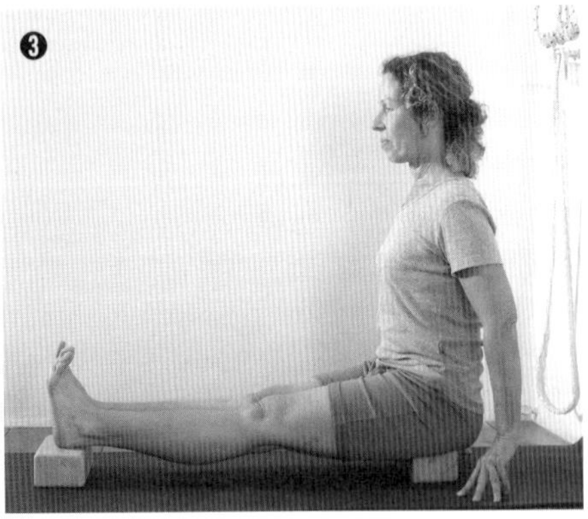

❹

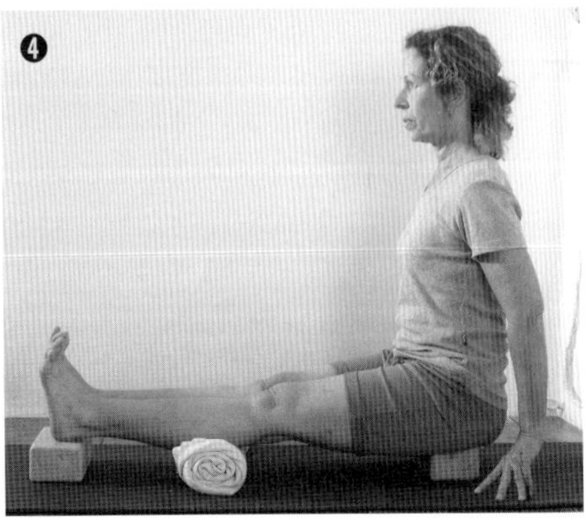

단다아사나 변형 5

발 활성화시키기: 발을 벽에 대고

효과

발을 저항력에 대응해 누르는 것은 발 안쪽을 활성화시키고 다리 안쪽을 신장하는 방법을 가르쳐준다.

도구

벽

이 변형 자세는 다리안쪽과 바깥쪽을 동시에 활성화시키는 것을 돕는다.

→ 발을 벽에 대고 무릎을 약간 구부린 채로 단다아사나로 앉는다❶.

› 벽의 저항력을 이용해 다리를 곧게 뻗는다. 발을 열고 발뒤꿈치와 발가락 둔덕을 벽에 대고 누른다❷.

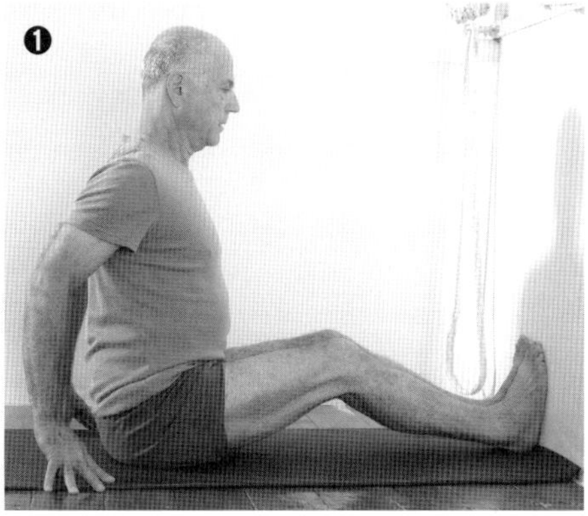

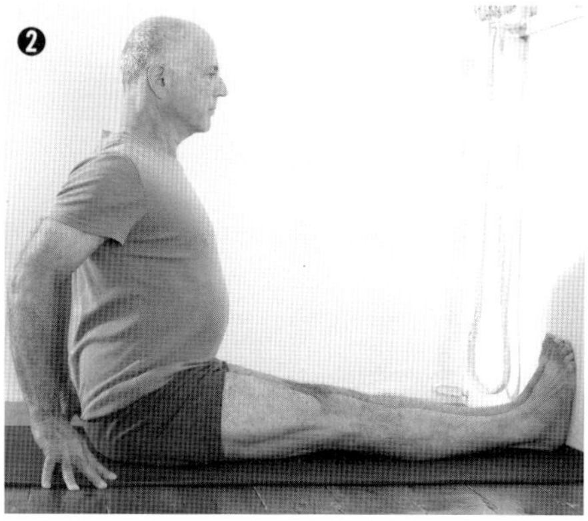

선택사항: 다리 벌리기

› 다리를 사진❸과 ❹처럼 골반너비만큼 벌리는 것은 골반과 아랫배에 공간을 만들어줄 수 있다.

› 만약 벽고리를 쓸 수 있다면, 사진❺처럼 몸통을 신장하는 데 사용한다.

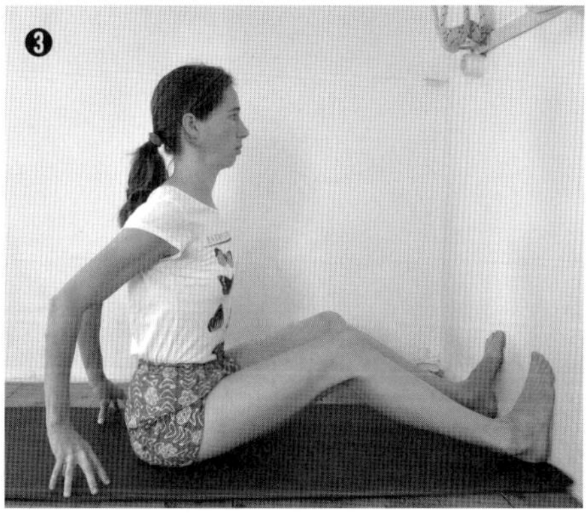

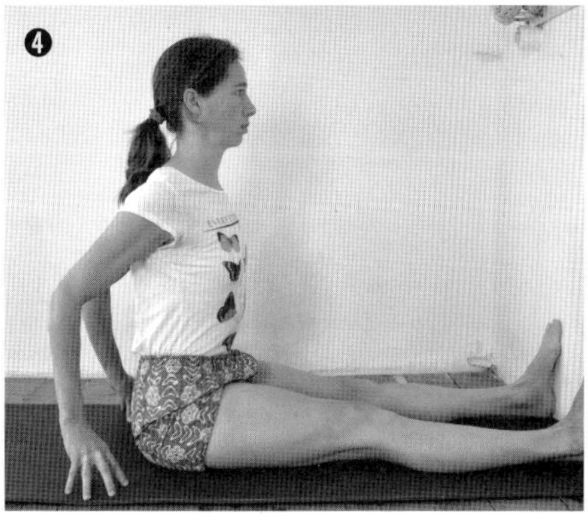

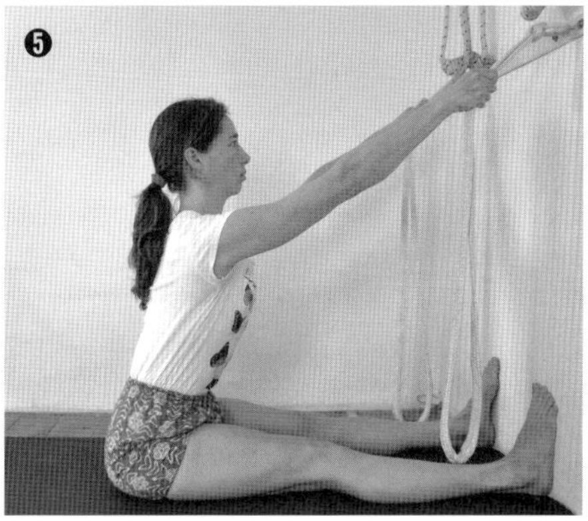

Tips

- 다리를 펼 때 무릎을 갑자기 뻗지 말고 대신 허벅지와 정강이 사이에 공간을 넓히듯이 뻗는다. 종아리 근육은 발뒤꿈치를 향해 그리고 허벅지 근육은 엉덩이를 향해 뻗는다.
- 슬개골을 무릎 속으로 깊게 끼워 넣는다.
- 엄지와 검지 발가락 사이의 공간을 넓게 벌린다. 모든 발가락을 벌린다.
- 발 바깥 가장자리와 엄지발가락 둔덕, 발뒤꿈치를 동일하게 누른다.

단다아사나 변형 6

허벅지 안으로 돌리기:
허벅지 사이에 블록을 두고

효과

허벅지를 안으로 돌리는 것은 골반을 넓히고 아랫배에 공간을 만든다. 엉덩이뼈를 넓히는 자세를 좀 더 안정되게 만든다. 블록은 안쪽 허벅지를 인식하게 만들어주고 허벅지를 안으로 회전하게 하는 동작을 명확하게 해준다. 또한 허벅지의 바깥쪽을 활성화하는 데 도움을 준다.

도구

블록

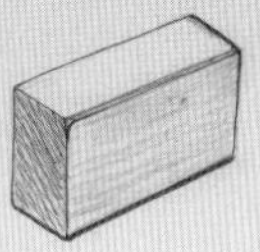

> 단다아사나로 앉아서, 두 손을 이용해 허벅지 앞쪽을 밖에서 안으로 돌린다❶.

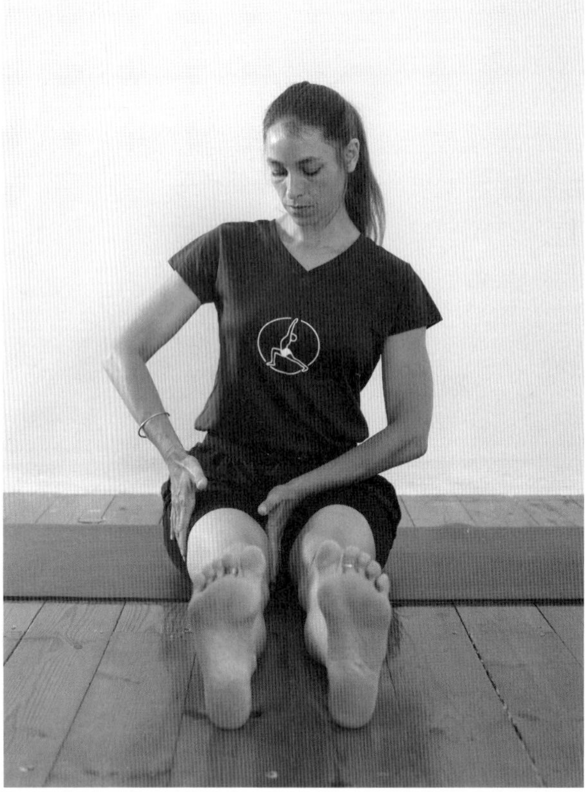

> 허벅지 사이에 블록을 놓는다.

> 허벅지의 내회전을 유지한다. 블록을 누르기 위해서 허벅지 바깥쪽을 조인다❷.

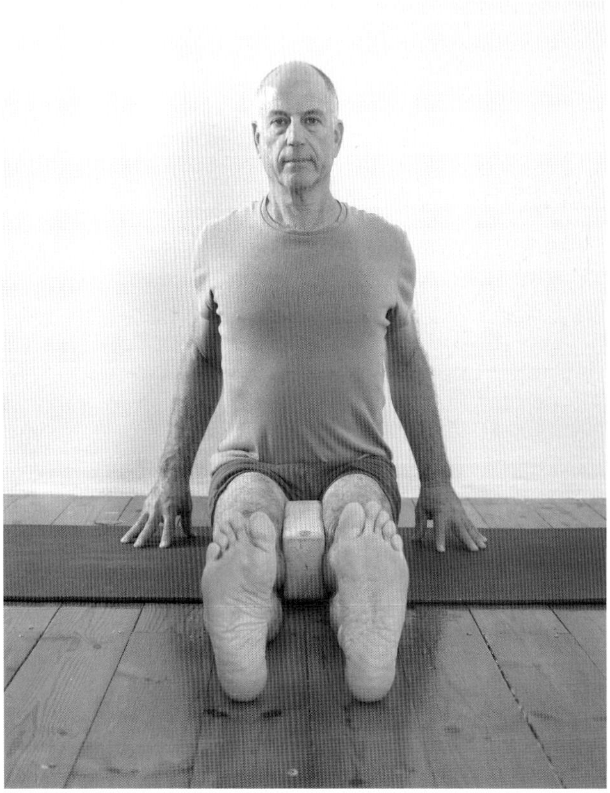

Tips

- 안쪽 허벅지의 앞 언저리가 블록에 닿을 때까지 허벅지를 돌린다.
- 슬개골의 중앙선과 허벅지 앞쪽이 천정을 향하고 있는지 다리를 보고 확인하라. 두 슬개골은 동일해 보여야 한다.
- 다리를 아래로 누르고 다리 뒤쪽의 중앙선(발뒤꿈치의 뒷면과 엉덩이뼈가 연결된 선)이 바닥에 단단히 놓여있는지 확인하라.

단다아사나 변형 7

다리 고정시키기: 다리에 벨트를 두르고

효과

이것은 자세의 회복을 위한 변형이다. 무릎에 문제가 있거나 햄스트링이 뻣뻣한 경우에 매우 유용하다. 햄스트링이나 서혜부 뒤쪽에 통증이나 당김으로 고통을 느낀다면, 이 자세로 몇 분 동안 앉아서 수련을 하기를 권한다. 이것은 근육을 부드럽게 해주고, 순환을 증가시키고, 좀 더 역동적인 활동을 가능하게 해준다.

도구

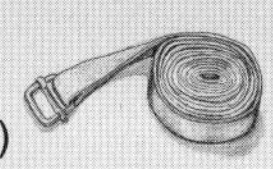

둥글게 만(얇은) 점성이 있는 매트, 벨트 6개, 무게추(선택사항)

이 변형은 여러 개의 벨트와 선택사항으로 무게추가 필요하다. 집에 이러한 것들이 없으면, 벨트의 개수를 줄이거나, 요가 센터에서 시도해본다.

→ 단다아사나로 앉는다. 벨트 3개를 허벅지에 두르고 다른 3개는 정강이에 두른다. 벨트는 같은 간격으로 띄우고 버클은 반대 방향으로 교대로 놓는데 (고르게 압박하기 위해) 아직 조이지는 않는다❶.

> 매트를 둥글게 말아서 다리 사이의 묶인 벨트 안으로 끼워 놓는다. 허벅지 안쪽 중간 사이에 둥글게 만 매트를 고정시키고 벨트를 조인다❷.

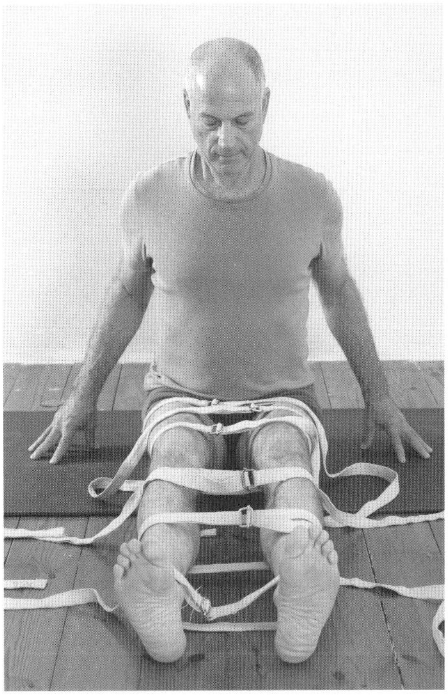

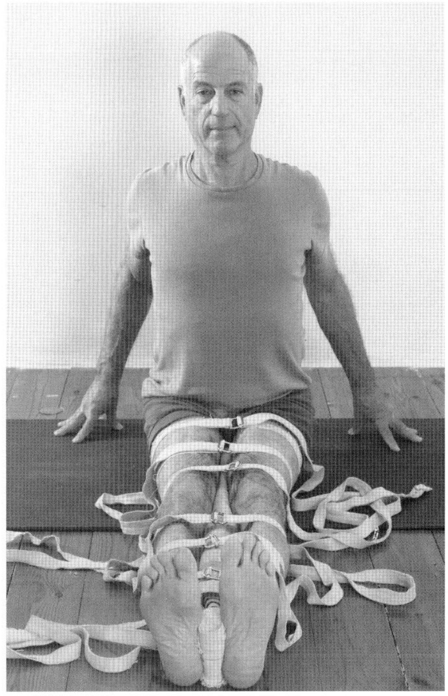

선택사항 단계:

> 허벅지 위에 무게추(50kg까지)를 놓는다❸.

Note: 무릎 위에 금속 무게추를 두지 않도록 주의한다.

> 5분 혹은 그 이상 자세를 유지한다.

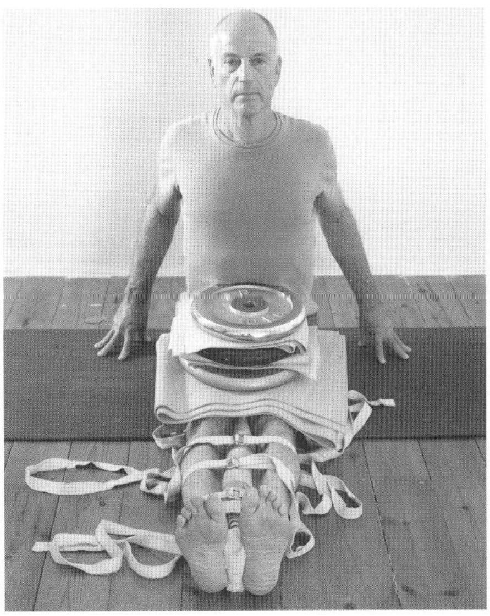

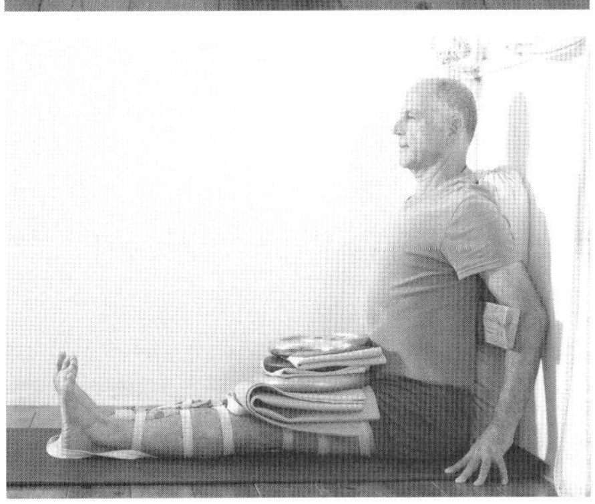

Tips

- 안정감을 위해 벽에 기대도 된다 (혹은 변형 2에서처럼 발에 벨트를 감싸서 잡고 있어도 된다).
- 가슴을 좀 더 확장시키기 위해, 볼스터나 널빤지로 등을 지지한다❹.
- 자세에서 푼 후에, 천천히 일어나서 몇 걸음 걷는다. 다리와 무릎에서 효과를 느껴본다.

받다 코나아사나(Baddha Konasana)

받다 코나아사나와 우파비스타 코나아사나에 대하여

받다 코나아사나와 우파비스타 코나아사나는 남녀 모두의 생식계 기관을 위한 중요한 자세이다. 이 자세들은 골반과 아랫배에 공간을 만들고, 이 부분들에 혈액순환을 증가시킨다. 특히 생리 중이거나 임신 중인 여성들에게 강력히 추천할 만하다. 도구는 둔부와 서혜부에 필요한 유연성을 개발하는 데 도움을 줄 수 있다.

주의

만약 자궁의 위치에 문제가 있거나 자궁 탈출증이 있는 사람은 이 아사나를 수련해서는 안 된다. 또한 무릎에 부상을 입었다면 숙련된 지도자의 지도 없이 이 자세를 하면 안 된다.

몸통 길이 유지하기

받다 코나아사나 변형 1

무릎을 내리기 위해 골반 들어 올리기: 높이 앉아서

효과

블록의 딱딱한 표면은 엉덩이에 저항성을 준다. 이것은 몸의 무게가 양쪽 엉덩이에 고르게 분배되어 있는지 혹은 아닌지 느낄 수 있게 해준다. 또한 척추를 뻗는 것을 도와준다. 발을 잡아 골반 가까이 끌어당겨서 등을 활성화시키고 가슴을 펴게 한다.

도구

블록, 볼스터, 벨트(선택사항), 담요 2개(선택사항)

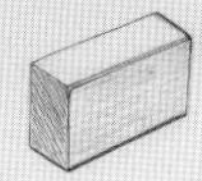

받다 코나아사나로 앉을 때 무릎이 골반보다 훨씬 더 높으면, 무릎은 아래로 내리지 못하고 등은 곧게 위로 뻗지 못한다. 이런 경우에 어떤 것으로 엉덩이를 받쳐서 올릴 필요가 있다. 우리는 나무 블록으로 받칠 것을 제안한다. 그러나 볼스터나 담요도 쓸 수 있다.

> 블록을 바닥에 가로로 두고 그 위에 받다 코나아사나로 앉는다❶.

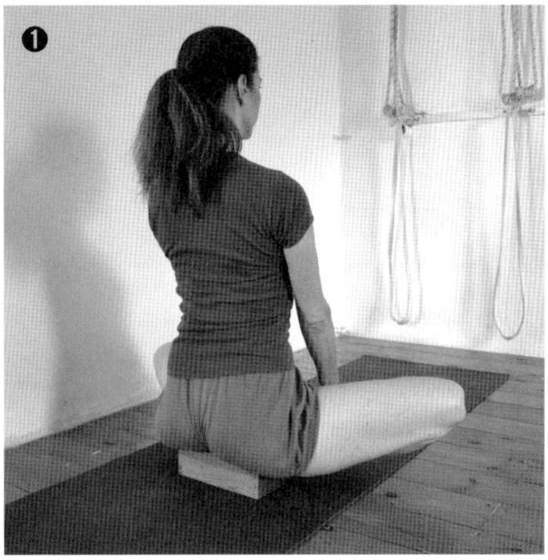

> 두 손바닥으로 발을 잡는다. 만약 손이 발까지 편안하게 닿지 않는다면, 벨트를 사용한다❷.

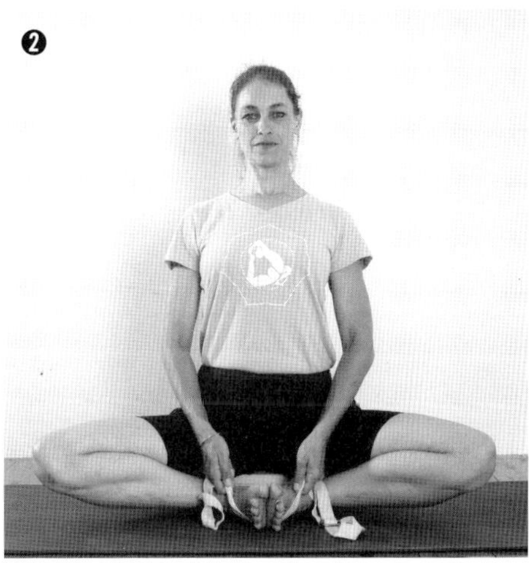

> 발을 단단히 고정시키고, 팔은 구부리고 어깨는 뒤로 젖히면서 가슴은 앞으로 내민다. 조용하게 몇 분 동안 지세를 유지한다.

Note: 허벅지 안쪽의 스트레칭을 강화시키기 위해, 담요 2개를 둥글게 말아서 발목 바깥쪽 아래에 둔다❸. 이러한 지지는 발목과 정강이를 들어올려서 서혜부를 열고 허벅지를 더 많이 내릴 수 있게 한다.

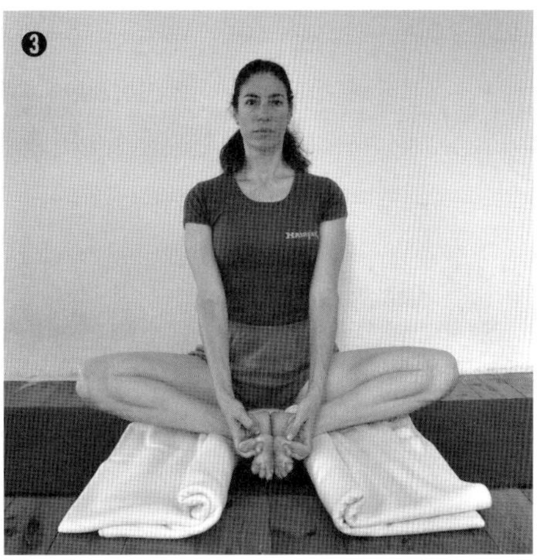

Tips

이 자세의 대칭성에 대해 배운다. 양쪽 엉덩이뼈에서의 감각을 관찰하고 동일한지 확인한다. 허벅지와 무릎을 보고 대칭인지 확인한다.

발뒤꿈치를 골반 가까이로 움직이기

받다 코나아사나에서, 최종적으로는 발뒤꿈치가 골반에 닿아야 하고 무릎은 측면과 뒤쪽으로 뻗어져야 한다.

받다 코나아사나 변형 2

발뒤꿈치를 골반 쪽으로 이동하기: 정강이와 허벅지를 감싸고

효과

벨트는 다리가 이완되는 동안 서혜부의 열림을 개선한다. 이 변형은 아랫배를 넓혀주어서 생리 중이거나 임신 중인 여성에게 특히 추천된다(남성에게도 역시 유익하다).

도구

벨트 2개,
담요 또는 블록
(선택사항)

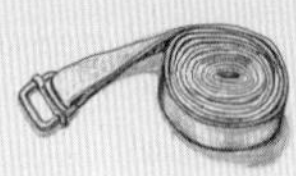

→ 받다 코나아사나로 앉는다(필요에 따라 엉덩이 아래를 높여준다).

> 한 다리씩 허벅지가 시작되는 주위와 발목에 벨트를 두른다. 벨트의 조정을 쉽게 하기 위해, 벨트의 풀려진 끝이 위를 향하도록 묶는다.

> 발뒤꿈치를 엉덩이 가까이 대고 벨트로 각각의 정강이와 허벅지를 함께 조인다.

Note: 83쪽의 파드마아사나에서 보여주는 것처럼, 벨트를 허벅지 아래쪽, 즉 무릎 바로 위에 맬 수도 있다. 이것은 무릎의 안정화에 도움이 된다.

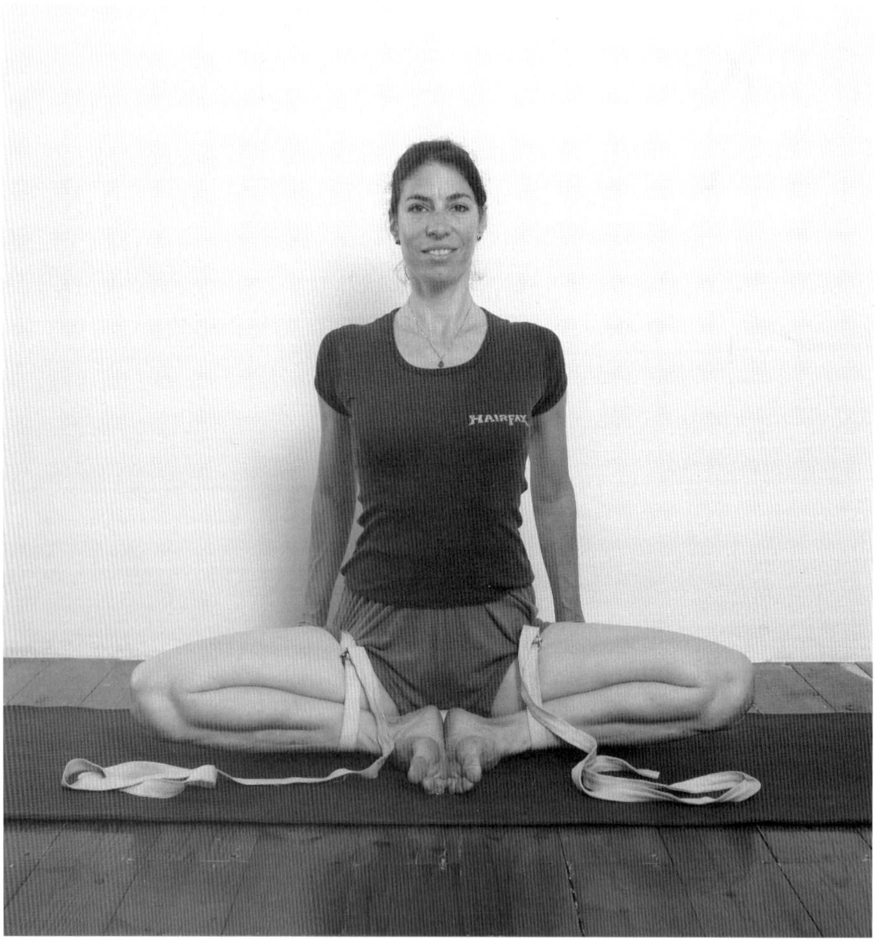

적용

숩타 받다 코나아사나

받다 코나아사나 변형 3

골반을 발뒤꿈치로 움직이기: 손바닥을 블록 위에 두고

효과

이 변형은 허벅지 안쪽을 신장하고 골반을 앞으로 가져오는 것을 도와준다. 또한 이러한 방법으로 자세를 시작하면 서혜부를 열어주고 허벅지와 무릎을 훨씬 뒤로 움직이게 한다.

도구

블록 2개,
3번 접은 담요

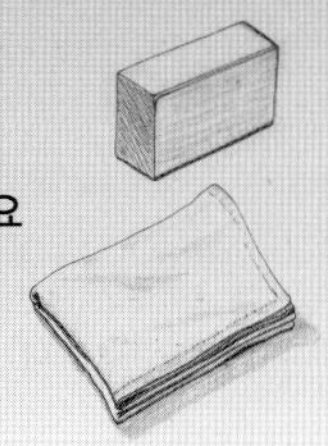

→ 접은 담요의 좁은 면에, 발뒤꿈치가 담요에 닿게 해서 받다 코나아사나로 앉는다. 처음에는 골반이 발뒤꿈치로부터 조금 떨어져 있어도 된다.

> 블록을 골반의 양옆에 놓는다❶.

> 블록을 눌러서 엉덩이를 들어올리고 골반을 앞으로 움직인다. 골반이 발뒤꿈치에 닿을 때까지(혹은 거의 근접할 때까지) 몇 차례 반복한다. 동시에, 허벅지는 계속해서 바깥으로 그리고 뒤로 돌린다❷.

❶

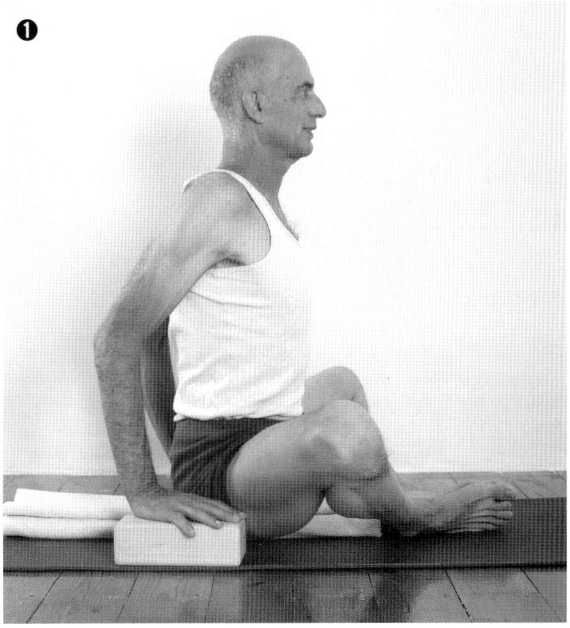

❷

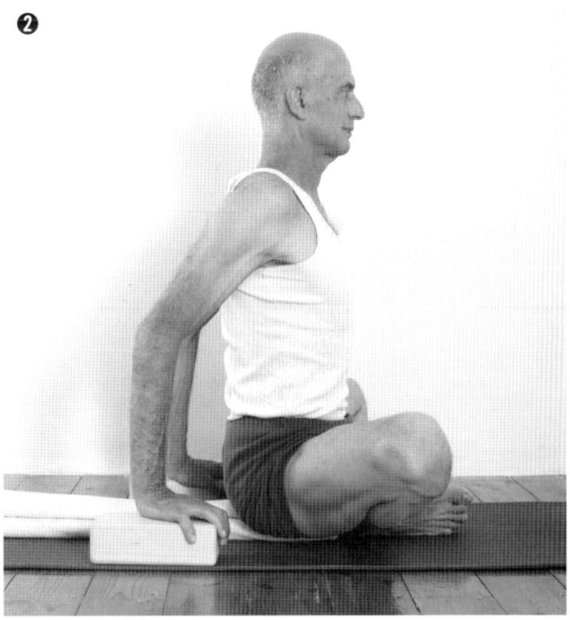

허벅지를 더 넓게 펴기

받다 코나아사나 변형 4

허벅지 벌리기:
무릎 뒤에 벨트를 두르고

효과

벨트를 당겨서 서혜부 안쪽과 허벅지를 신장시킨다. 이것은 또한 무릎 뒤에 공간을 만든다.

도구

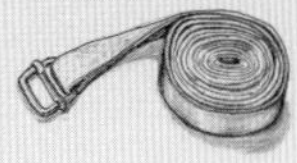

벨트 2개 (또는 로프), 담요 또는 블록 (선택사항)

→ 벨트 2개를 각각 반으로 접는다.

> 접은 벨트를 무릎 뒤에 끼운 채로 받다 코나아사나로 앉는다. 팔을 곧게 뻗은 채로 벨트를 잡고 옆으로 당겨서 서혜부 안쪽은 넓히고 허벅지 안쪽은 길어지게 한다.

> 잡아당기는 방향을 바꿔서 다른 효과를 얻을 수 있다. 예를 들어 벨트를 약간 뒤로 잡아당기면 허벅지는 뒤로 젖혀지고 무릎 안쪽은 좀 더 열리게 할 수 있다.

Note: 2명의 보조자(만약 가능하다면)가 벨트를 당겨줄 수 있다. 허벅지가 수동적으로 늘어나기 때문에 매우 즐겁다.

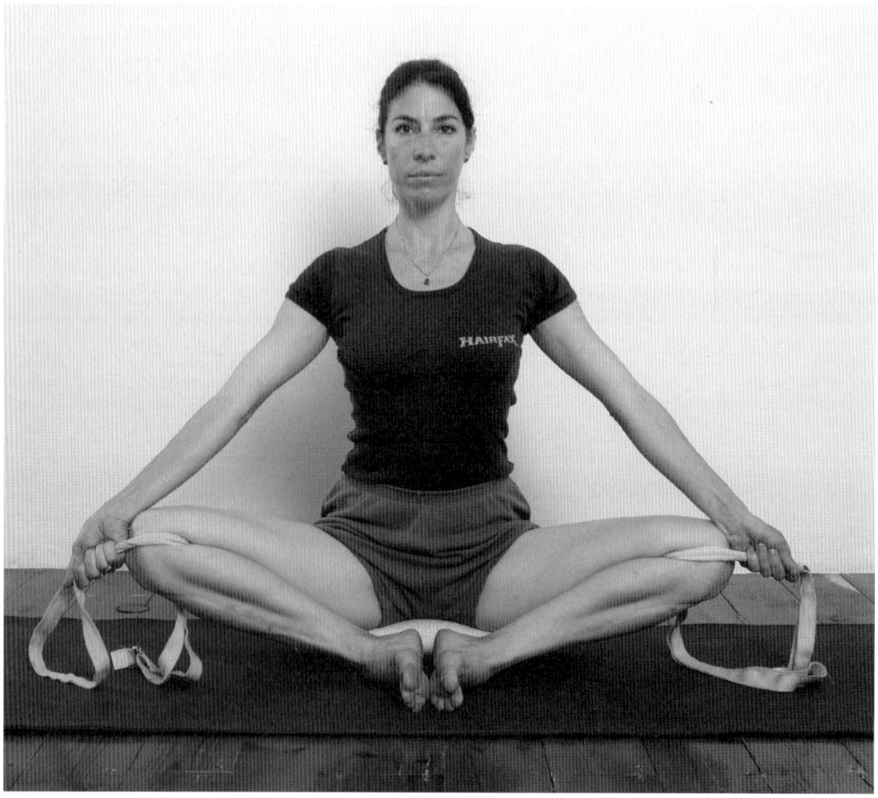

Tips

✔ 무릎에 통증이 있다면, 로프를 이중으로 겹쳐서 사용하거나 벨트 대신에 두꺼운 것을 사용한다. 이것은 무릎에 좀 더 많은 공간을 만들 것이다. 무릎 안쪽의 통증을 완화시키기 위해, 로프의 앞 끝을 뒤로 당긴다(혹은 보조자에게 당겨달라고 부탁한다). 이것이 무릎 안쪽에 공간을 만들 것이다.

받다 코나아사나 변형 5

무릎 지지하기: 골반과 무릎을 감싸고

효과

벨트는 대퇴골을 고관절구 안으로 끌어당기고 골반대를 긴밀하게 만든다. 이것은 서혜부를 열어주고 척추를 신장시켜준다. 벨트의 저항성을 이용해 동작을 하는 것은 허벅지를 여는 데 도움을 줄 수 있다.

도구

벨트 2개, 담요

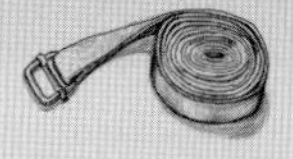

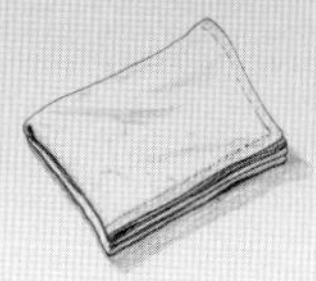

- 매트 또는 접은 담요 위에 받다 코나아사나로 앉는다.
- 벨트 2개로 고리를 만들고 골반 주변에 느슨하게 두른다.
- 벨트를 골반까지 내리고 각 무릎이 반대편 엉덩이를 붙잡을 수 있도록 벨트를 무릎 주변에 놓는다❶.
- 무릎을 약간 들어서 벨트를 조인다. 그러고 나서 무릎을 내려 벨트를 팽팽하게 한다.
- 허벅지를 뒤로 돌린다. 허벅지 바깥쪽을 골반 안으로 넣고 허벅지 안쪽은 서혜부부터 무릎 안쪽까지 편다.
- 보조자는 수련자의 앞에 앉아서 벨트를 당기고, 안정감을 위해 발을 눌러서 도와줄 수 있다❷.

효과

벨트는 천골과 장골을 지탱한다. 이것은 골반대를 안정화시킨다. 이 효과는 보조자의 동작에 의해서 증가된다.

❶

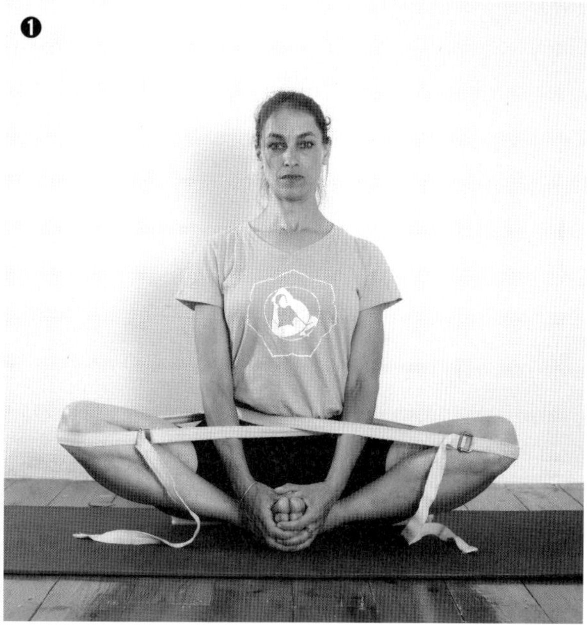

❷

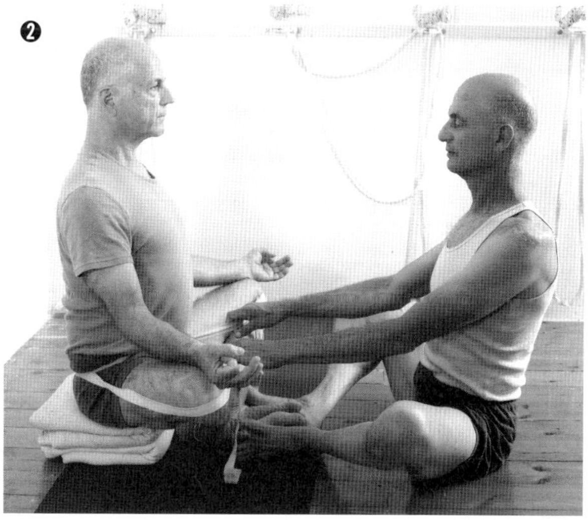

받다 코나아사나 변형 6

서혜부 더 많이 열기: 블록을 발바닥 사이에 두고

효과

블록은 양옆으로 허벅지를 신장시키고 서혜부를 더 열 수 있게 한다. 무릎은 폭이 더 넓어지고 뒤로 움직이며 대퇴골두는 고관절구 안으로 더 깊게 들어간다.

도구

블록, 담요(선택사항)

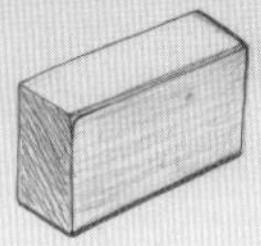

→ 접은 담요 위에 받다 코나아사나로 앉는다.

> 발을 벌리고 발바닥 사이에 블록을 놓는다.

> 발뒤꿈치로 블록을 누른다. 허벅지 안쪽을 골반에서 멀어지게 하고 밖으로 회전시킨다.

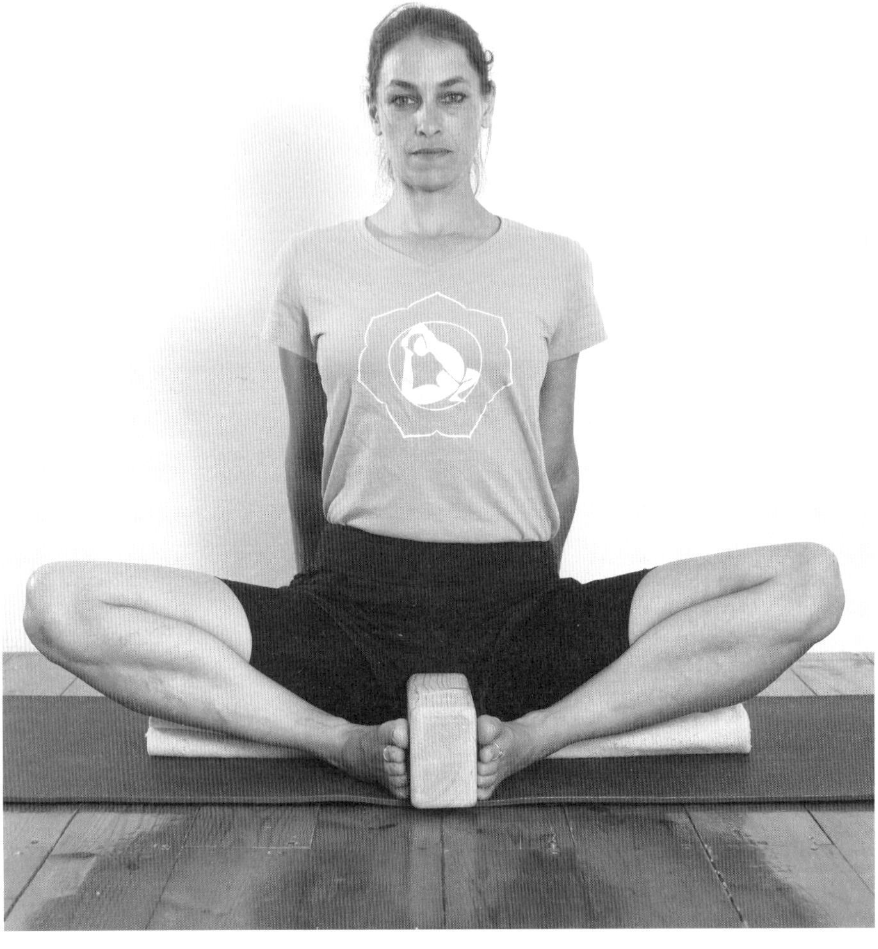

회복의 받다 코나아사나

받다 코나아사나 변형 7

등 지지하기: 의자를 이용하여

효과

이런 방법으로 자세를 시작하는 것은 척추를 길게 유지시키고 서혜부를 이완시키는 것을 돕는다. 일단 앉게 되면, 의자가 등을 받치고 애를 쓰지 않고도 척추를 수직으로 안정되게 유지하는 것을 돕는다.

도구

의자, 담요, 벽

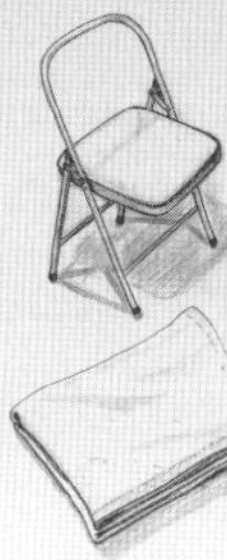

벽 앞에 의자를 놓는다. 필요하다면, 접은 담요를 의자 앞 모서리 넘어 살짝 나오게 바닥에 놓는다.

> 의자에 앉아서 두 발을 모은다❶.

> 엉덩이를 살짝 앞으로 움직여서 바닥으로 낮춘다. 천천히 움직이면서, 몸통을 길게 유지하기 위해 손바닥으로 좌석을 밀어 등을 지지한다.

> 마지막으로 엉덩이를 약간 뒤로 움직이고 등은 좌석 가장자리에 지탱하면서 담요 위에 앉는다❷.

❶

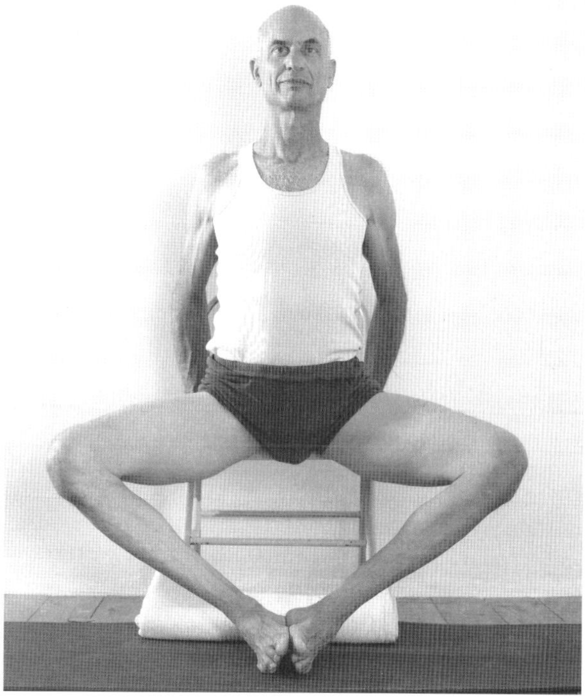

❷

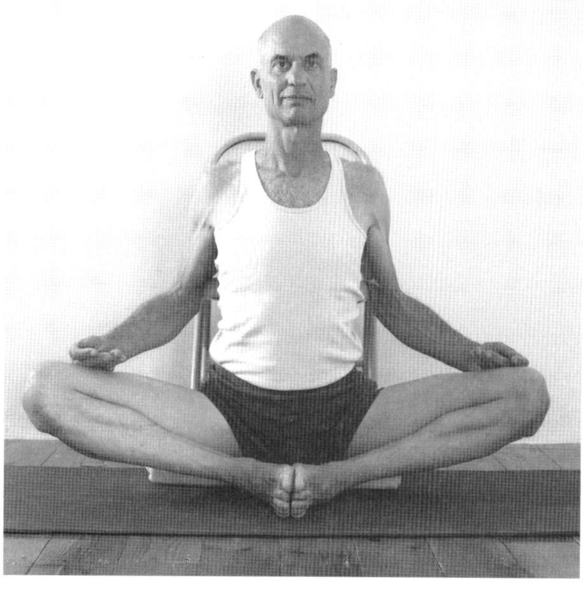

받다 코나아사나 변형 8

가슴 열기: 벽 로프를 이용하여

효과

로프는 가슴을 열고 들어올리며 등을 지지해준다.

도구

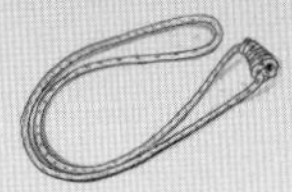

벽고리, 로프(또는 벨트), 볼스터+담요(선택사항)

- 벽 로프 앞에 받다 코나아사나로 앉는다. 중심을 고리와 일직선으로 둔다.
- 머리와 가슴을 로프 고리 속으로 넣고 로프를 견갑골 제일 아래에 위치시킨다.
- 로프가 팽팽해질 때까지 뒤로 가서 등을 받친다❶.
- 만약 벽고리가 필요한 것보다 너무 높으면, 앉은 자리를 높이고(❷에서 보이는 것처럼 볼스터나 접은 담요를 사용한다), 그에 따라 발 아래도 받친다.

❶

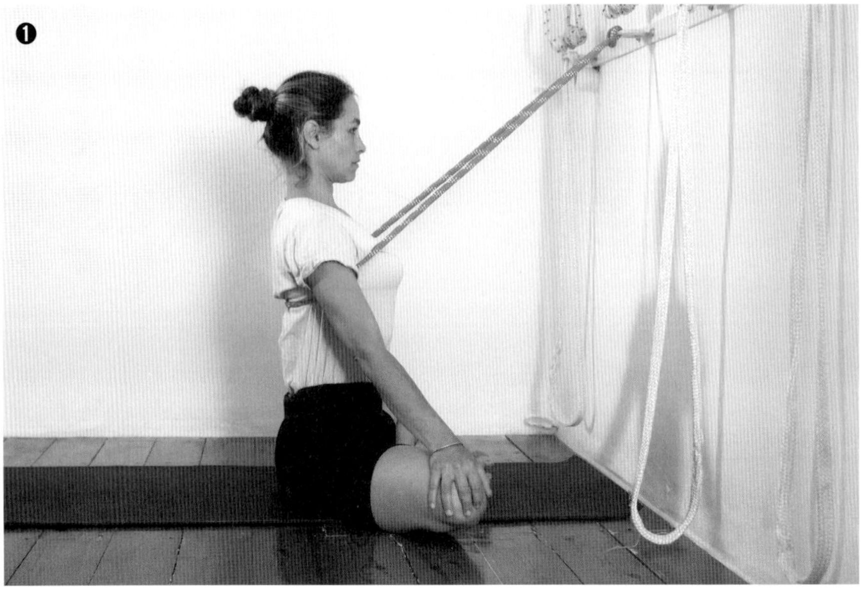

❷

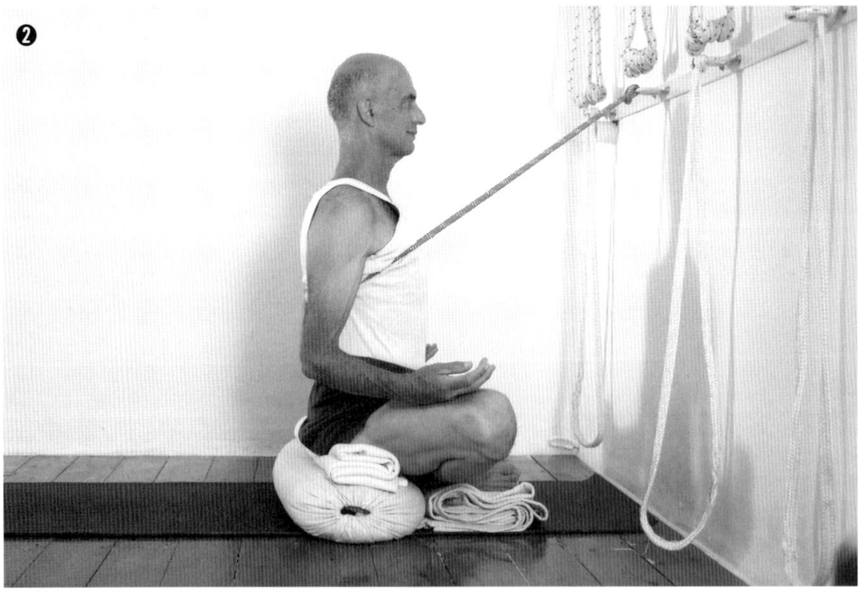

상급 자세로 나아가기

받다 코나아사나 변형 9

칸다아사나 준비하기: 발을 높여서

효과

발을 높이는 것은 허벅지 안쪽을 열어준다.

도구

볼스터 또는 접은 담요, 벽(선택사항)

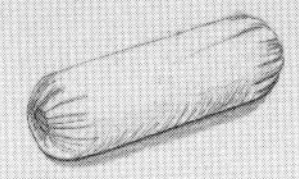

이 변형은 유연한 사람들이 서혜부를 열고 내전근을 더 신전할 수 있게 도와준다. 이 변형은 칸다아사나를 위한 예비 동작이 될 수 있다(『요가디피카』 사진 470).

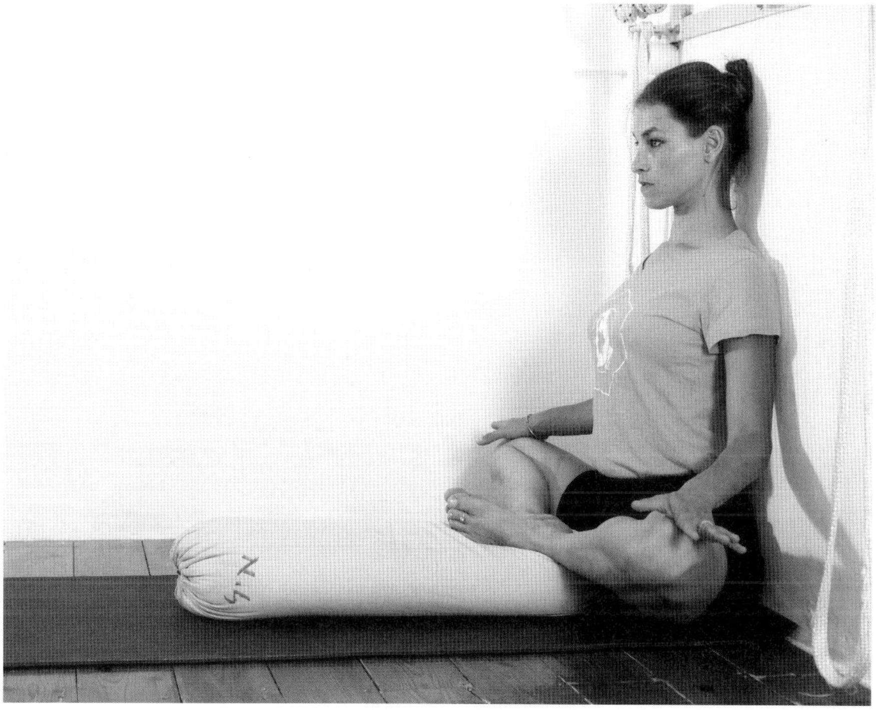

> 매트 위에 받다 코나아사나로 앉는다. 등을 벽에 지지할 수 있다.

> 발을 들어 볼스터 또는 접은 담요 위에 놓는다.

> 서혜부를 열고 무릎을 아래로 내린다.

우파비스타 코나아사나 (Upavistha Konasana)

우파비스타 코나아사나 변형 1

등 안정시키기: 벨트를 잡고

효과

벨트를 당기는 것은 발과 다리를 활성화시켜준다. 또한 몸통을 바르게 세워주고 가슴을 열어준다.

⚠ 주의

햄스트링 근육을 보호하기 위해, 항상 무릎을 완전히 펴야 하고, 모든 방향으로 고르게 뻗어야 한다. 허벅지를 바닥에서 들어올려서는 안 된다.

도구

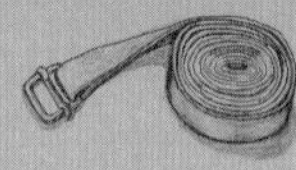

벨트 2개,
담요(선택사항)

→ 매트나 접은 담요 위에 우파비스타 코나아사나로 앉는다.

> 벨트를 양발에 각각 두른다. 어깨를 뒤로 돌려 내리면서, 벨트를 당겨 가슴을 들어올리고 앞으로 민다.

> 벨트를 당기는 힘에 저항하며 다리를 편다. 발을 열고 허벅지 앞쪽을 아래로 누른다.

또한 웃띠타 파르스바 우파비스타 코나아사나를 위해 벨트를 사용할 수 있다. 오른쪽으로 회전하기

> 왼손을 앞으로 내밀어서 오른발의 벨트를 잡는다.

> 오른쪽으로 돌아서 등 뒤로 왼발의 벨트를 잡는다❷.

> 이제 두 벨트를 당긴다. 숨을 내쉬면서 오른손을 더 뒤로 움직여 오른쪽으로 더 많이 회전한다❸.

❶

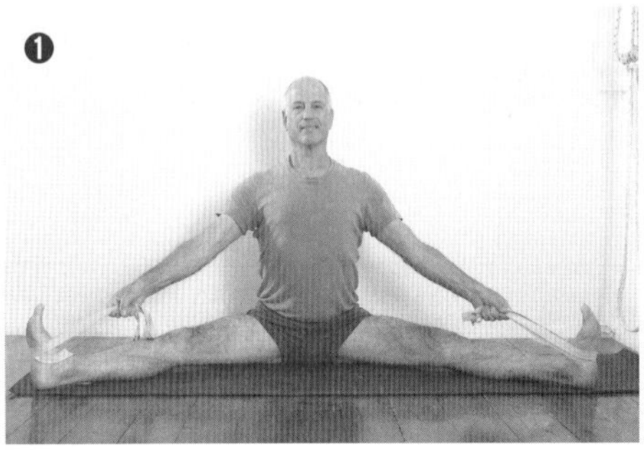

❷

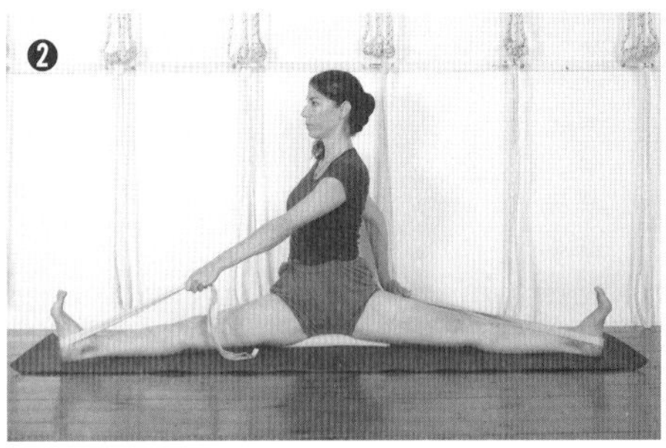

❸

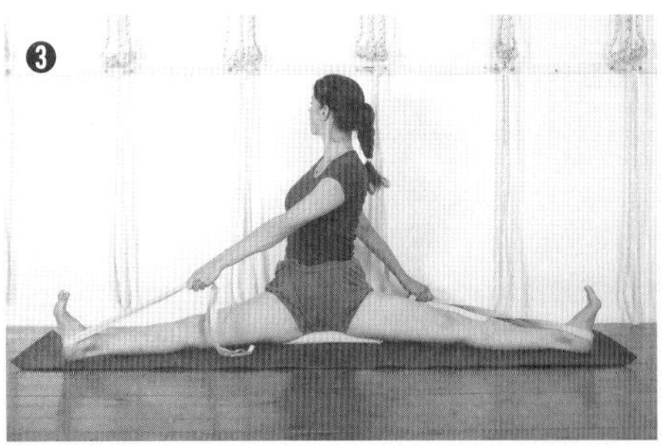

우파비스타 코나아사나 변형 2

다리 안정시키기: 골반과 다리를 고정시키고

효과

벨트는 대퇴골을 고관절와 속으로 넣어주고 이 부분에 압축성을 만든다. 벨트의 저항성은 다리와 발을 활성화시키는 것을 도와준다.

도구

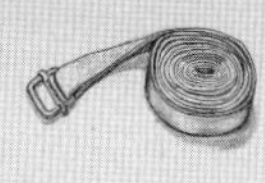

벨트 2 개, 담요

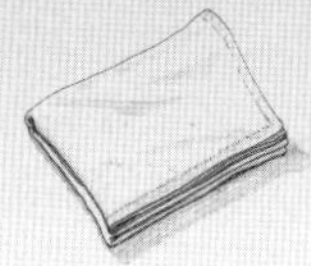

> 매트나 접은 담요 위에 우파비스타 코나아사나로 앉는다.

> 머리와 몸통을 매듭지은 각각의 벨트 안으로 넣는다. 벨트를 골반까지 내린다. 벨트 하나를 오른쪽 발뒤꿈치에 걸어 골반의 왼쪽에서 발뒤꿈치까지 고리가 생기도록 한다. 같은 고리를 왼쪽 발뒤꿈치에서 오른쪽 골반까지 만든다.

❶

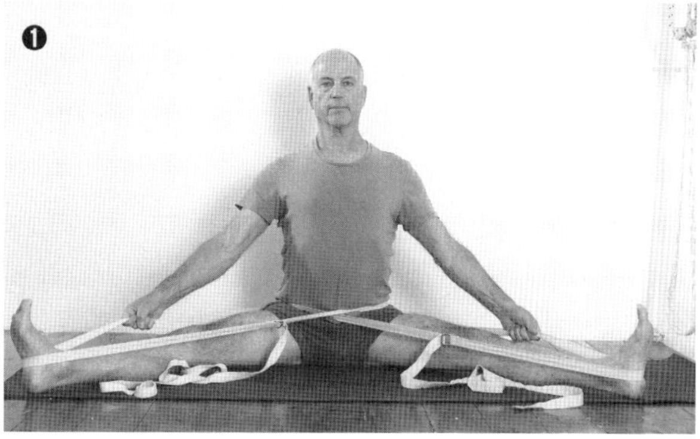

Note: 다리가 길다면, 긴 벨트가 필요할 것이다.

> 무릎을 살짝 구부리고, 벨트의 저항력을 이용해 다리를 편다. 벨트를 잡는다.

> 다리를 벌리고, 발을 펴고 허벅지 앞쪽을 아래로 누른다. 슬개골과 발가락은 바로 위로 세우면서 다리 뒤쪽 면의 중간선은 바닥으로 눌러야 한다❶.

> 두 허벅지 바깥쪽을 조여서 골반 쪽으로 당긴다. 서혜부 안쪽은 바닥으로 내리고, 허벅지 안쪽을 서혜부로부터 발뒤꿈치까지 늘인다.

보조자는 수련자 앞에 앉아서 발을 이용해서 수련자의 발목을 지지해주면서, 효과를 증대시키기 위해 벨트를 대칭으로 당길 수 있다❷.

효과: 당기는 것은 이 변형의 효과를 증대시키며 골반에 맞닿아 있는 천골을 안정화하는 데 도움이 된다.

Note: 이 변형에서 두 수련자는 발을 맞댄 체로 미주 보고 앉아서 서로 도와줄 수 있다.

❷

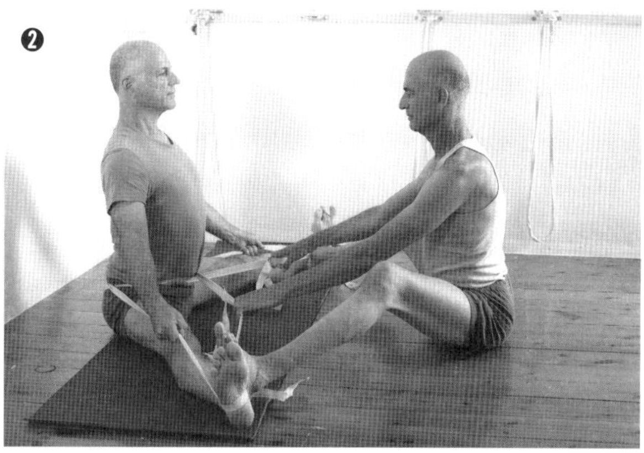

우파비스타 코나아사나 변형 3

발을 벽에 대고 다리 안쪽을 더 열기

효과

벽은 다리를 더 활성화시키고 벌리는 데 도움을 준다. 보조자는 천골을 골반 안으로 밀어준다. 이것은 골반 안에 엄청난 공간을 만든다.

도구

벽,
위쪽 벽고리에
달린 로프(선택사항)

> 벽을 마주하고 발 안쪽을 벽에 댄 채 우파비스타 코나아사나로 앉는다.

> 엉덩이 뒤, 바닥에 손바닥을 놓고 스스로 지지한다. 서혜부 안쪽과 허벅지 안쪽에 적당한 당김이 있을 때까지 골반을 들고 벽을 향해 앞으로 움직인다.

> 벽고리를 사용할 수 있다면, 위에 달린 로프 두 개를 당겨서 몸을 세울 수 있다❶.

> 보조자가 뒤에 앉아서 천골이 골반 안으로 들어가도록 밀어줄 수 있다❷.

❶
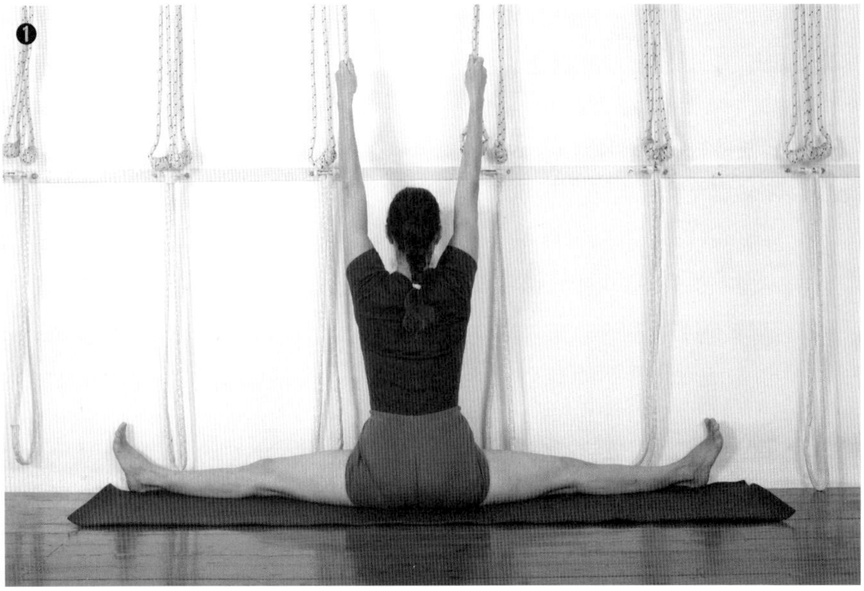

❷
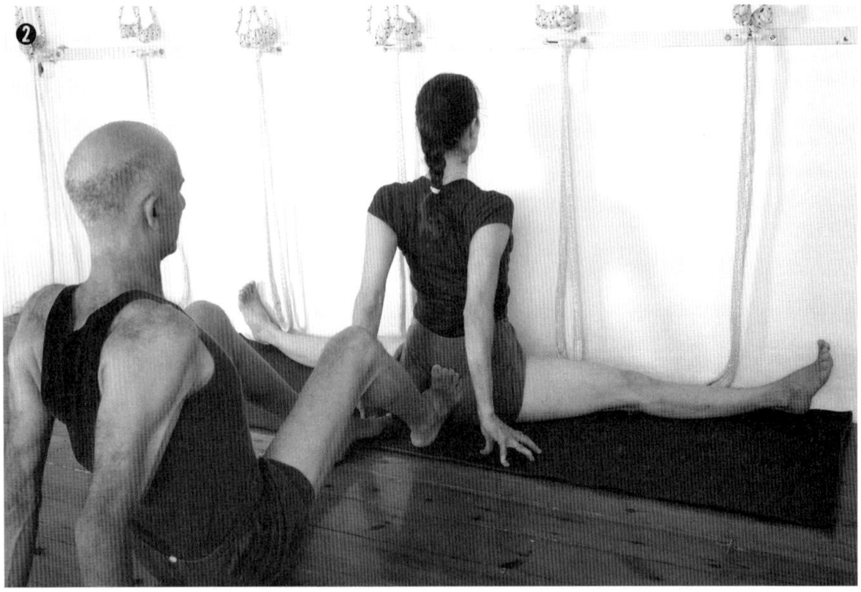

Tips

✔ 골반 안에 만들어진 내부 공간을 관찰하고 거기까지 호흡을 확장시킨다.

우파비스타 코나아사나 변형 4

효과

발뒤꿈치를 드는 것은 다리와 무릎의 뒤를 열고 뻗게 한다. 허벅지 근육이 운동되고 발달된다.

도구

블록 2개, 담요(선택사항)

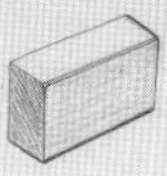

다리 뒤쪽 열기: 블록 위에 발뒤꿈치를 올리고

이것은 단다아사나의 변형 4와 유사하다.

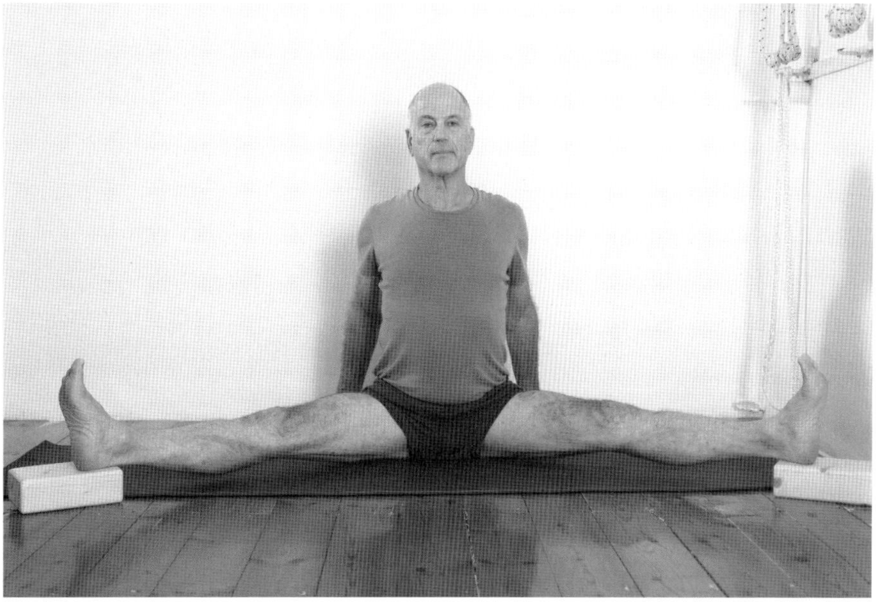

→ 매트 위 또는 접은 담요 위에 우파비스타 코나아사나로 앉는다.

> 블록을 각 발뒤꿈치 아래에 둔다. 발뒤꿈치 뒤로 블록을 단단히 누르면서, 다리의 뒷면과 아킬레스건을 편다.

> 손바닥으로 바닥을 눌러서 몸통을 지지한다. 만약 손바닥이 바닥에 확실히 닿지 않는다면, 손가락 끝을 바닥에 두거나, 손바닥 아래에 블록을 놓는다.

> 무릎 뒤를 펴고, 슬개골을 고관절 쪽으로 당기며, 허벅지 앞쪽을 아래로 누른다.

> 팔을 사용해 가슴을 들어올리고 확장한다. 어깨를 뒤로 젖혀 아래로 내리고, 흉추를 몸 안쪽으로 움직인다.

스와스티카아사나(Swastikasana, 수카아사나[Sukhasana])

스와스티카아사나에 대하여

스와스티카아사나(또는 수카아사나)는 대부분의 사람들에게 유용한 앉은 자세이다. 이 자세는 나중에 살펴볼 파드마아사나를 할 수 없을 때 대체하기 좋다. 스와스티카아사나에서 만약 몸통의 수직적인 정렬이 이뤄지지 않으면, 바닥에서 앉은 좌석을 높이는 것이 필요하다.

이름에 주목하라. 스와스티카아사나란 이름은 다리를 단단히 접고 발날을 날카롭게 하는 자세라는 뜻이다. 수카아사나('편한 자세')는 다리와 발이 '편안한' 상태로 이완되었을 때이다.

가슴을 열고 몸통을 신장시키는 것뿐 아니라, 안정감과 긴밀감을 주기 위해서 도구를 이용하는 많은 방법이 있다. 골반 부분을 정렬하는 변형에서 시작해 가슴 부분을 위한 변형으로 이어진다. 여기서 제시하는 대부분의 방법들은 앉아서 하는 다른 자세들에 적용이 가능하고, 어떤 것들은 병행될 수 있다. 평소와 마찬가지로 우리는 당신이 이러한 선택 사항들을 조사하고 탐구하여, 당신만의 어떤 것을 발명하도록 격려한다. 이 변형들을 연구하고, 자세에서 도구들이 미치는 영향을 느껴보라. 그러고 나서 도구 없이 같은 효과를 낼 수 있는 방법을 시도해보자.

주의

만약 무릎이 불편하면, 둥글게 만 담요로 무릎을 받친다(변형 5 참고).

엉덩이 지지하기

우리는 엉덩이를 지지하는 것에 대한 여러 배열 방법을 제시한다.

스와스티카아사나 변형 1

'표준적인' 스와스티카아사나: 일반적으로 담요로 받치기

도구
담요

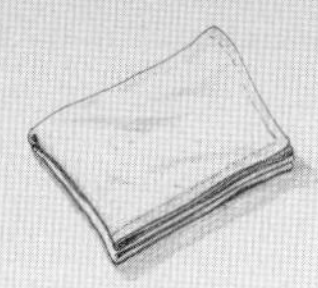

오른쪽 다리를 먼저 구부리고 자세 하기:

→ 접은 담요 위에 단다아사나로 앉는다. 뒤쪽 허벅지의 윗부분까지 받쳐질 수 있게 담요를 엉덩이 밑에 둔다.

> 손을 이용해서 허벅지 윗부분을 바깥에서 안쪽으로 돌린다. 이것은 엉덩이를 넓혀서 자세의 기반을 넓게 만든다.

> 오른쪽 다리를 접는다. 그러고 나서 두 정강이의 중간점이 교차되고 발이 무릎 아래에 있도록 왼쪽 다리를 접는다.

> 손가락 끝으로 바닥을 눌러 엉덩이를 약간 들어올린다. 몸의 수직 정렬이 맞춰질 때까지 서혜부를 이완하고 골반이 걸려있게 한다. 엉덩이뼈 끝부분이 담요에 닿을 때까지 천천히 엉덩이를 내린다.

> 그다음 손바닥을 무릎 위에 두고 천골 안으로 엉덩이뼈가 움직이는 동시에 두 무릎은 당신을 향해 끌어당긴다. 팔을 곧게 편 상태로 시작해서 팔꿈치를 살짝 구부리고 팔 뒷면(삼두근)을 바깥에서 안으로 돌린다. 견갑골의 하각은 척추를 향해 끌어 모은다.

> 척추를 수직 위로 스트레칭 한다. 견갑골을 안으로 움직이면서 어깨를 뒤로 젖혀 내려서 가슴을 연다.

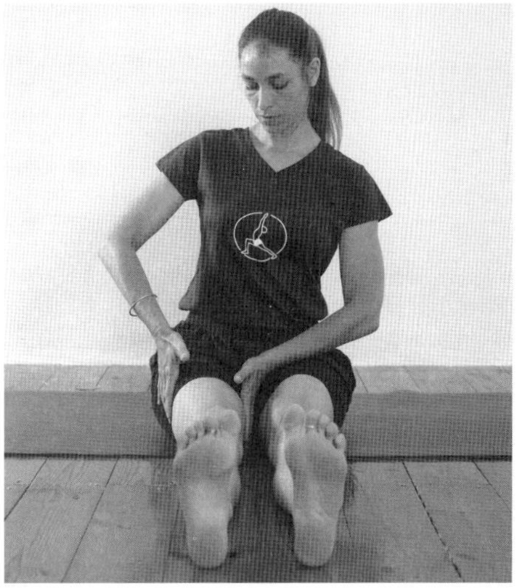

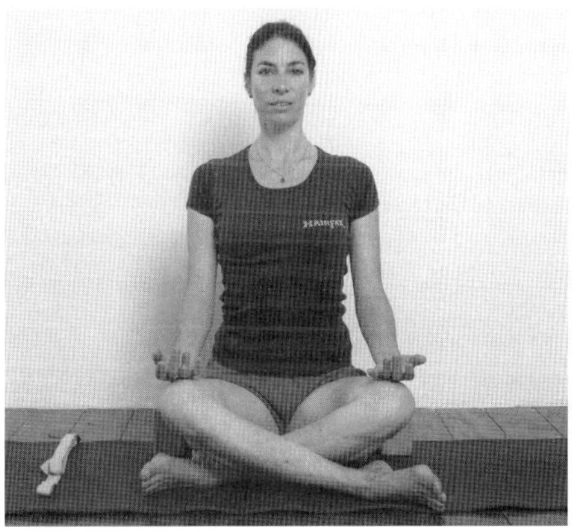

> 이제 발에 힘을 풀고 팔꿈치를 어깨 밑에 두고 손바닥을 위로 향하게 해서 허벅지 위에 둔다.

> 서혜부 안에 모든 긴장을 푼다. 허벅지를 바깥으로 향하게 둔다. 종아리는 발 위에서 이완한다.

> 각 다리의 발 바깥쪽의 피부를 살짝 당겨서 발목을 부드럽게 한다.

> 얼굴, 눈, 귀 안쪽, 턱, 혀, 목구멍, 어깨, 손바닥, 복부, 서혜부, 발을 이완한다.

> 길고 부드럽게 숨을 마시며 몸을 연다. 부드럽고 천천히 숨을 내쉬고 이완한다.

Tips

- ✔ 때때로 다리를 접는 순서를 바꿔야 한다(같은 순서로 다리를 포개는 습관에 대해 주목한다).
- ✔ 서혜부가 경직되어 있거나 무릎이 서혜부보다 높이 위치한다면, 발을 몸에 더 가깝게 가져오고 무릎을 좀 더 넓게 벌린다. 또한 담요를 더 포개어 앉은 자리를 높일 수 있다.
- ✔ 담요에 닿는 엉덩이의 부위를 체크한다. 엉덩이뼈의 뒷부분에 하중이 주로 가 있다면 뿌리로부터 척추를 들어올리는 것이 어려울 것이다. 이것은 앉은 자리를 올릴 필요가 있음을 의미한다.
- ✔ 앞을 바라보며 안구를 매우 부드럽게 유지한다. 어떤 특정한 물체를 응시하지 말고 마음속으로 몸 안을 비라본다. 두개골의 뒷면으로부터 넓은 평야를 바라본다고 상상하라.
- ✔ 마음속으로 정수리부터 회음까지 이 자세의 수직 중앙의 다림줄(수직 중앙을 헤아릴 때 쓰는 선)을 관찰한다. 이 상상의 선이 완전히 수직이 되게 만든다. 왼쪽 혹은 오른쪽으로 기울거나 돌아가지 않고, 앞이나 뒤로 구부러지지 않아야 한다. 이 상상의 선에 몸을 정렬하라.

몸통 신장을 위해 손바닥 사용하기

많은 경우에, 골반을 효과적으로 들어올릴 때 손바닥이 완전히 바닥에 닿지 않는다. 손바닥을 높여진 표면 위에 두는 것이 이 골반의 들어올림 동작에 유용하다.

스와스티카아사나 변형 2a

손바닥을 접은 담요 위에 두고 지지하기

효과

손바닥을 아래로 누르는 것은 골반에서부터 척추를 신장시키고 가슴을 넓히는 데 도움을 준다.

도구

담요

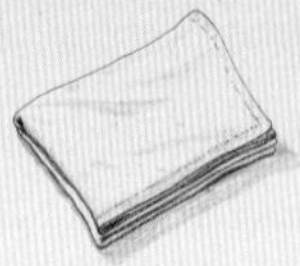

→ 담요를 세 겹으로 접어서 길고 좁은 자리를 만든다.

> 자리의 가운데에 앉는다. 손바닥을 접은 담요 위에 두고 아래로 눌러서 가슴을 들어올린다.

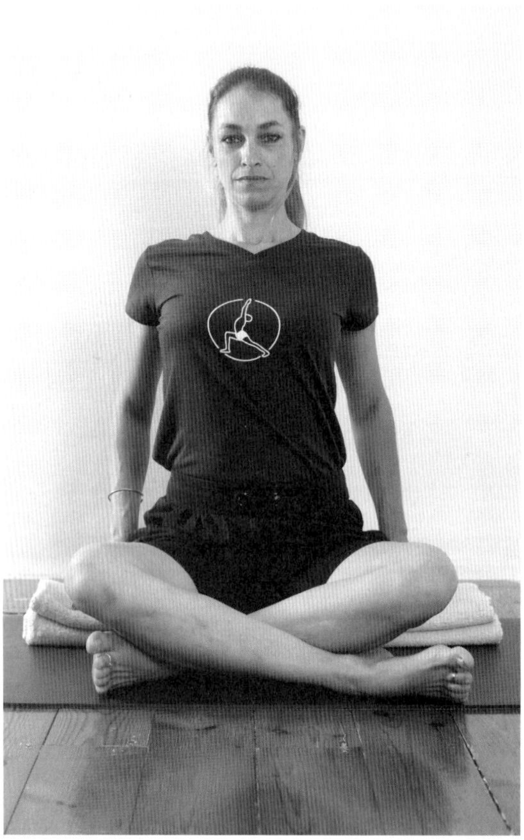

Tips

- 몸무게가 엉덩이뼈 사이에 어떻게 분산되는지 관찰한다. 한쪽이 다른 쪽보다 가볍거나 혹은 좁게 느껴지는지 체크하라.
- 앞을 바라보고 어떤 쪽 눈이 더 또렷한 시야를 가지고 있는지 알아차린다. 가벼운 쪽 엉덩이를 더 평평하게 느껴지게 이완시킨다. 척추와 시야의 예리함이 골격의 균형에 미치는 영향을 관찰한다.

스와스티카아사나 변형 2b

블록 위에 손바닥을 두고 지지하기

효과

앞선 설명대로 자세를 시작할 때, 골반을 좀 더 쉽게 들어올릴 수 있다. 팔은 척추를 신장시키고 가슴을 들어올리고 확장하는 것을 돕는다. 엄지와 검지 손가락을 누르는 것은 어깨 안쪽과 겨드랑이에 접근하게 하고, 약지와 새끼손가락을 누르는 것은 어깨 바깥쪽에 접근을 제공한다.

도구

블록 2개, 담요

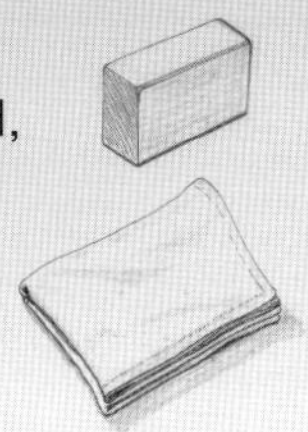

블록은 손바닥 전체와 손가락을 단단한 표면 위에 둘 수 있기 때문에 특히 유용하다. 이것은 손바닥과 어깨 사이에 연결을 명확하게 해준다. 다음을 시도해 보자.

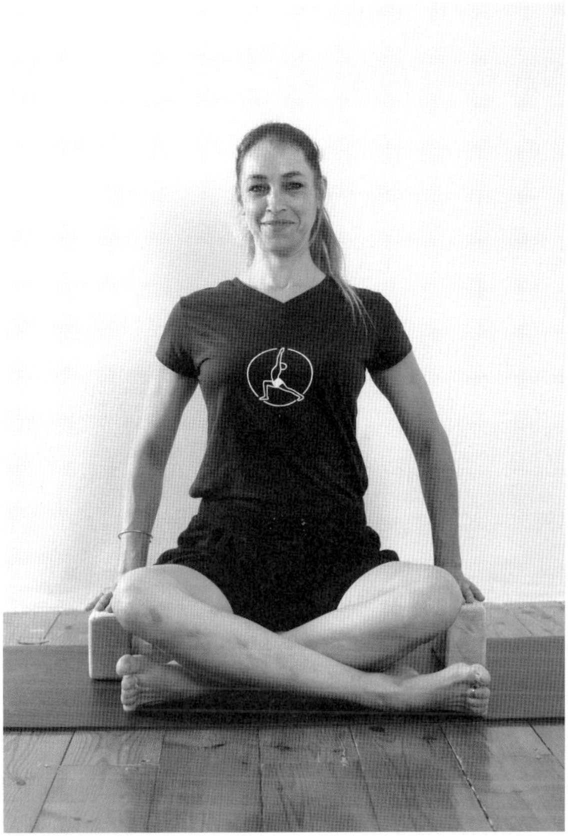

- 양옆에 블록을 하나씩 두고, 접은 담요 위에 스와스티카아사나로 앉는다.
- 중지를 곧게 앞으로 뻗어 양손의 중앙 축을 나타내면서 손바닥을 블록 위에 놓는다.
- 엄지와 검지를 블록에서 살짝 들어올리고 약지와 소지는 아래로 누른다. 어깨에 전해지는 효과에 주목한다.
- 이제 약지와 새끼손가락을 들어올리고 엄지와 검지를 누른다. 어깨에 어떤 일이 일어나는지 관찰한다.
- 이제 손바닥 바깥쪽과 안쪽에 고르게 압력이 가해지는지 관찰하며 다섯 손가락을 모두 누른다.
- 어깨를 들어올리지 않고, 손바닥의 압력을 이용해 몸통의 측면을 들어올린다.

Tips

- 블록이 몸과 등거리에 있고 블록을 누르는 두 손바닥의 압력이 동일한지 확인하라.

적용

앉아서 하는 모든 자세

스와스티카아사나 변형 3

담요로 정강이 지지하기

효과

정강이를 지지하는 것은 다리와 서혜부를 이완할 수 있게 해준다.

도구

담요

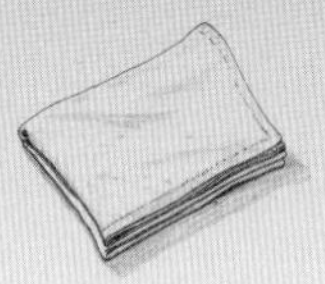

→ 담요를 세 번 접어서 한쪽 끝을 포개어 계단식 자리를 만든다❶.

> 더 높은 단 위에 앉는다. 포갠 다리는 좀 더 낮은 단 위에 놓는다❷.

❶

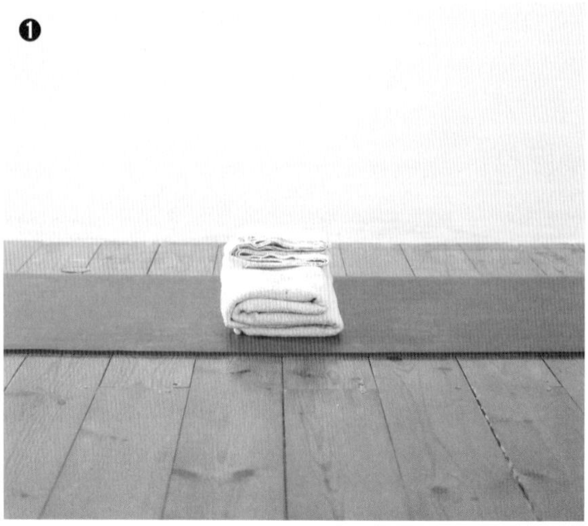

❷

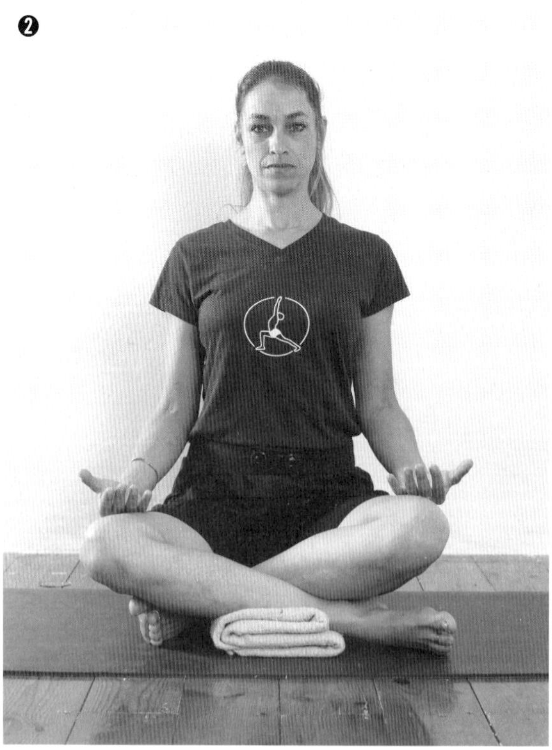

적용

파드마아사나

스와스티카아사나 변형 4

엉덩이뼈 펴기: 둥글게 만 매트 위에 앉아서

효과

둥글게 만 매트는 골반의 아래쪽 부위를 넓혀주고 척추의 뿌리를 지지하는 것을 돕는다. 또한 정강이를 받쳐줘서, 다리와 서혜부를 이완되게 한다.

도구

점성이 있는 매트

→ 점성이 있는 매트를 둥글게 만다.

> 엉덩이 밑에 둥글게 만 매트를 가운데 두고 그 위에 앉는다.

> 양쪽 엉덩이뼈가 좌우 대칭으로 지지되고 있는지 확인하라.

이상적인 앉은 높이를 어떻게 결정하는가?

B.K.S. 아헹가가 말하기를:

"타다아사나에서, 치골의 기반부터 배꼽까지 공간이 만들어지고 이 공간은 평평하게 유지된다. 앉아서 하는 자세에서도 타다아사나의 뻗음을 흉내내본다."(요가호흡 디피카 Light on Pranayama, 11장, 21절).

아헹가 선생님의 말씀에 대한 좀 더 나은 이해를 위해, 다음의 실험을 해보자.

> 타다아사나로 서서 척추를 신장한다. 그런 다음 엄지와 중지 또는 약지를 이용하여 치골과 배꼽 사이의 거리를 잰다.

> 손가락 사이의 거리를 유지하며 앉는다. 이제 타다아사나 상태에서 잰 거리와 지금의 치골과 배꼽 사이의 거리를 비교해본다. 만약 두드러지게 측정 길이가 줄어들었다면, 엉덩이 아래를 좀 더 높게 받쳐준다.

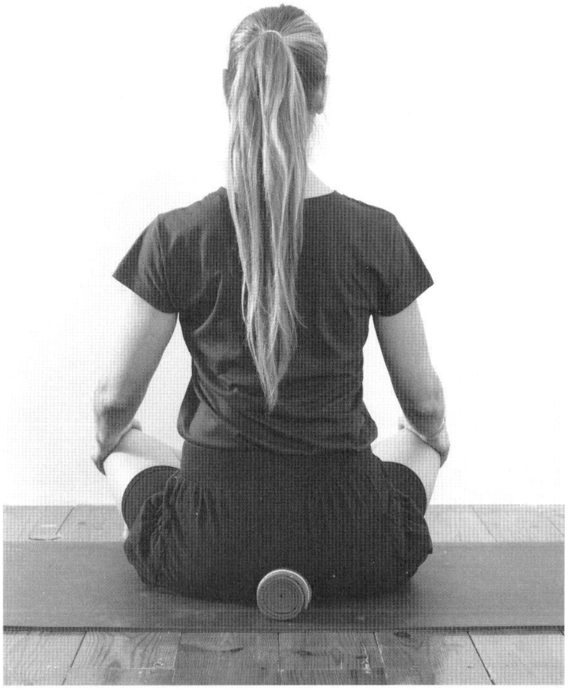

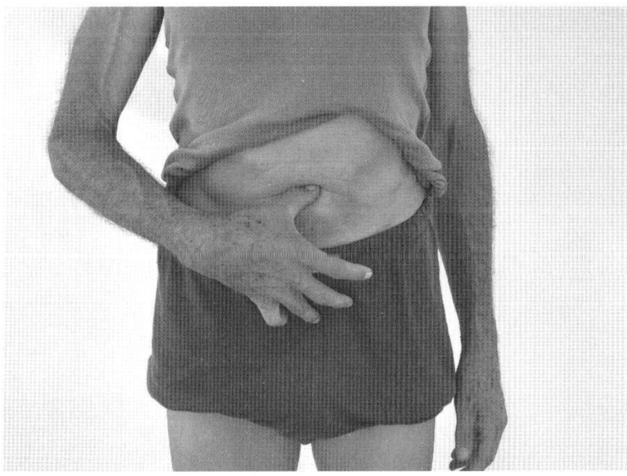

Note

담요를 둥글게 말아 매트를 대체할 수 있다.

적용

바즈라아사나를 제외한 모든 앉아서 하는 자세

스와스티카아사나 변형 5

장시간 앉아 있는 것을 위한 정렬: 높은 받침을 이용하여

효과

정강이를 받치고 좌석을 높여 앉아 손무드라를 하는 것은 사지의 긴장을 풀어주고, 서혜부 앞쪽을 이완시켜주며, 애를 쓰지 않고 척추를 기반부터 신장시킨다. 무릎과 손의 받침은 사지를 이완시켜준다.

도구

볼스터,
담요 2~3개

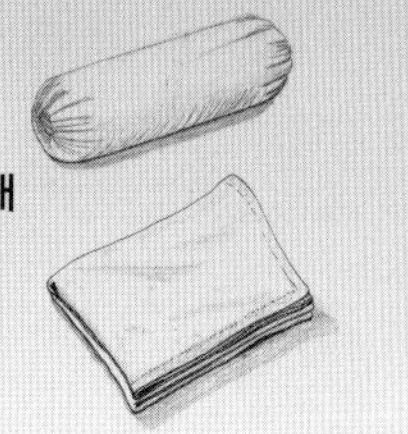

스와스티카아사나로 앉을 때, 접은 무릎 위쪽이 앞 서혜부와 높이가 같아야 한다. 앉은 자리를 많이 높이면, 무릎은 아래로 떨어지고 요추는 앞으로 당겨지는 경향을 보인다. 이것은 장시간 앉아 있을 때 등과 서혜부를 피로하게 한다. 여기에 긴 시간 동안 편안하게 앉아 있기 위한 무릎을 지지하는 방법이 있다.

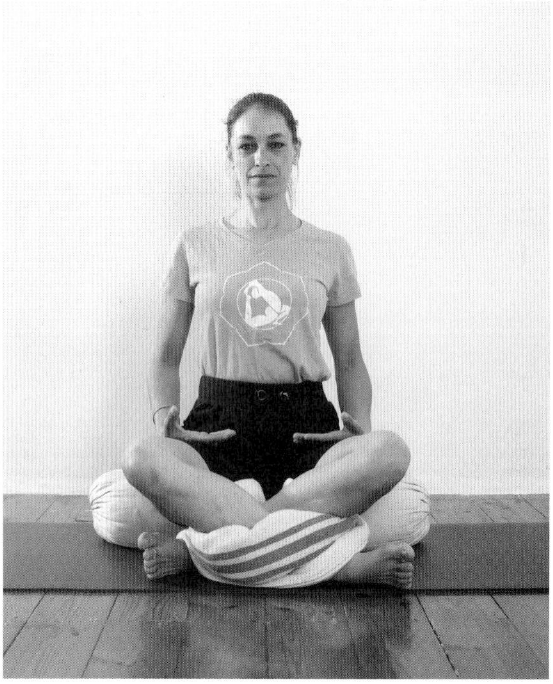

→ 볼스터 위에 앉는다(만약 볼스터가 너무 부드럽다면, 접은 담요를 그 위에 둔다).

› 담요를 돌돌 말아 정강이와 발 사이에 끼워 넣는다.

› 엉덩이뼈 끝으로 앉았는지 확인한다. 그리고 천골을 들어올리고 치골을 기반으로부터 수직으로 세운다.

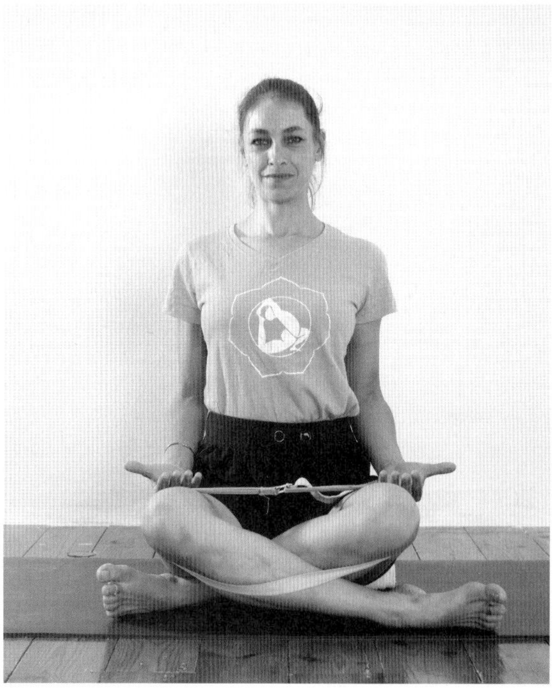

› 두 무릎이 같은 높이에 있고 잘 받쳐지고 있는지 확인한다.

› 무릎을 지지해주는 또 다른 방법은 벨트로 무릎을 감싸는 것이다.

› 어떤 사람들은 허벅지 위에 세 번 접은 담요를 두고 그 위에 손바닥을 놓으면 편안하다는 것을 알게 될 것이다(59쪽 변형 15 참고).

적용

비라아사나

스와스티카아사나 변형 6

엉덩이 부분 느끼기: 블록 위에 앉아서

효과

나무로 된 표면은 다른 감각을 만든다. 땅의 기운(원소)을 좀 더 강하게 경험하고 몸통도 더 잘 들어올릴 수 있음을 경험할 것이다. 엉덩이뼈의 감각은 더 예리해지며, 각 엉덩이 위에서 몸의 무게를 더 잘 느낄 수 있다.

도구

블록

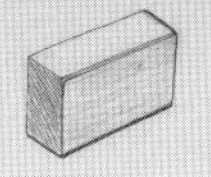

볼스터 또는 담요와 달리, 나무로 된 블록은 엉덩이가 아래로 가라앉지 않는다.

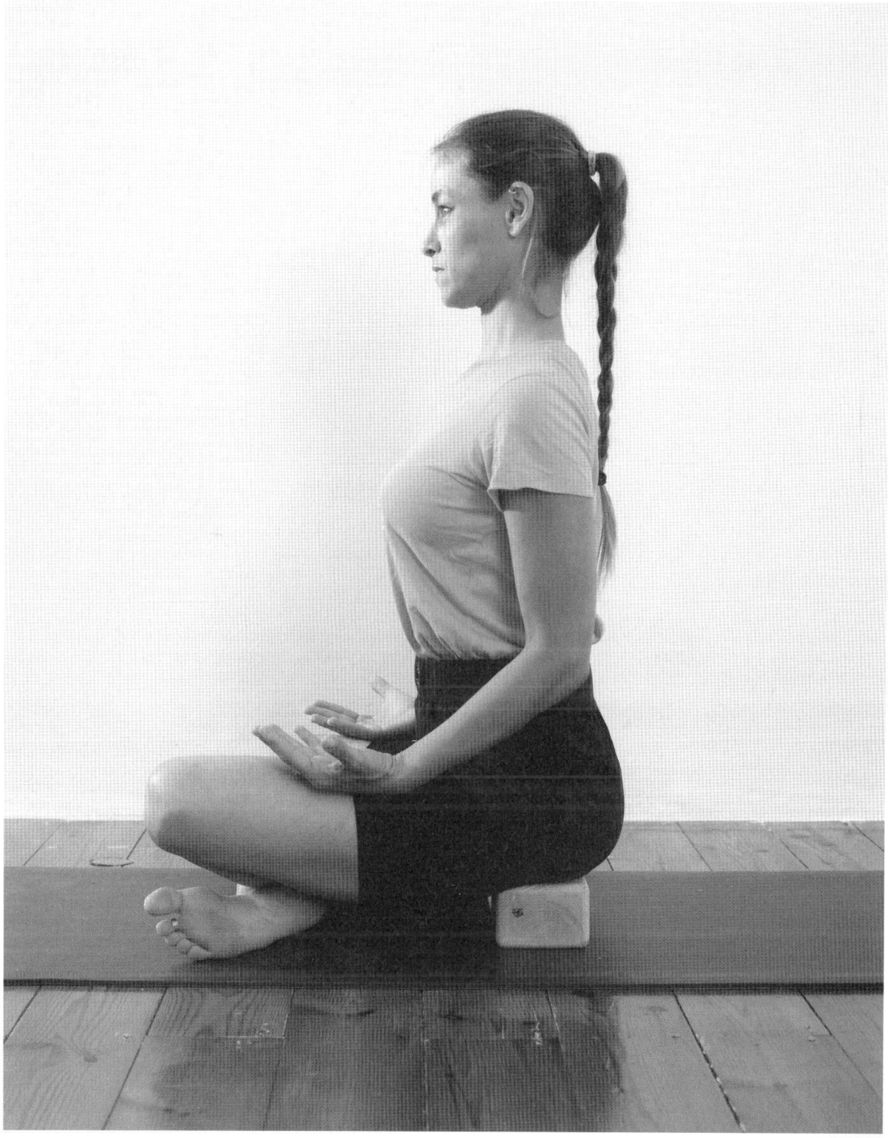

Tips

양쪽 엉덩이에 몸의 무게를 고르게 분산하는 것을 배운다.

적용

파드마아사나의 경우 블록이 너무 높을 수 있으므로 이를 제외한 모든 앉아서 하는 자세

스와스티카아사나 변형 7

다리 고정시키기

효과

벨트는 안정성과 편안함을 만든다(확고함과 편안함). 벨트는 자세를 위한 '경계'를 제공한다. 무릎과 천골을 받쳐주고 대퇴골을 고관절 안으로 깊숙이 끌어당긴다. 그렇게 골반이 안정되면, 아랫배는 부드러워지고 평온해진다. 내적인 확장과 더불어 외적인 긴밀함이 조화를 이루게 되면 내장 기관은 매우 편안해지고 건강해진다.

골반에서의 긴밀함을 만드는 것은 척추가 쳐지는 것을 막아주고 자세가 안정되고 민첩하게 유지된다. 두 가지 필요한 동작은 다음과 같다.

> 대퇴골을 고관절와 속으로 이동시킨다.

> 천골을 골반 안으로 움직인다.

우리는 처음에는 벨트 1개로 하는 방법을 제시하고 그다음 벨트 2개를 이용해서 하는 방법을 제시한다.

벨트 1개 사용하기

→ 벨트를 천골대와 무릎에 두른다.

> 무릎을 살짝 들어올려 벨트를 조인다.

> 이제 무릎을 내려놓아 벨트를 팽팽하게 한다. 대퇴골이 고관절 안으로 움직이는지 확인한다.

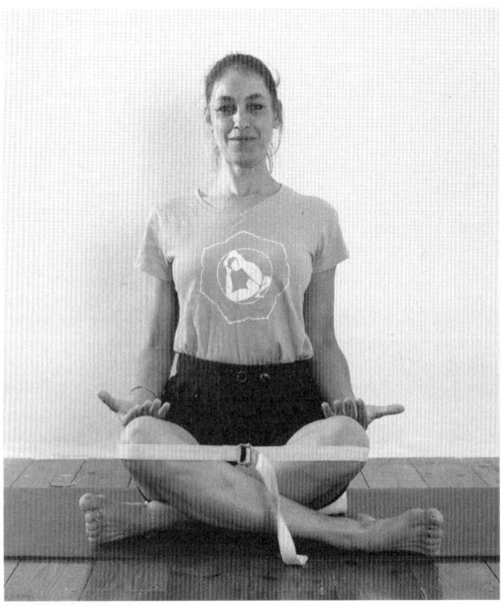

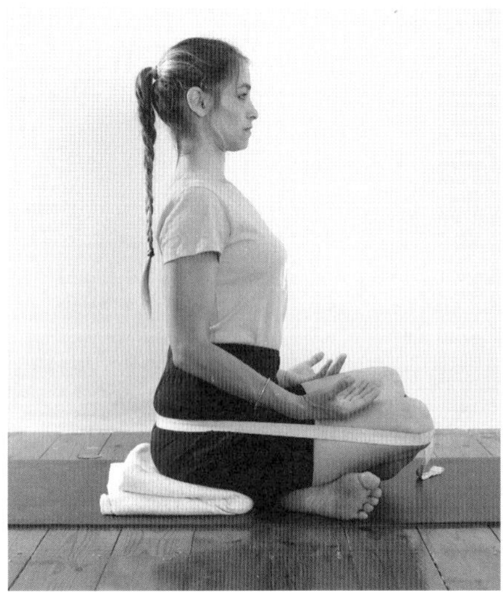

적용

파드마아사나, 비라아사나

도구

벨트 1~2개

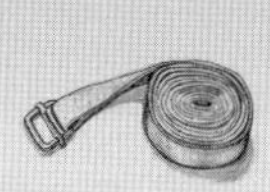

교차된 벨트 2개 이용하기

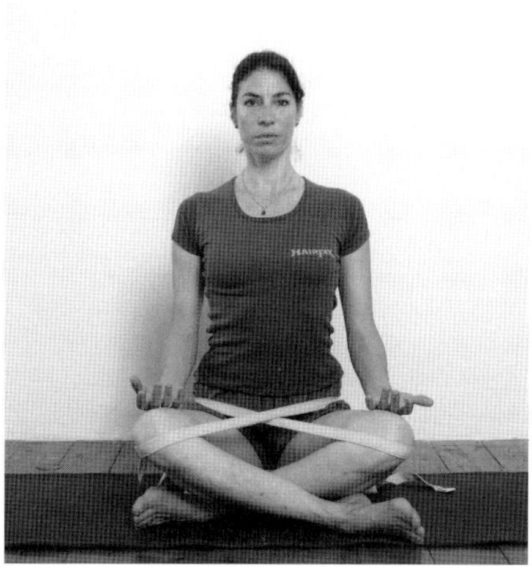

→ 분리된 벨트를 각각의 다리에 고정시킨다.

> 무릎을 살짝 들어올리고 긴밀함과 수평, 안정성이 느껴질 때까지 벨트를 조인다. 그런 다음 무릎을 내린다.

적용

파드마아사나, 받다 코나아사나

벨트 2개 연결하여 사용하기

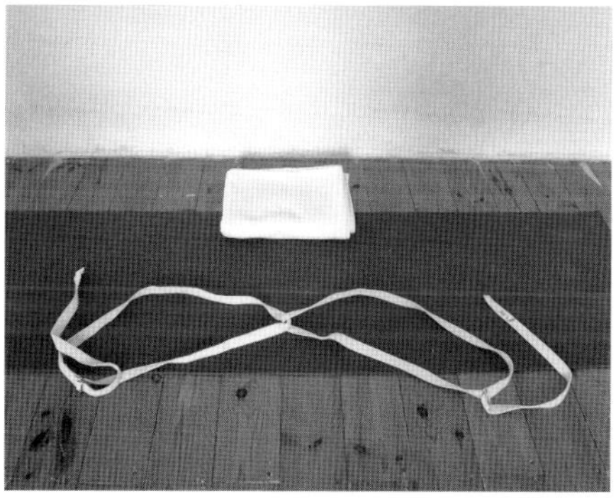

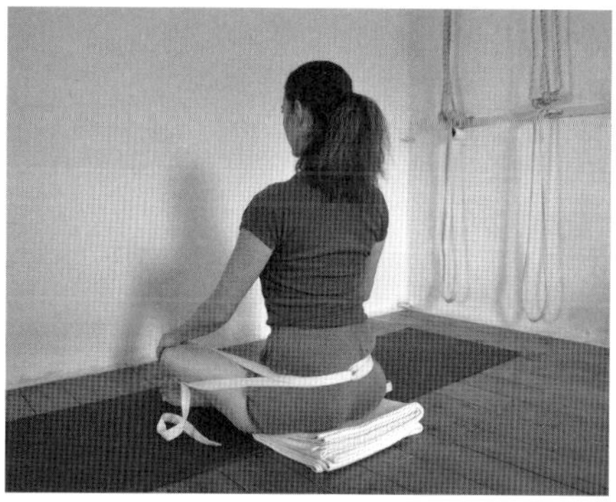

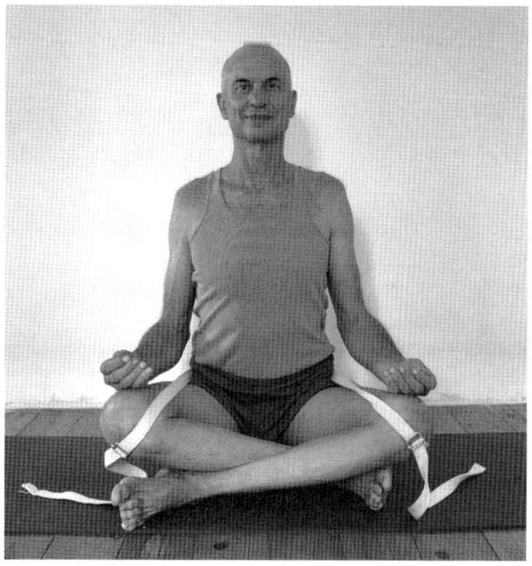

→ 벨트 하나를 풀어서 두 번째 벨트에 매듭을 만든다.

> 천골대에서 벨트를 교차시키고 무릎을 고정한다.

> 버클이 무릎 가까이에 오도록 벨트를 조절한다.

> 무릎을 살짝 들어올리고 벨트를 조인다. 그 다음 무릎을 내린다.

Tips

✔ 복부를 부드럽게 하고 이 부분의 호흡을 관찰하라.

스와스티카아사나 변형 8

기반 다지기:
벨트로 골반을 고정시켜

효과

벨트는 골반에서의 긴밀함을 만들어주고 그다음 척추를 곧게 늘여주며 복부를 부드럽게 해준다.

도구

벨트

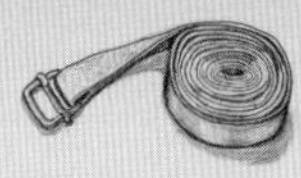

> 타다아사나로 선다. 무릎을 약간 굽히고 벨트를 골반대에 둘러 묶는다.

> 벨트는 고관절 높이에 있어야 한다(양쪽 큰 대퇴돌기를 조인다).

> 한 손으로 벨트를 버클 방향으로 움직이며, 다른 손으로 벨트를 조인다(타다아사나 변형 5 참조).

> 이제 앉는다.

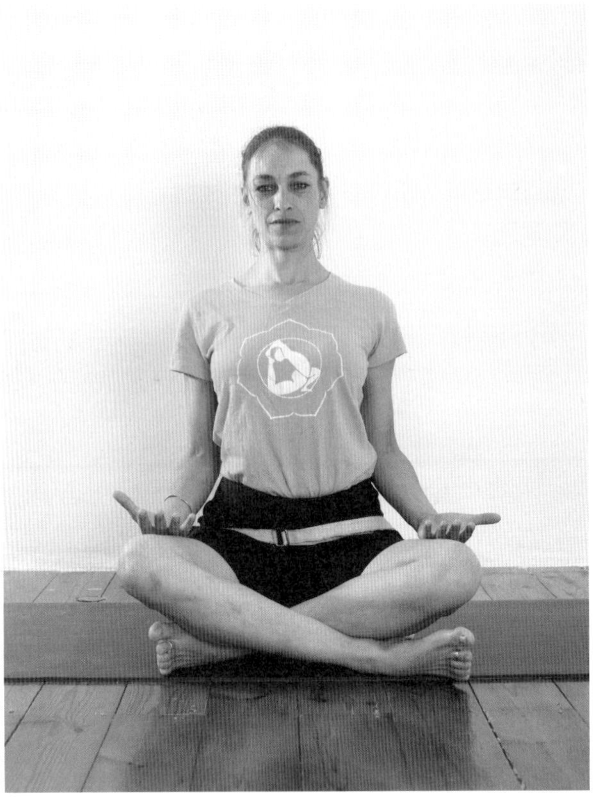

Tips

✔ 벨트를 이런 방식으로 사용해서 잠시 앉고 그 효과를 관찰한다. 그다음 벨트를 풀고 다시 관찰한다. 자세의 경험 속에서 무엇이 달라졌는가? 차이점을 분명하게 표현해보자.

적용

모든 앉아서 하는 자세와 서서 하는 자세. 전체 연습 과정 동안에 벨트를 이러한 방법으로 사용할 수 있다.

스와스티카아사나 변형 9

천골을 안으로 움직이기: 천골과 벽 사이에 블록을 두고

효과

블록의 지지는 천골을 안정시키고 그로 인해 척추 전체를 안정시킨다. 이것은 평정을 유도하여 골반 부분으로의 집중력을 이끈다. 골반은 아파나 바유(골반과 아랫배에 깃들어 있는 아래쪽으로 움직이는 에너지)의 거처이다. 그러므로 이러한 변형은 아파닉 호흡에 유용하다.

도구

블록, 벽

→ 벽으로부터 블록 하나 길이만큼 떨어져, 벽을 등지고 앉는다.

> 앞으로 살짝 기울이고, 벽과 천골 사이에 블록을 위에서 끼워 넣는다❶. 천골 부위의 피부를 아래로 쓸어 내리며, 블록이 천골의 중앙에 올 때까지 블록을 부드럽게 아래로 내린다.

> 곧게 앉는다. 블록이 벽과 천골 사이에 가벼운 압력으로 고정되어 있는지 확인한다.

> 어깨를 뒤로 젖히고 곧게 앉는다❷.

❶

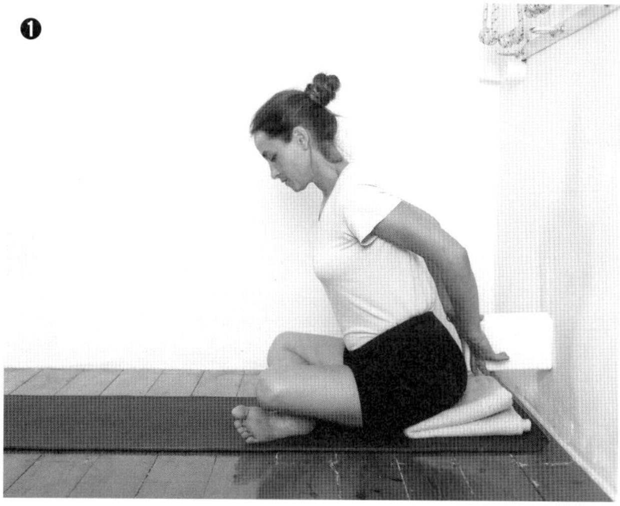

❷

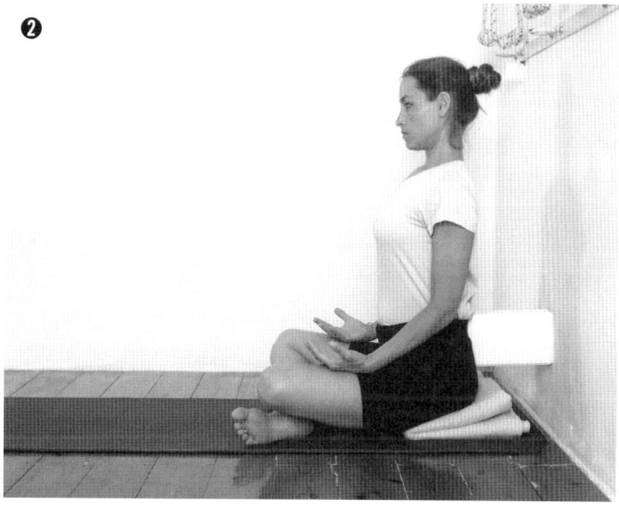

적용

모든 앉아서 하는 자세, 타다아사나, 웃띠타 하스타 파다아사나

스와스티카아사나 변형 10

기반 안정시키기: 정강이를 당겨서

효과

정강이를 당기는 것은 자세의 틀을 만드는 또 하나의 방법이다. 천골은 이러한 당김에 저항하여 안으로 움직여질 수 있다.

도구

벨트

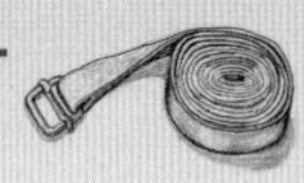

→ 스와스티카아사나로 앉는다. 벨트를 교차된 정강이 주변에 걸고 당신 쪽으로 당긴다.

> 천골을 이 당김에 저항하여 안으로 움직인다.

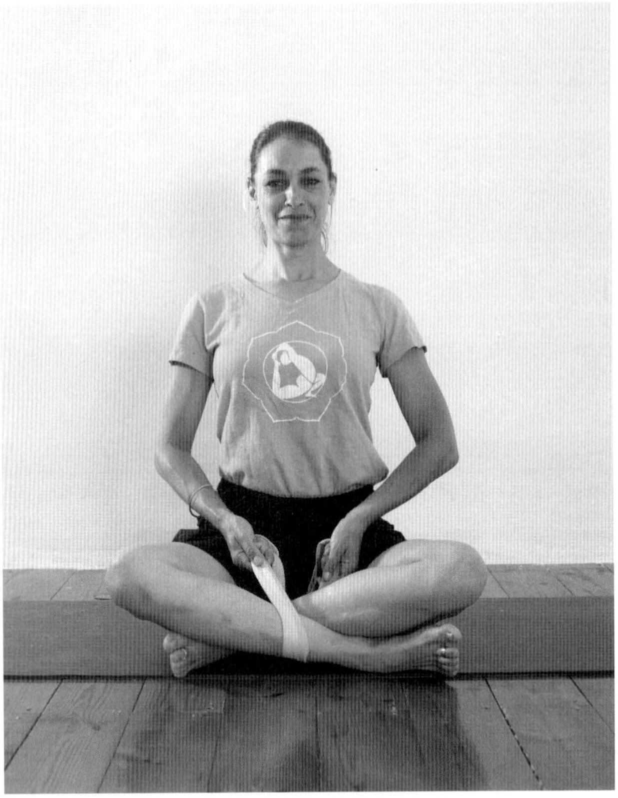

적용

파드마아사나, 받다 코나아사나에서는 벨트를 발밑에 건다.

상체 열기

이제 우리는 우리의 관심을 상체로 돌린다. 상체를 여는 것으로 우리는 흉곽 들어 올리기, 흉추와 견갑골 끌어 모으기; 어깨를 뒤로 아래로 젖히기와 같은 동작을 적용시킬 수 있다. 이러한 동작을 배우는 데는 시간이 걸리기 때문에 도구는 매우 유용할 수 있다.

스와스티카아사나 변형 11

가슴 지지하기: 벽과 등 사이에 블록 끼우기

효과

블록의 지지는 흉부를 안정시키고 흉곽을 여는 것을 돕는다. 쁘라나야마(호흡) 수련을 연습하는 데 좋은 방법이다.

도구

블록, 담요, 벽

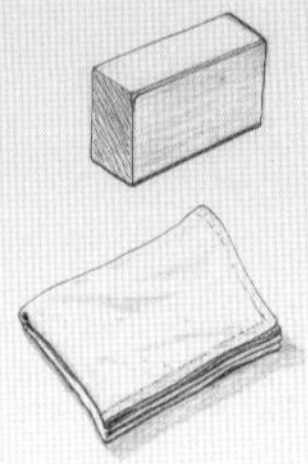

이것은 변형 9와 비슷하다. 그러나 여기서 블록은 가슴을 받치기 위해 놓인다(블록 2개를 조합해서 쓸 수 있다).

- 벽으로부터 블록 하나 길이만큼 떨어져, 벽을 등지고 앉는다.
- 앞으로 살짝 기울이고 블록을 척추의 중간에 끼워 넣는다.
- 곧게 앉는다. 블록이 벽과 흉추 사이에 가벼운 압력으로 고정되어 있는지 확인한다.
- 어깨를 뒤로 젖히고 곧게 앉는다❶.
- 이것은 또한 벽에 의자를 두고 등을 받치는 것도 가능하다❷.

❶

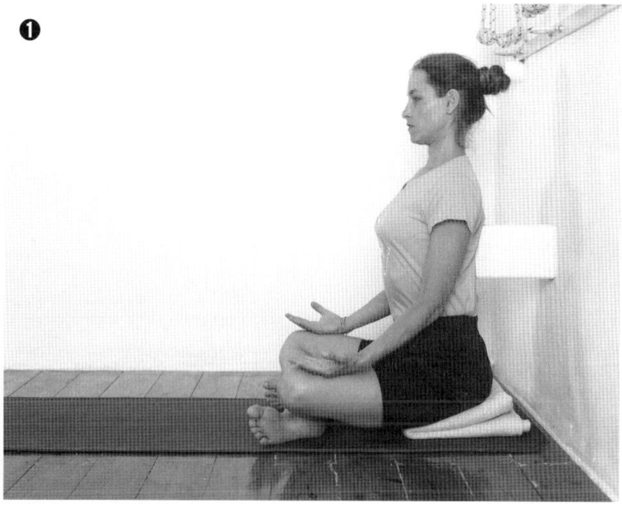

❷

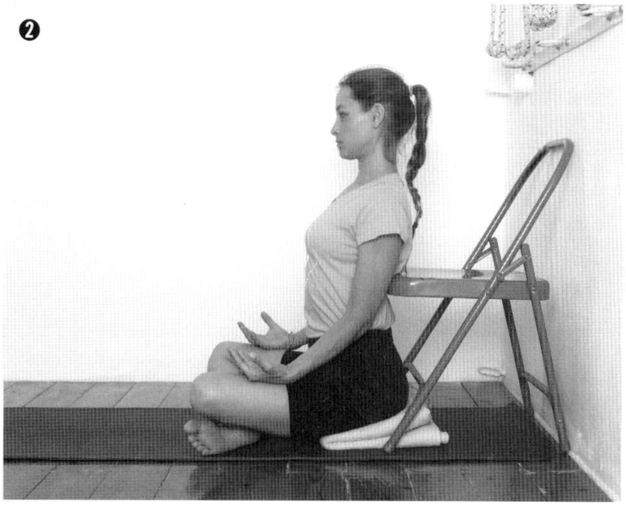

적용

모든 앉아서 하는 자세, 타다아사나

스와스티카아사나 변형 12

척추 정렬하기: 바깥 모서리에 등을 맞대고 앉아서

효과

모서리는 척추의 위치를 정확하게 감지하고 정렬할 수 있게 해준다. 널빤지는 흉추를 지지함으로써 가슴을 열게 한다.

도구

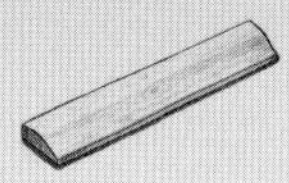

돌출된 벽 모서리, 널빤지(선택사항)

→ 2개의 벽이 만나는 수직 모서리에(또는 기둥의 모서리에) 척추를 맞대고 앉는다.

> 천골을 이 모서리에 좌우대칭이 되게 중앙에 맞춘 다음 후두(두개골의 뒷부분)도 그렇게 한다. 후두와 천골 사이의 척추를 하나 위에 하나씩 정렬하고 세로 모서리에 닿는 것을 느껴본다.

Note: 척추의 본래의 굴곡 때문에, 요추와 경추는 모서리에 닿아서는 안 된다. 그러나 모서리에 근접하여 위로 신장되어야 한다.

> 이제 약간 앞으로 기울여 가슴과 벽 사이에 널빤지를 둔다.

> 널빤지에 기대기 위해 팔꿈치를 널빤지 뒤에 두거나 또는 그 앞에 둘 수 있다❷. 두 번째 경우로는, 팔꿈치로 널빤지를 부드럽게 밀어서 몸통의 측면을 앞으로 그리고 위로 올린다.

❶

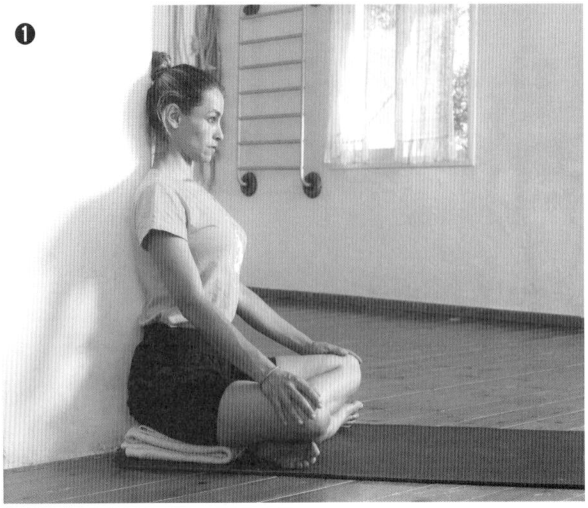

❷

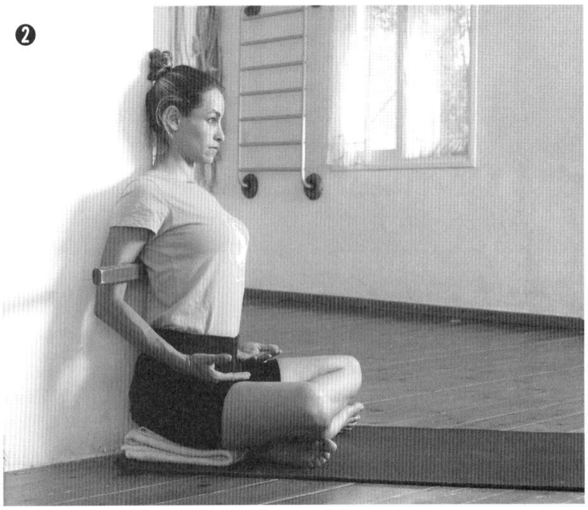

적용

대부분의 앉아서 하는 자세

스와스티카아사나 변형 13

등 뒤 지지하기: 벽고리 로프를 이용하여

효과

등 근육을 크게 쓰지 않고 늑골이 들어올려지는 동안 가슴이 최적의 위치에서 안정화된다.

도구

벽고리,
로프(또는 벨트)

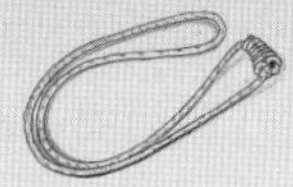

이것은 받다 코나아사나 변형 8과 유사하다.

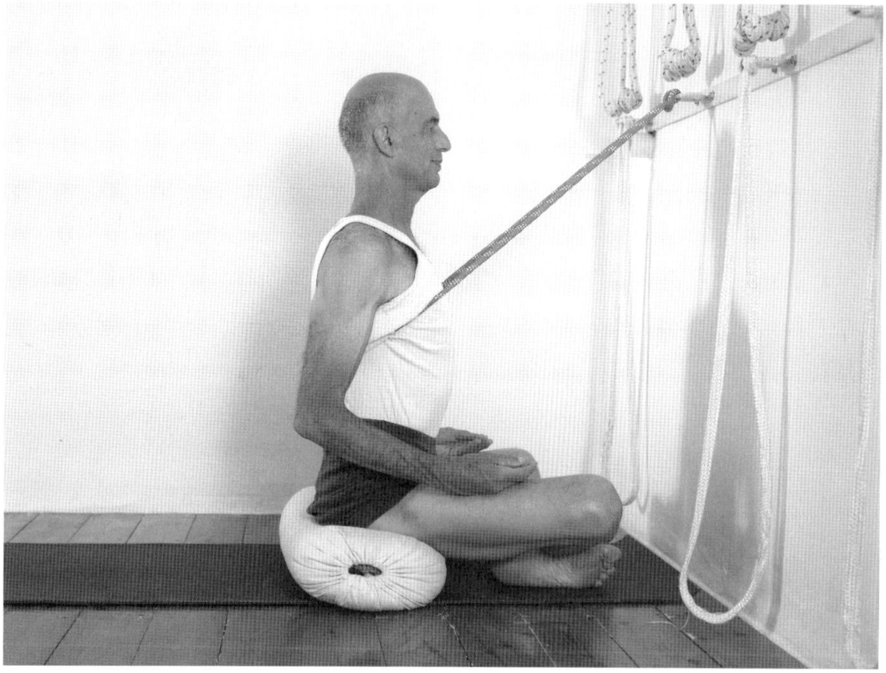

벽고리 앞에 앉는다(단단한 문고리도 벽고리의 대체 역할을 할 수 있다).

- 로프를 벽고리에 묶고 가슴 바로 밑 몸통 주변에 감싼다.
- 뒤로 기댔을 때 천골이 수직이 되고 등 근육이 받쳐지고 가슴이 잘 열릴 수 있게 로프의 길이와 위치를 조절한다.

적용

모든 앉아서 하는 자세

스와스티카아사나 변형 14

어깨를 뒤로 젖히기: '어깨 자켓'으로 교차해서

효과

벨트를 당기는 것은 어깨를 뒤로 젖히고 견갑골을 아래로 내리고 척추 쪽으로 움직이게 도와준다. 이는 등을 안정시키고 가슴을 열어준다. 이것은(보이지 않는) 신체 뒷면에 대한 자각을 가져온다.

도구

벨트

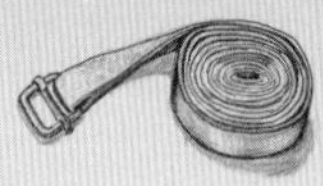

- 벨트를 어깨 위쪽에 걸고 벨트 끝은 어깨 앞쪽으로 내려오게 둔다.
- 벨트의 각각의 끝을 겨드랑이 앞쪽 밑으로 내려서 등 뒤에서 교차시킨다.
- 팔을 굽혀서 교차시킨 벨트의 끝을 잡고 두 손으로 균등하게 잡아당긴다❶.
- 만약 벨트가 충분히 길다면 벨트를 팔꿈치 바깥쪽으로 감싸 안을 수 있다❷.
- 또 다른 선택사항은 벨트로 견갑골을 가로질러 두르고 풀린 벨트 끝을 앞으로 가지고 와서 겨드랑이 밑으로 가로지른다. 그러고 난 뒤 벨트 끝을 어깨 너머로 돌린 다음 등 뒤에서 교차한다❸.

Note: 이 변형에는 긴 벨트가 필요하다.

- 흉강 전체를 채우는 호흡을 하면서 몇 분 동안 자세를 유지한다. 그러고 나서 가슴 모양의 변화 없이, 벨트를 천천히 풀고 자세를 유지한다.

❶
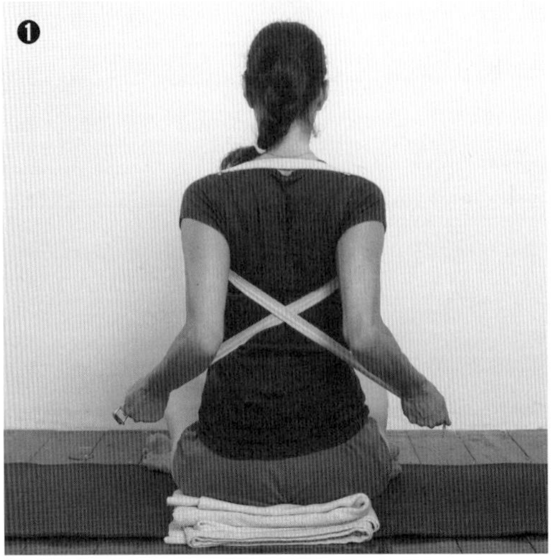

❷
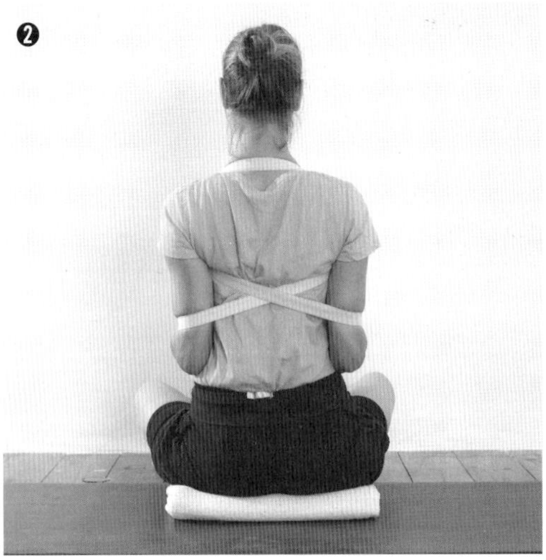

❸
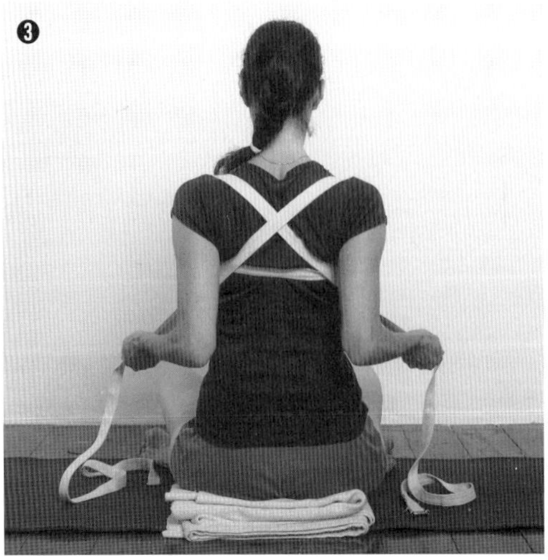

Tips

✔ 척추를 압박하거나 요추가 앞으로 움직이지 않도록 주의하라.

적용

모든 앉아서 하는 자세와 타다아사나

스와스티카아사나 변형 15

팔 안정시키고 이완하기: 팔꿈치에 벨트를 두르고

효과

벨트의 저항은 팔, 어깨, 견갑골의 작용을 명확하게 해준다. 이것은(보이지 않는) 신체 뒷면에 대한 자각을 가져온다. 벨트와 손바닥을 받치는 것은 팔을 수동적으로 유지할 수 있게 한다.

도구

벨트, 담요 또는 볼스터

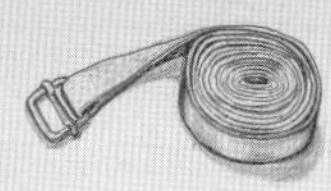

앉아서 하는 자세에서, 활동기관을 포기해야 한다. 하지만 이런 기관들이 우리 활동의 핵심이기 때문에 이는 쉽지 않다. 앉아서 하는 자세에서 다리는 접지만, 팔은 움직임이 자유롭고 여전히 활동적으로 남을 수 있다. 팔꿈치를 안정시키고 손을 쉬게 하는 것은 팔을 진정시킨다.

이 변형에서 벨트의 사용은 살람바 사르방가아사나에서의 쓰임과 유사하다.

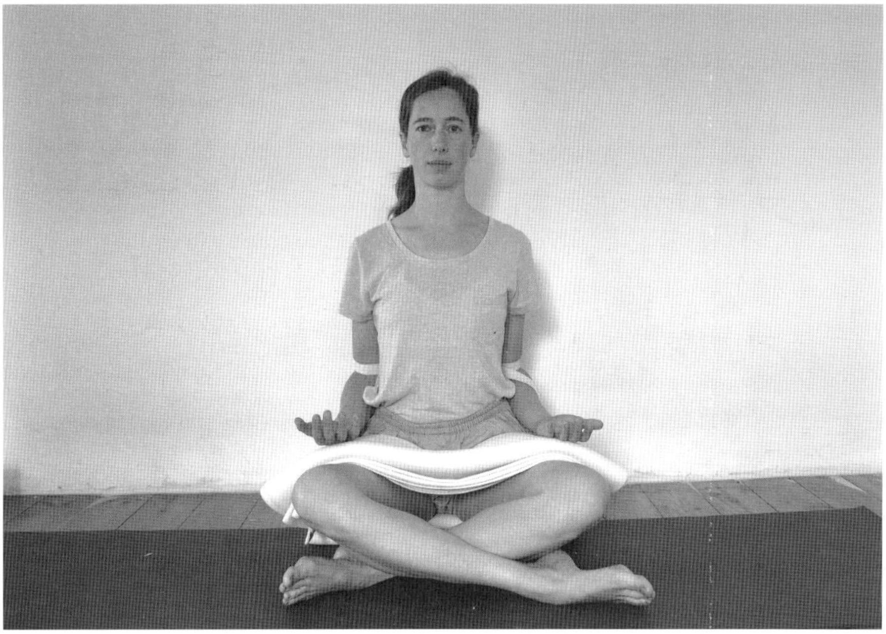

> 스와스티카아사나로 앉고 볼스터나 접은 담요를 무릎 위에 놓는다. 벨트를 어깨너비로 묶는다.

> 등 뒤에서 묶은 벨트 안으로 손을 집어넣고 손바닥을 담요 위에 놓는다.

> 팔 안쪽을 아래로 뻗으면서 팔꿈치를 벨트에 저항하며, 마치 벨트를 펴고 싶어하는 것처럼 민다.

Tips

- 전완이 바닥과 평행이 되도록 손바닥을 받친 높이를 조정한다.
- 위팔(삼두근)의 뒷면을 안쪽으로 돌리고 척추와 견갑골은 안으로 밀어넣는다.

적용

모든 앉아서 하는 자세와 타다아사나

스와스티카아사나
변형 16

수직 정렬 체크하기:
머리 위에 블록을 얹고

효과

블록의 무게는 정수리를 느끼게 하고 척추에 대한 자각과 함께 그 위치를 명확하게 한다. 살짝만 기울어도 블록이 미끄러질 것이다. 이는 수직정렬을 위한 좋은 표시이고 균형과 안정성을 개발하는 데 도움이 된다.

도구

고무블록, 담요

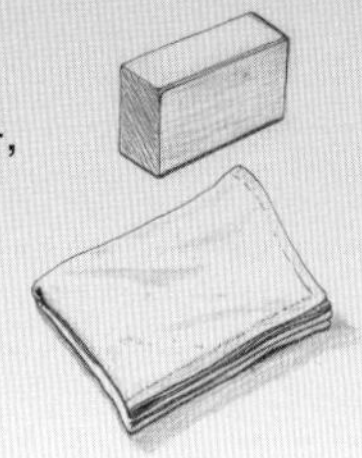

> 담요 위에 몸을 곧게 세워 앉는다. 정수리 위에 블록을 조심스럽게 놓는다.

Note: 블록이 머리에서 떨어질 경우를 대비해 고무 블록이 바람직하다.

> 블록을 더 높이 미는 것처럼 척추를 위로 부드럽게 신장시킨다.

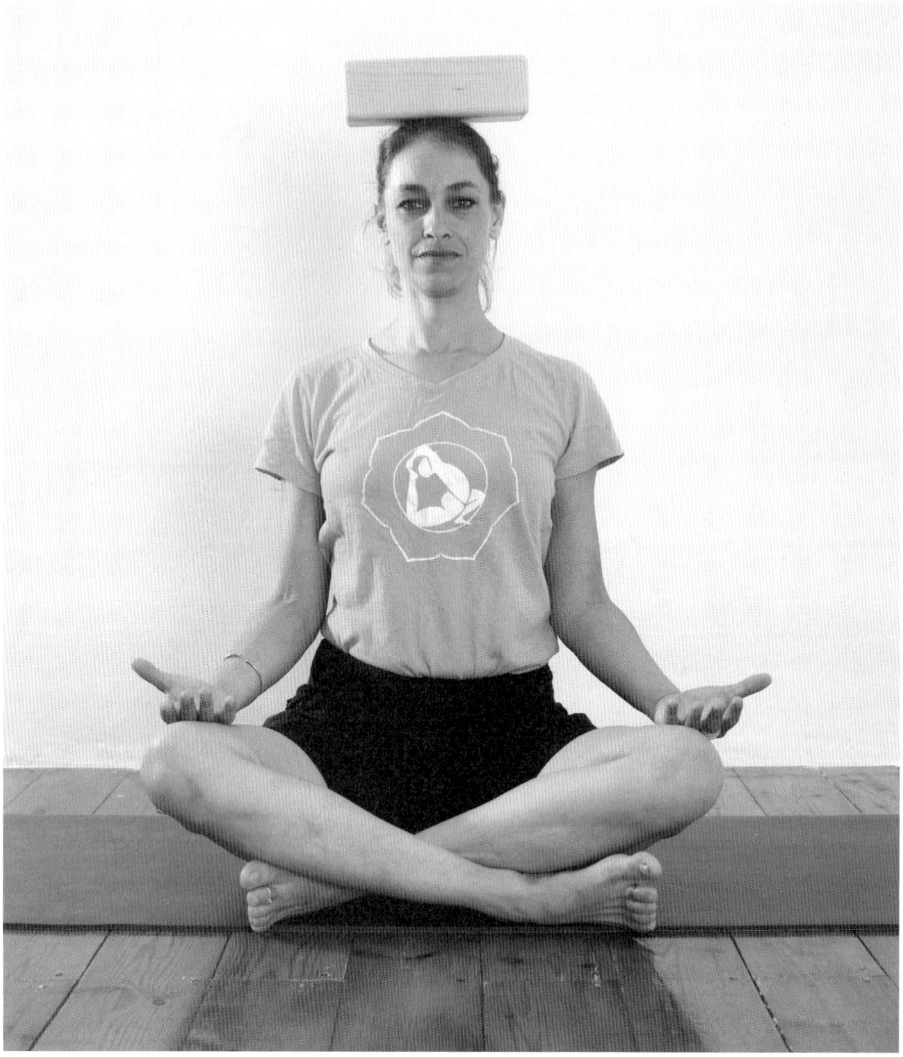

Tips

- ✔ 수직 중심축을 가지고, 완벽하게 수직으로 뻗고 균형 있는 몸통에 대한 감각을 배운다.
- ✔ 블록을 떨어뜨리지 않고 최소한의 움직임으로 수정하는 법을 배운다.

적용

모든 앉아서 하는 자세와 타다아사나

스와스티카아사나 변형 17

가슴을 민감하게 하기: 벨트를 가슴 주위에 둘러서

효과

벨트는 늑골의 움직임과 호흡 주기 동안에 흉강의 부피 변화를 느끼게 도와준다. 주의를 안쪽으로 향하게 한다. 두 번째 (벨트를 더 위에 두른) 자세에서, 벨트는 견갑골이 정확한 위치로 이동하도록 돕는다.

도구

벨트, 담요

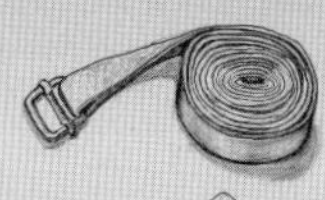

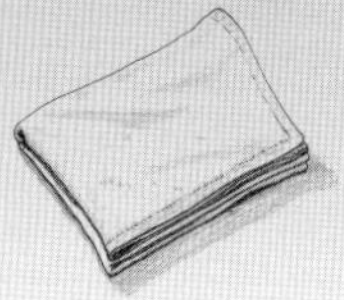

벨트는 호흡 주기 동안에 늑골의 움직임에 대한 자각을 예리하게 한다. 이것은 호흡수련(프라나야마)에 매우 도움이 된다.

> 벨트를 가슴 바로 밑, 몸통 주위에 두른다. 호흡을 깊게 하는 동안 아래쪽 늑골의 팽창이 가능하도록 벨트를 적당하게 조인다.

> 눈을 감아라. 천천히 숨을 깊게 들이쉰다. 가슴이 팽창될 때, 어떻게 가슴 앞쪽의 피부가 벨트에 스치는지 관찰하라.

> 벨트를 위로 올리고 가슴 상부 주위에서 조인다.

물론 벨트 2개를 사용하여 이 두 가지 수련을 결합해서 시도할 수 있다. 그러나 벨트 1개를 가지고 시작하는 것을 권장한다.

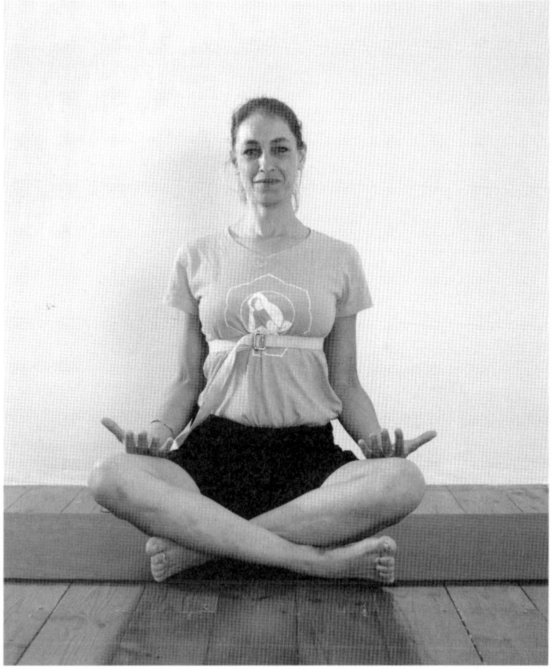

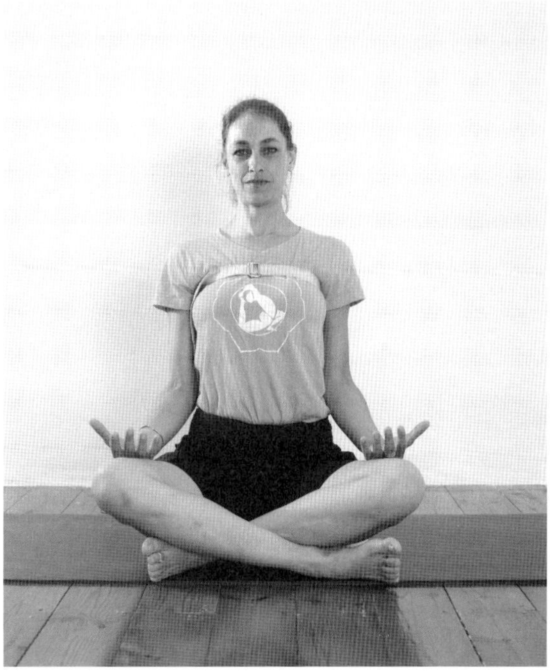

적용

근본적으로는 가슴 상부에 벨트를 두르고 모든 아사나를 할 수 있다.

스와스티카아사나 변형 18

호흡 수련에서 턱 받치기: 둥글게 만 벨트를 이용해

효과

턱을 받치는 것은 목에서 오는 긴장을 완화시킨다. 이것은 머리를 안정시키고 균형을 잡을 수 있게 도와준다. 개인적으로 나는 둥글게 만 벨트를 선호한다. 왜냐하면 붕대는 폭이 너무 넓어서 쇄골 가운데 움푹 들어간 곳에 맞지 않기 때문이다.

도구

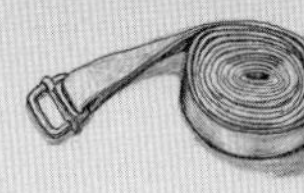

둥글게 만 벨트 또는 붕대

스와스티카아사나는 턱을 잠그는 데(잘란다라반다) 필요한, 앉아서 하는 호흡 수련(프라나야마)에 유익하다. 만약 턱이 가슴의 상부에 편안하게 닿지 않는다면, 둥글게 만 벨트 또는 붕대로 받칠 수 있다.

→ 잘란다라반다를 하고 턱과 쇄골 사이 V 자로 패인 부분과의 간격을 잰다.

> 그 간격을 채울 만큼 벨트를 충분히 감는다.

> 가슴을 들어올린다. 둥글게 만 벨트나 붕대를 쇄골 사이에 놓고 턱이 그 곳에 편안하게 놓일 때까지 턱을 내리고 그 자세를 유지한다.

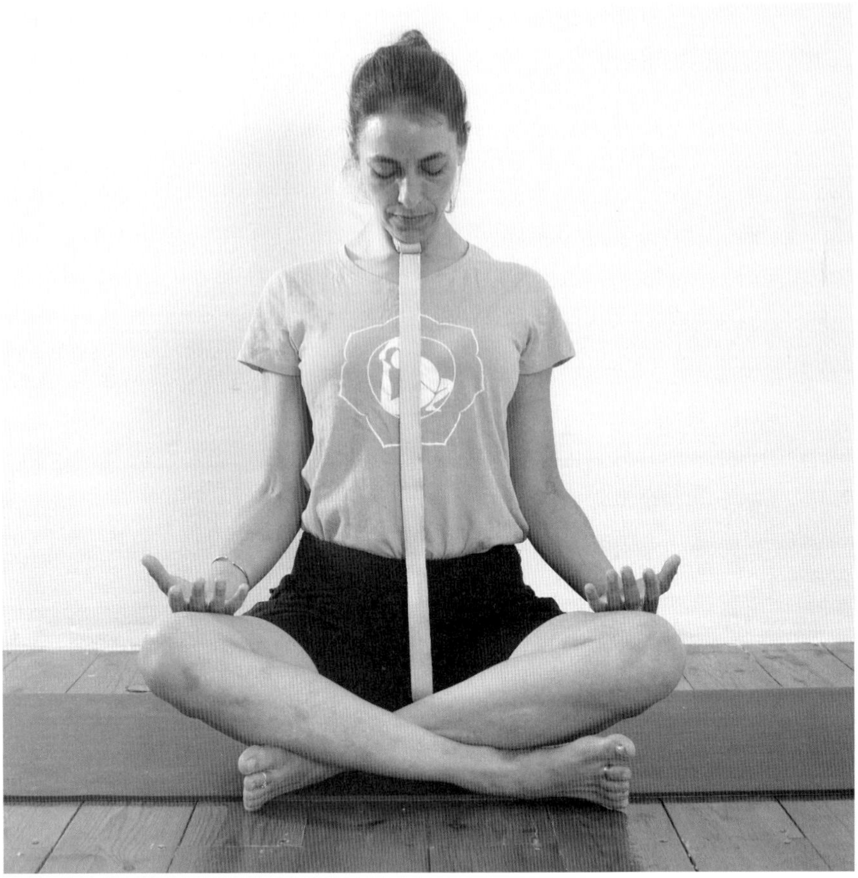

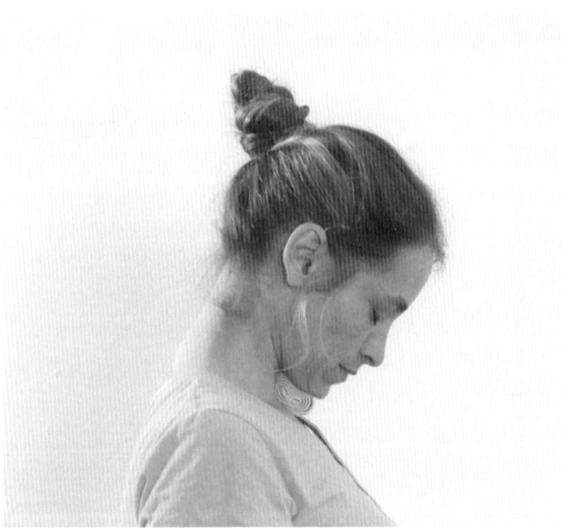

적용

모든 앉아서 하는 호흡수련 자세

바즈라아사나(Vajrasana)

바즈라아사나와 비라아사나에 대하여

스와스티카아사나, 파드마아사나와 받다 코나아사나에서 허벅지는 바깥쪽으로 돌려진다.
여기, 바즈라아사나(그리고 비라아사나)에서 허벅지는 안으로 돌려지고, 무릎은 같이 따라온다.

Note: 바즈라아사나는 『요가디피카』에는 포함되어 있지 않다. 그러나 이것은 비라아사나를 위한 좋은 준비 자세이다. 무릎과 발목을 준비시키기 때문이다.

주의

만약 발목에 부상을 입었다면, 이 자세의 변형 3에서 제시하는 것처럼 정강이 받침을 사용할 수 있다.

바즈라아사나 변형 1

발목과 무릎 모으기: 벨트를 사용하여

효과

이 자세(비라아사나와 함께)는 발바닥 아치를 발달시키고 발뒤꿈치의 통증을 감소시켜준다. 발목과 무릎의 인대는 신장된다. 벨트는 이 관절들이 알맞게 정렬될 수 있게 해준다. 무릎 뒤에 놓인 담요는 무릎 인대를 신장시키고 전굴동작을 위한 공간을 만들어준다. 그러므로 이 변형 자세는 건강한 무릎을 위한 혜택이다. 벨트는 애를 쓰지 않아도 무릎을 모아줘서 자세를 오랫동안 유지할 수 있게 해준다. 이는 마음을 진정시키고 고요하게 한다.

도구

벨트 2개, 담요 3개

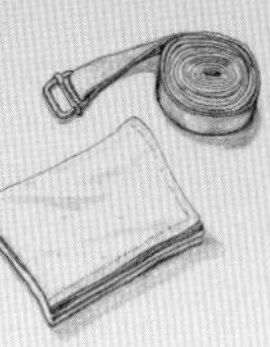

바즈라아사나에서 무릎과 발목은 모아져야 한다. 우리는 이 둘을 모으기 위해서 벨트 2개를 사용한다.

→ 매트 중앙에 앉는다(만약 매트가 얇은 편이라면, 접어서 좀 더 부드럽게 해준다).

› 무릎 상단에 벨트를 묶는다. 버클을 무릎 사이 중앙에 오게 하여 자세를 취하고 난 뒤에도 벨트를 조절할 수 있게 한다.

› 또 다른 벨트를 발목에 묶는다. 발목을 모아 느슨하게 조인다. 버클이 발목 뒤 중앙에 오게 하고, 바닥을 마주 보게 하여, 자세를 취하고 난 뒤에도 벨트를 조절할 수 있게 한다❶.

› 무릎을 꿇고 앞으로 숙여서 엉덩이와 허벅지를 들어올린다. 접은 담요를 무릎 뒤까지 완전히 들어가게 하여 종아리 위를 덮는다❷.

› 이제 발을 뒤로 뻗고 발뒤꿈치 위에 앉는다. 중족골을 바닥에 고르게 편다.

› 각 발에서, 중족골(발등 부위)의 중앙선은 다섯 발가락(새끼발가락 포함)의 모든 발톱이 바닥에 닿을 수 있게 눌러져야 한다. 엄지발가락들을 모으고 다른 발가락들은 옆으로 벌린다.

❶

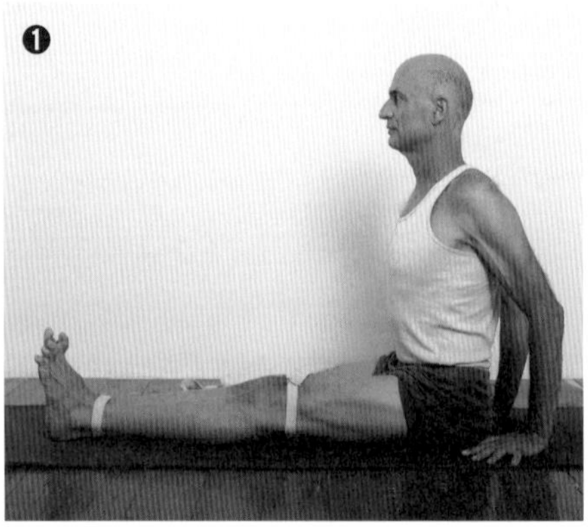

❷

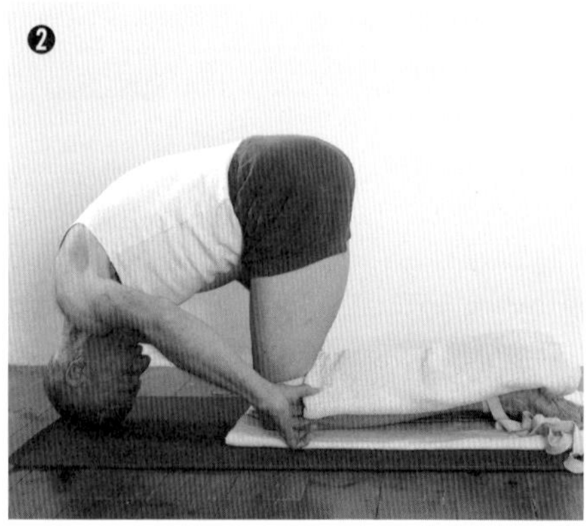

› 손등을 허벅지 위에 놓는다. 자세를 오래 유지하기 위해 손의 받침을 높여줄 접은 담요를 허벅지 위에 둔다.

› 척추를 곧게 세워 앉는다. 어깨를 뒤로 젖히고 가슴을 연다. 얼굴, 눈과 턱을 이완하고 부드러운 시선으로 앞을 바라본다.

Note: 척추 아래쪽을 수직으로 유지하고 자세를 좀 더 편하게 만들기 위해 엉덩이 밑에 접은 담요를 더할 수 있다.

❸

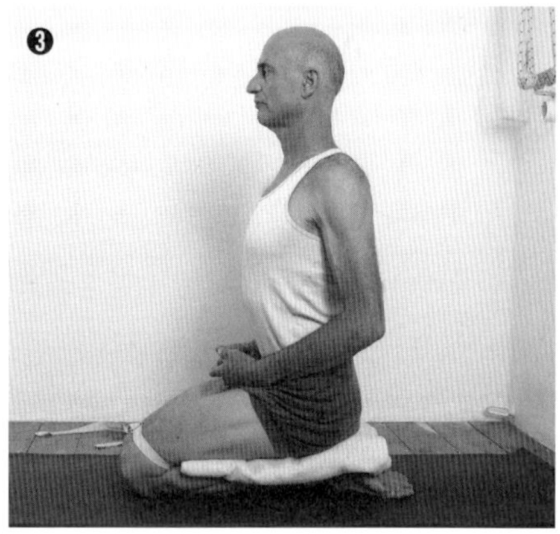

Tips

✔ 두 다리가 정렬되고 접힌 상태가 되도록 벨트를 조절하라. 그러나 압박을 가하지 않는다. 밑에 있는 벨트는 두 발목 안팎이 서로 평행이 될 수 있게 두어야 한다.

바즈라아사나 변형 2

발의 유연성 향상시키기: 발가락을 안쪽으로 스트레칭 해서

효과

이 변형은 발을 스트레칭 해줌으로써 발목, 발목뼈, 중족골 그리고 발가락의 유연성을 향상시킨다. 이는 평발을 가진 사람들이나 발뒤꿈치의 통증으로 고통받는 사람들에게 중요하다. 이것은 발의 순환을 개선한다.

도구

벨트 2개, 담요 2개

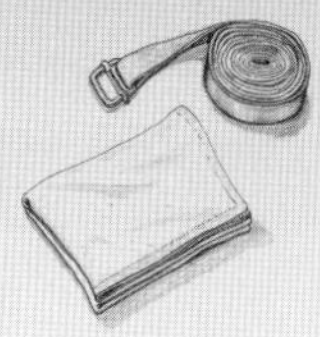

> 몇 분 동안 바즈라아사나로 앉은 후에 골반을 들고 발가락을 앞으로 끌어온다(무릎을 향해서).

> 발을 앞으로 구부린 상태(발등 굽힘)로 발뒤꿈치 위에 앉는다.

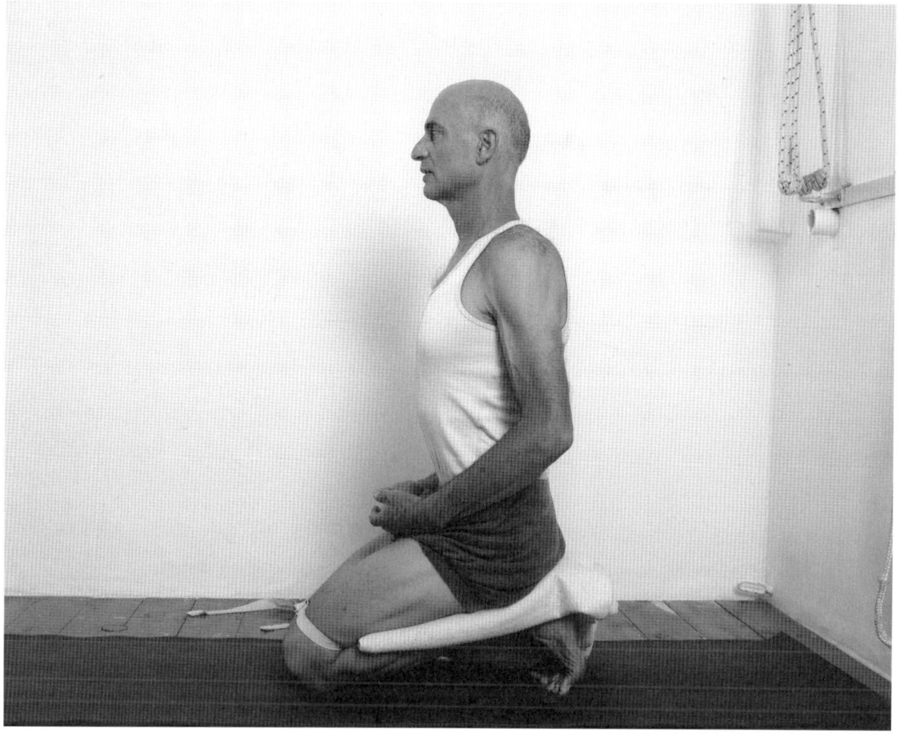

Tips

✔ 발가락과 발에 통증이나 압력을 경험할 수도 있다. 몇 분 동안 이런 통증을 참을성 있게 참는 것을 배운다. 수련으로 발의 유연성은 개선될 것이고 통증은 감소할 것이다.

바즈라아사나 변형 3

다리 뿌리 고정시키기: 벨트를 서혜부에서 발목까지 두르고

효과

서혜부를 고정시키는 것은 견고함과 그라운딩을 형성하고 무릎의 유연성을 향상시킨다.

도구

벨트

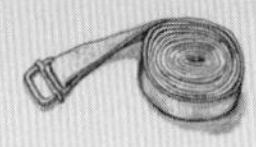

> 바즈라아사나로 앉아서 벨트를 허벅지 상단과 발목에 둘러 묶는다. 버클을 다리 사이에 둔다.

> 벨트를 조이고 몇 분 동안 앉아 있는다❶.

의견:

> 몸을 앞으로 숙여 아도무카 바즈라아사나를 취하고 팔을 앞으로 뻗는다❷.

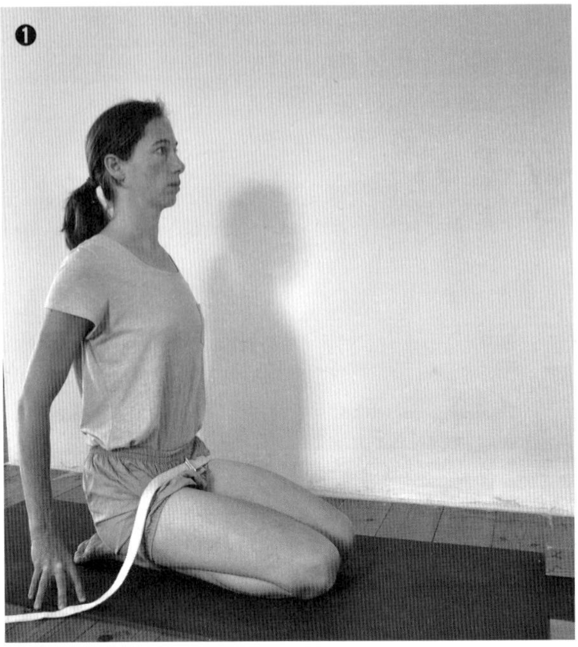

❶

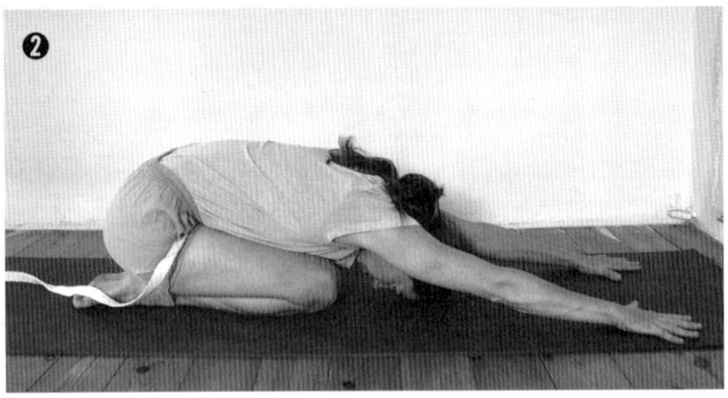

❷

Tips

✔ 벨트를 두른 채 아도무카 바즈라아사나에서 팔을 앞으로 뻗는 것은 허리를 열고 이완시킨다.

바즈라아사나 변형 4

발목이 뻣뻣할 때 자세 하기: 정강이를 받치고

효과

발의 높이보다 정강이와 무릎을 위로 올리는 것은 발목의 뻗음을 줄여서 발목 앞쪽이 뻣뻣한 사람들이 견딜 수 있게 해준다. 우선 담요를 가지고 아사나를 해본다. 만약 발목을 펴는 것이 여전히 참을 수 없다면 볼스터로 바꿔본다. 평평한 매트 위에 앉을 수 있을 때까지, 서서히 볼스터를 담요로 대체하고, 그다음 담요의 개수를 줄인다.

도구

담요 3~4개 또는 볼스터 2개+담요

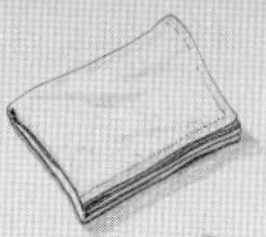

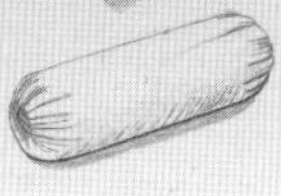

어떤 사람들은 발뒤꿈치 위에 앉으면 발목 앞쪽에 엄청난 고통을 느낄 수 있다(족저굴곡의 제한 때문에). 이 경우 발목의 신장은 조절되어야 한다.

→ 접은 담요 2~3개로 계단식 모서리를 가진 단을 만든다.

> 정강이뼈와 발목 앞면이 단 위에 놓이도록 바즈라아사나로 앉는다. 중족골은 계단식 모서리 위에, 발가락은 바닥에 놓는다❶.

> 만약 발목 앞을 펴는 것이 여전히 참을 수 없다면, 담요 대신에 볼스터 2개를 단으로 사용한다❷.

❶

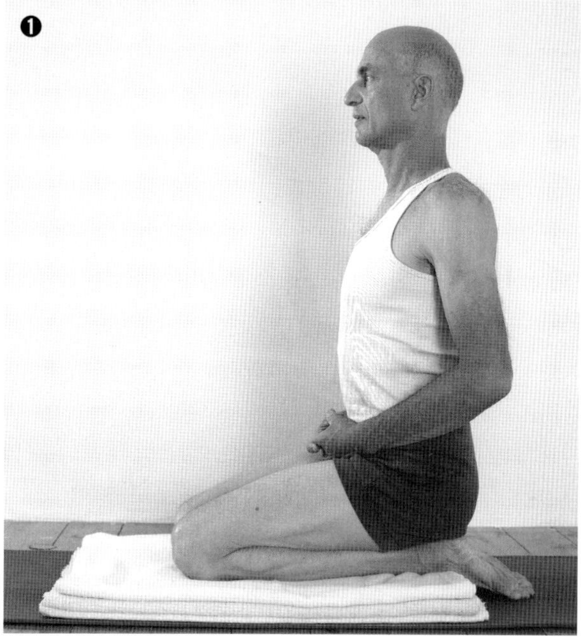

❷

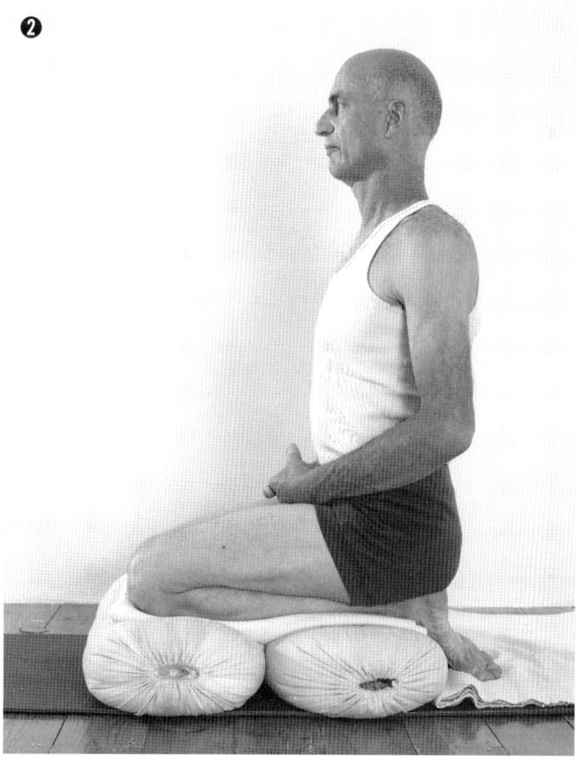

적용

비라아사나

바즈라아사나 변형 5

발목 펴기: 중족골을 올려서

효과

발목 앞부분이 잘 펴진다.

도구

담요

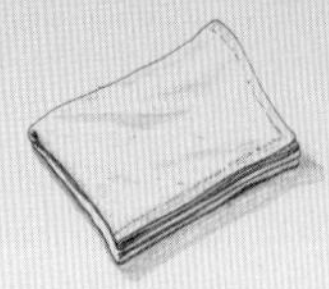

어떤 의미에서, 이 변형은 앞의 것과는 반대가 된다. 좀 더 많은 유연성과 확장을 만들기 위해서 고안되었다(발목의 족저굴곡을 증가시킨다).

→ 발목은 바닥에 놓이지만 발가락과 중족골은 접은 담요 위에 올려놓은 상태로 바즈라아사나로 앉는다.

› 변형 1처럼 무릎 뒤에 벨트나 담요를 사용할 수 있다.

› 발가락을 접은 담요 위에 놓는다.

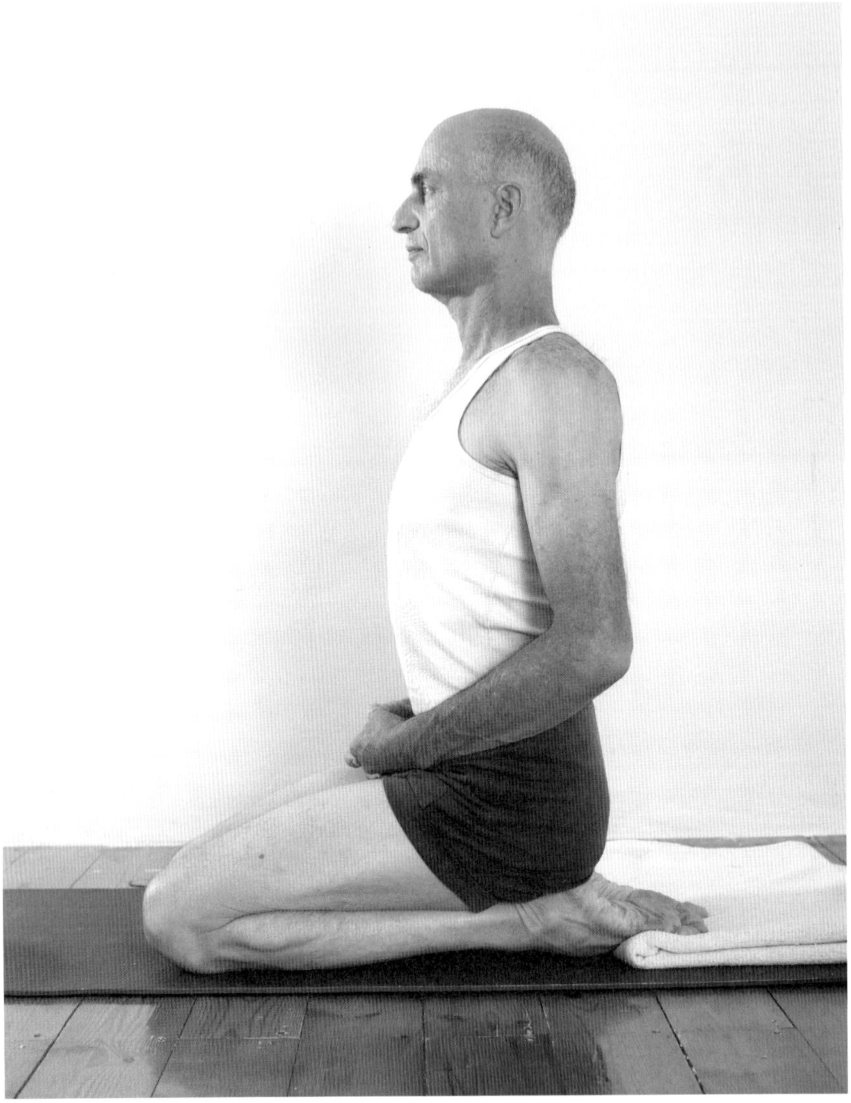

적용

비라아사나

주의

무릎이나 발목에 부상을 입었다면 이 자세는 연습하지 않는다.

그러나 만약 고관절이 충분히 움직이지 않고❷, 자세를 억지로 하려고 한다면, 무릎이나 발목에 부상을 초래할 것이다.

❷

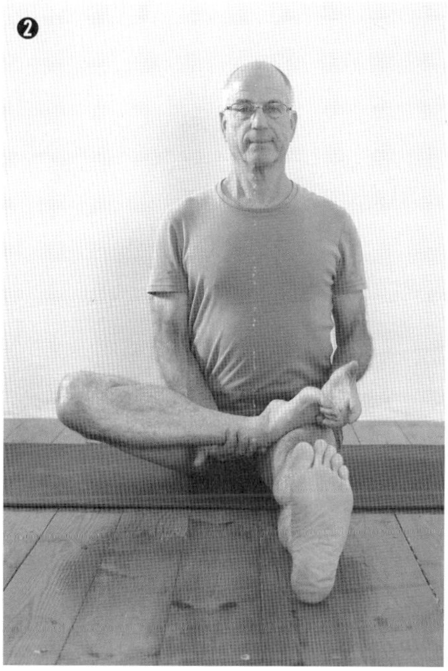

파드마아사나를 위한 준비 시퀀스

우리는 파드마아사나를 위한 예비 동작으로 하나의 시퀀스를 선보인다. 완성 자세를 향한 단계적이고 안전한 방법을 제시한다. 더욱이, 자세를 이미 완전히 익힌 사람에게도 효과적인 워밍업(몸풀기) 동작이다. 만약 파드마아사나를 완전히 익히지 못했다면, 완성 자세를 시도하기 전에 몇 달(혹은 몇 년) 동안 이 시퀀스를, 혹은 일부를 수련할 수 있다. 무릎 안이나 혹은 무릎 주변의 통증은 무언가가 잘못되었다는 신호임을 기억하라. 이것은 견뎌야 하는 종류의 통증이 아니다. 이것은 해로운 통증이다. 이런 통증을 느낄 때마다, 하고 있는 것을 멈추고 자세를 바꾸거나 이 문제를 다룰 수 있는 지식을 갖춘 지도자에게 질문한다. 지속성뿐 아니라 인내심, 민감함과 조심성을 가지는 방향으로 이 자세를 수련하라.

파드마아사나 1

아도무카 스와스티카아사나

효과

이 예비 동작은 엉덩이 근육을 늘리고 고관절의 움직임을 만든다. 오른쪽 다리를 먼저 접을 때는 왼쪽 엉덩이가 더 강하게 스트레칭 된다.

도구

담요(선택사항)

- 단다아사나로 앉아서 오른쪽 다리를 접고, 그다음 왼쪽 다리를 접어서, 스와스티카아사나를 한다.
- 앞으로 숙인다. 팔을 앞으로 뻗고 이마를 바닥이나 또는 접은 담요 위에 댄다. 몇 분 동안 자세를 유지한다.
- 상체를 위로 세워 스와스티카아사나로 돌아온다.
- 접은 다리를 바꾸고 같은 시간 동안 자세를 되풀이한다.

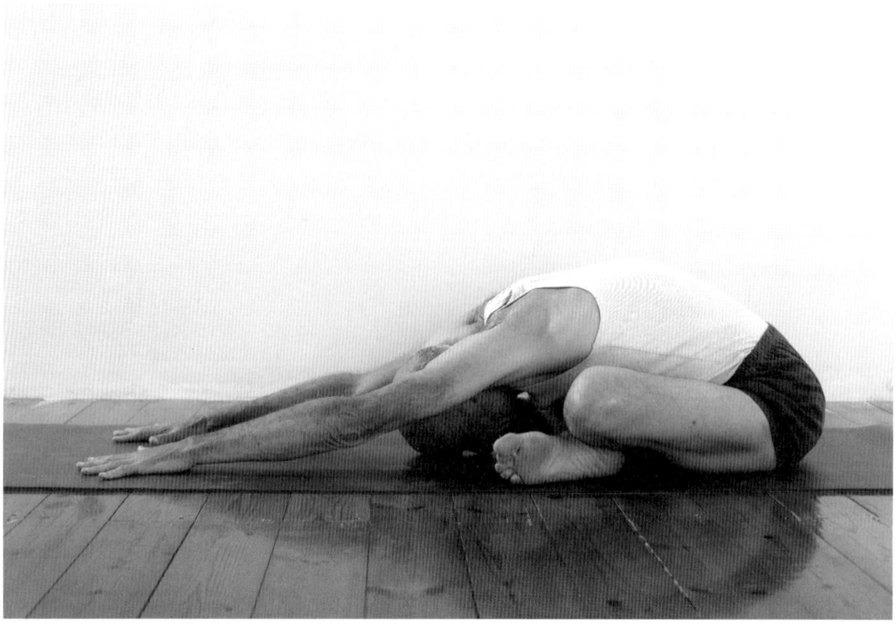

파드마아사나 2

받다 코나아사나 & 아도무카 받다 코나아사나

효과

이 변형은 고관절을 구부리고 내전근을 길게 늘인다.

도구

(선택사항): 기둥, 블록, 볼스터

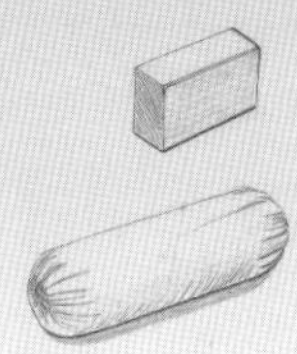

→ 받다 코나아사나로 앉는다. 허벅지를 바깥으로 회전하고 무릎을 뒤로 당겨서 바닥으로 내린다.

> 잠시 동안 머문 후에, 앞으로 숙인다. 이마를 바닥에 댄다❶.

> 만약 앞으로 숙이는 것이 어렵다면, 자세를 기둥 앞에서 한다(혹은 탁자 다리, 혹은 낮은 벽고리). 두 손이 대칭되게 기둥을 잡고 몸을 앞으로 당긴다.

> 머리를 바닥이나 혹은 적당한 받침(접은 담요, 블록 혹은 의자) 위에 둔다❷.

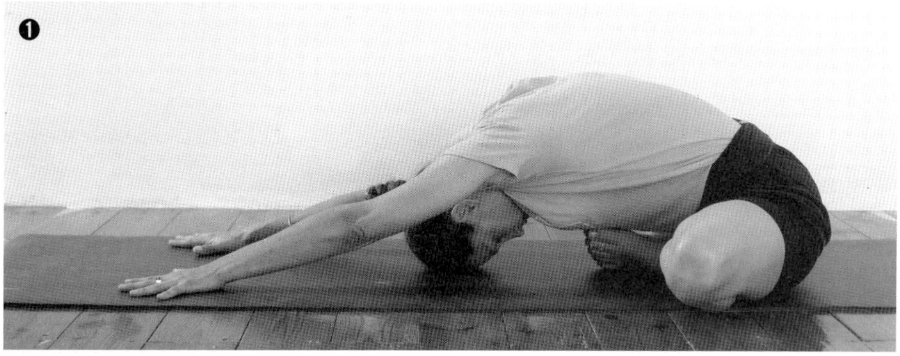

❶

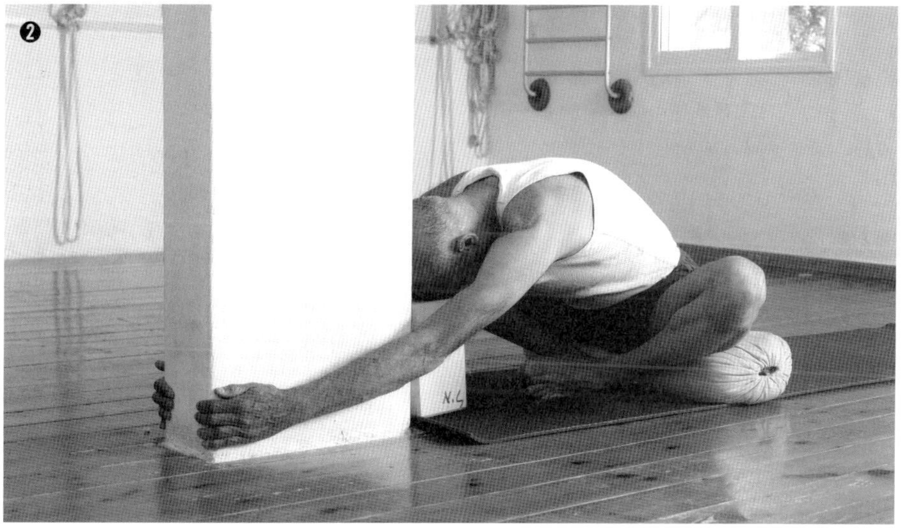

❷

파드마아사나 3

아르다 받다 파드모타나아사나

효과

서서 하는 자세에서, 중력은 접은 다리의 무릎을 고관절로부터 끌어당기고, 고관절과 무릎 관절에 더 많은 공간을 만든다. 허벅지는 무릎 또는 발목에서보다는 고관절의 뿌리로부터 회전이 자유로워진다.

도구

벽

아르다 받다 파드모타나아사나(『요가디피카』 사진 52 참조)는 한쪽 다리를 파드마아사나로 접어서 같은 쪽 손으로 그 발을 잡은 채 서서 하는 자세이다. 앉아서 하는 파드마아사나를 준비하기 위하여, 여기서는 벽에 기대어, 전굴 없이 서서 하는 자세를 한다. 오른쪽 다리로 자세를 한다.

→ 벽을 등지고 몇 인치 정도 떨어져서 선다. 그리고 엉덩이가 벽에 닿을 수 있게 뒤로 기댄다.

› 오른쪽 다리를 접는다. 오른손으로 발목의 바깥쪽을 잡고 왼손으로 발 바깥쪽을 잡는다❶.

› 손을 이용해서 오른쪽 허벅지와 발목을 바깥으로 최대한 돌리고 발을 가능한 한 높이 들어서 왼쪽 허벅지 위에 놓는다.

› 오른쪽 무릎을 바닥으로 내린 다음 벽을 향해 민다❷.

❶

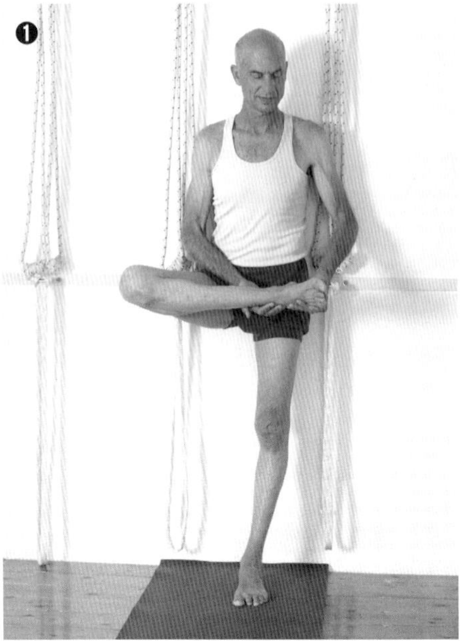

❶

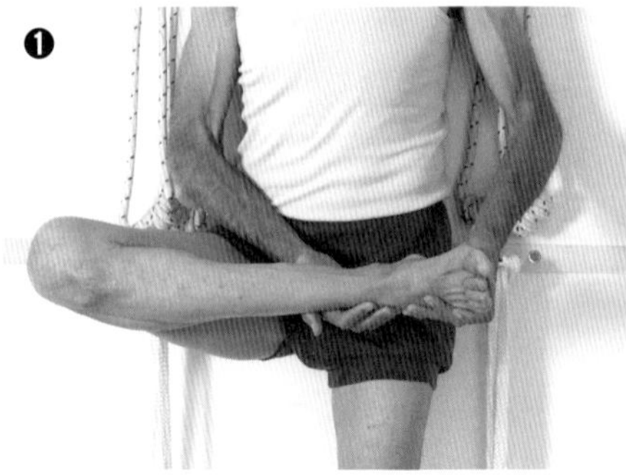

❷

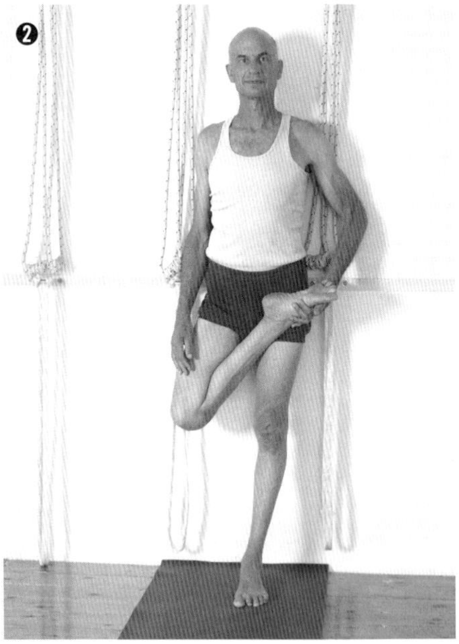

Tips

✔ 다리를 접어 발목의 바깥쪽을 잡고서 그것을 고관절에서부터 부드럽게 돌려 제 위치에 놓을 때, 마치 신께 제물을 바치듯이 하라.

파드마아사나 4

아쿤차나아사나

효과

이것은 둔근을 포함한 고관절 주변의 근육과 인대를 늘여주는 좋은 방법이다. 고관절에서 대퇴부의 더 나은 유연성과 회전력을 가져온다.

도구

벽, 벨트, 볼스터 (선택사항)

이것은 『요가디피카』에서 숩타 파당구시타아사나를 위해 제시한 두 번째 동작이다(『요가디피카』 사진 286). 오른쪽 다리로 자세 하기.

→ 발을 벽에 댄 채 등을 바닥에 대고 눕는다.

› 오른발에 벨트로 매듭을 짓고 오른손으로 벨트를 잡는다. 오른쪽 다리는 접어서 바깥으로 돌린다.

› 오른쪽 팔꿈치를 뒤로 움직여, 머리 뒤로 가져가고 오른쪽 허벅지를 바깥으로 회전시킨다.

› 왼손으로 오른발을 잡거나 왼쪽 팔꿈치 안쪽으로 오른발을 감싸 안고서, 오른쪽 정강이는 가슴 위쪽으로 오른발은 왼쪽 어깨쪽으로 오게끔 오른발을 좀 더 가까이 끌어당긴다.

› 정강이를 허벅지와 90°를 이루게 유지하고 가슴 윗부분과 평행이 되게 한다.

› 왼쪽 다리를 계속해서 잘 뻗고, 발로 벽을 밀고 허벅지는 바닥으로 누른다.

❶

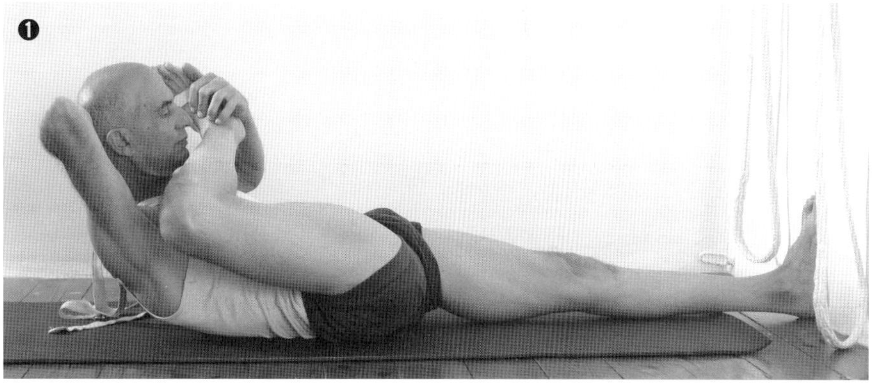

❷

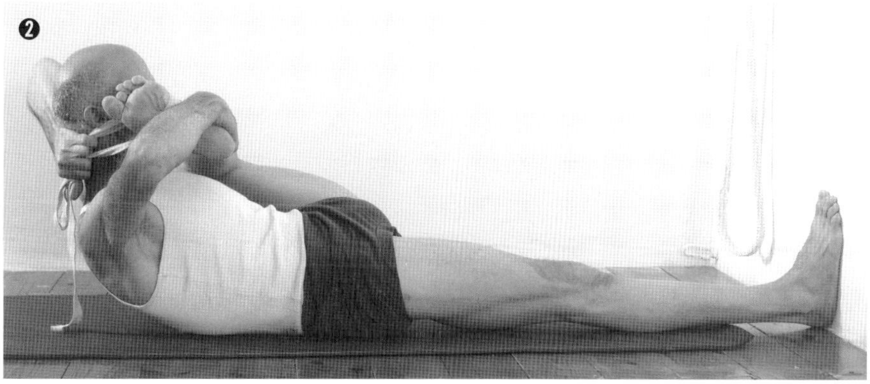

› 가능하다면, 왼쪽 다리를 향하고, 오른쪽 정강이 위를 바라본다❶.

› ❷는 왼쪽 다리로 자세를 취한 것이다.

Note: 이 (고관절의) 움직임을 작동시키는 좀 더 쉬운 변형은 반대쪽 다리를 구부려서 발바닥을 바닥에 대는 것이다(바닥에 다리를 펴는 것 대신에).
등의 위쪽과 중간 부분을 1~2개의 볼스터로 받칠 수 있다.

Tips

✔ 대퇴골두를 관절구 안으로 끌어넣고 다리를 고관절에서부터 움직인다.

✔ 오른발을 열고 발목 안쪽과 발 안쪽을 계속해서 늘인다. 발을 상체 가까이 당길수록, 무릎은 몸통에서 더 멀어진다.

✔ 몸통의 오른쪽 측면의 길이와 가슴이 앞으로 향하는 방향성을 유지한다. 머리는 척추와 일렬로 유지한다.

파드마아사나 5

앉아서 하는 아쿤차나아사나

효과

앞선 변형과 비슷하다. 그러나 여기서는 중력이 몸통을 아래로 당긴다. 그러므로 이 변형은 좀 더 강렬하다.

도구

볼스터, 담요(선택사항)

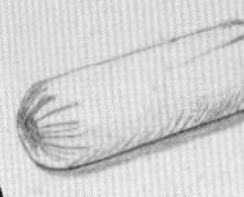

아쿤차나아사나는 엎드리거나, 앉아서 혹은 선 자세로(아래를 본다) 할 수 있다. 고관절의 움직임은 모든 경우에서 동일하다. 허벅지는 고관절에서부터 회전되고 발은 반대쪽 어깨를 향해 움직인다. 우리는 이러한 세 가지 변형을 제시할 것이다. 그러나 일반적인 수련에서 이들 중 하나 혹은 두 가지를 선택할 수 있다.

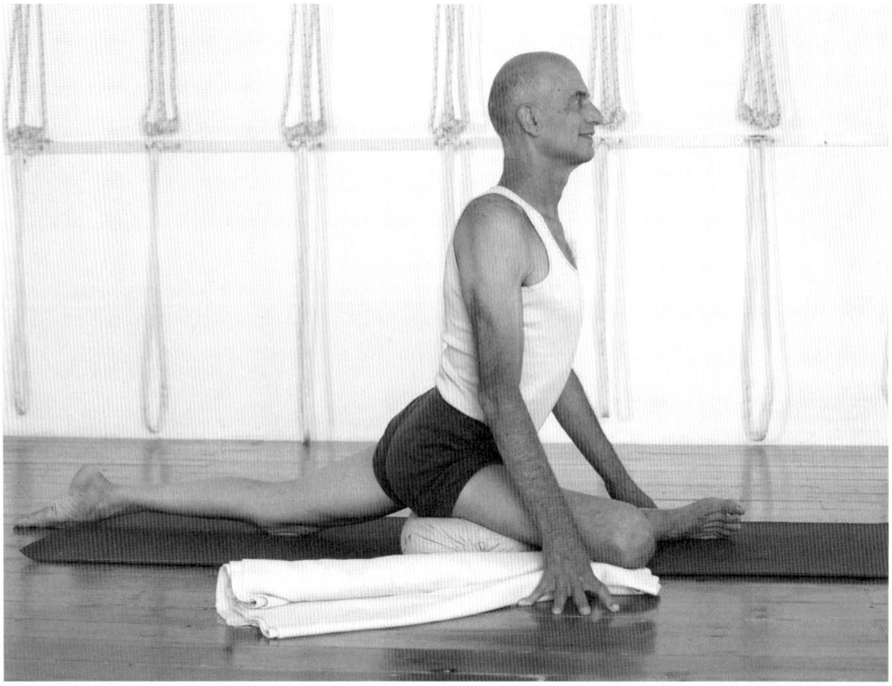

오른쪽 다리로 자세 하기:

→ 볼스터를 매트 위에 가로로 놓고, 필요하다면 담요로 오른쪽 무릎 바깥쪽을 받친다.

> 오른쪽 다리를 접고 볼스터 위에 오른쪽 엉덩이를 놓는다. 왼쪽 어깨와 같은 선상에 오게, 발은 볼스터 앞에 둔다. 오른쪽 정강이는 가슴과 수평이 되게 한다. 정강이와 허벅지 사이의 각도를 90°로 유지한다.

> 왼쪽 다리를 뒤로 뻗고 허벅지 앞을 든다.

> 몸통을 앞에 있는 벽과 수평으로 유지하기 위해, 몸통을 왼쪽에서 오른쪽으로 회전한다. 왼쪽 엉덩이를 오른쪽과 같은 선상에 놓이게 앞으로 움직인다.

> 손으로 몸통을 지지하고 가슴을 들고 앞을 바라본다.

파드마아사나 6

의자로 다리 받치고 하는 아쿤차나아사나

효과

의자는 고관절의 부담을 줄여주고 고관절 주변의 근육 운동을 부드럽게 할 수 있게 한다.

도구

의자, 담요

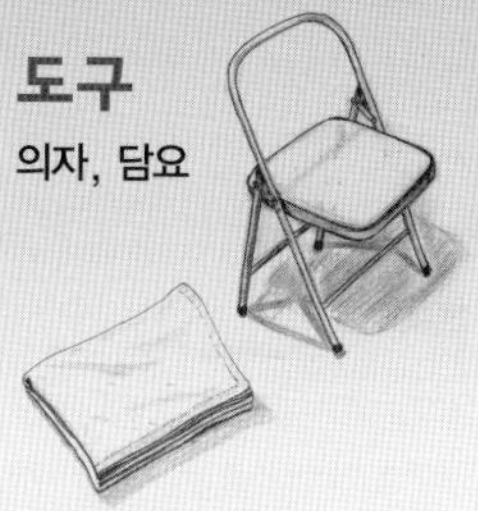

오른쪽 다리로 자세 하기:

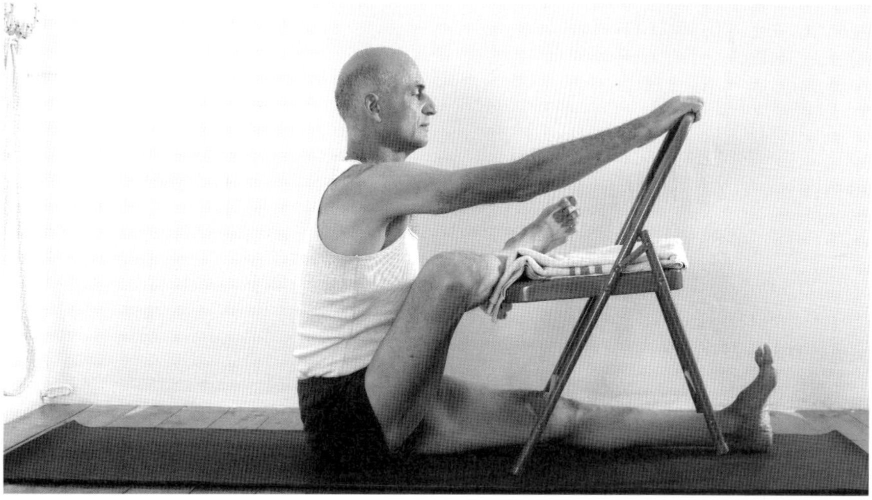

→ 완충재로 의자 위에 담요를 놓는다. 의자 앞에 앉아서 좌석 위에 오른쪽 정강이를 올려놓는다. 오른발이 왼쪽 어깨에 가까이 오게 한다.

Note: 정강이를 좌석 위에 올려놓기 위해 엉덩이 밑에 받침이 필요할지 모른다.

> 의자를 잡고 당겨서 등을 세운다. 몸통을 앞으로, 의자를 향해 움직인다.

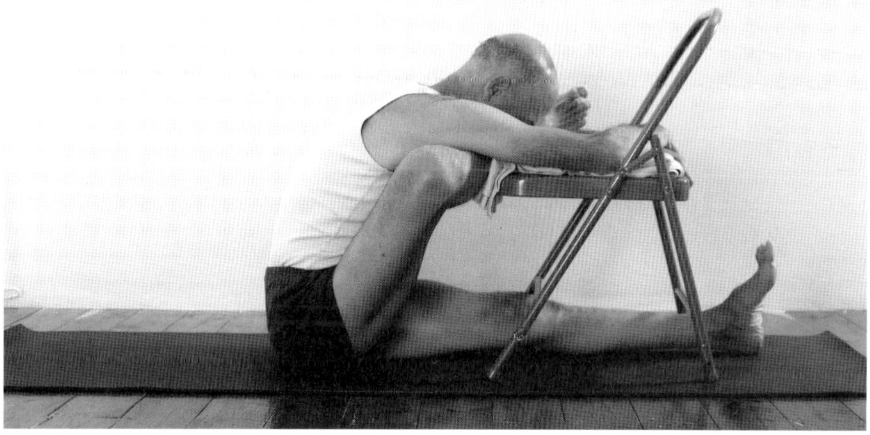

> 가능하다면 앞으로 기울여서 가슴을 정강이 가까이 가져온다.

파드마아사나 7

서서 하는 아쿤차나아사나

효과

누워서 하는 아쿤차나아사나에서(이전의 변형 4에서처럼) 고관절의 근육이 신장된다. 그러나 허벅지에는 회전운동이 줄어들고, 안쪽 무릎에 압력이 가해져 당길 수도 있다. 이 변형에서 다리를 들어올리는 것은 필요한 대퇴부의 외회전을 만들어낸다.

도구

높은 의자(스툴), 담요

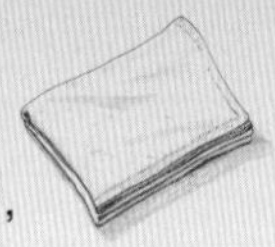

오른쪽 다리로 자세 하기:

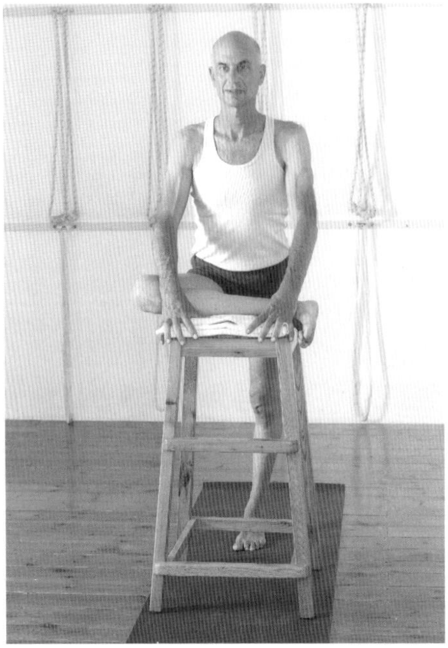

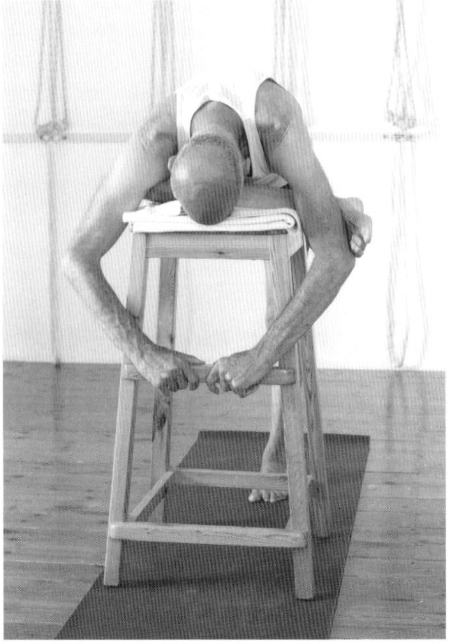

> 완충재로 스툴 위에 담요를 놓는다. 스툴은 고관절 높이여야 한다(키가 큰 수련자는 스툴 위에 더 많은 받침이 필요할지도 모른다. 반면에 키가 작은 수련자는 블록 위에 서야 할 필요가 있을지도 모른다).

> 스툴 앞에 서서 오른쪽 정강이를 좌석 위에 놓는다. 오른발을 왼쪽 어깨와 일직선으로 맞춘다.

> 손으로 스툴을 누르며 가슴을 들어올린다.

Note: 높은 스툴 대신에 부엌 조리대나 테이블 등을 쓸 수 있다.

> 이제 오른쪽 다리 위로 숙여 가슴 상부를 오른쪽 정강이 가까이 가져온다.

파드마아사나 8

숩타 아르다 파드마아사나
(혹은 아르다 마츠야아사나)

효과

누운 상태에서는, 고관절이나 엉덩이에 하중이 없다. 그러므로 허벅지를 크게 움직일 수 있는 자유가 생긴다. 이것은 다리로 반(半) 파드마아사나를 하는 매우 부드러운 방법이다.

도구

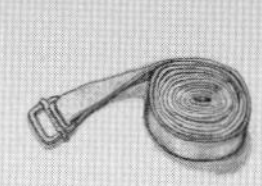

벨트 2개
볼스터1~2개(선택사항)

우리는 무릎 둘레에 벨트를 조여서 무릎을 안정시키는 법을 제시한다. 이 방법은 무릎이 예민한 경우에 무릎을 보호하고 건강에 해로운 동작을 예방하는 데 좋다.

오른쪽 다리로 자세 하기:

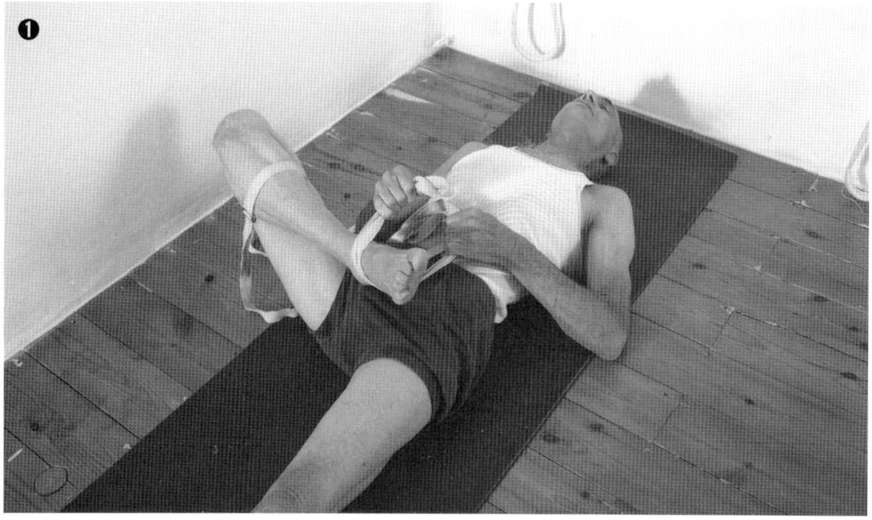

❶

→ 등을 대고 눕는다. 허벅지 뒷면과 종아리 근육이 정확하게 일렬로 접히게 무릎을 굽힌 다음, 정강이가 옆으로 빠지지 않게 무릎 바로 밑에 벨트를 조인다❶.

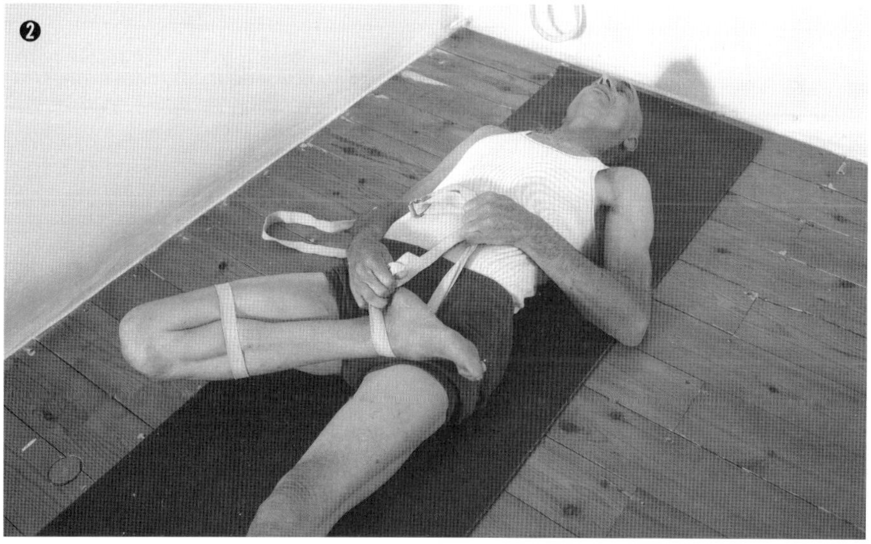

❷

> 고관절에서부터 허벅지를 바깥쪽으로 젖힌다. 손을 이용하여 엉덩이와 허벅지의 젖히는 동작을 강화시킨다.

> 이제 벨트를 오른쪽 발목에 두르고 당긴다. (발목 바깥쪽을 당기는) 왼손을 좀 더 강하게 당긴다. 이것은 발목과 정강이를 안에서 바깥쪽으로 돌려준다❷.

> 할 수 있는 한 높이 발을 왼쪽 허벅지를 따라 끌어올려라.

Note: 다리는 고관절에서부터 회전되어야 한다. 무릎이 손상될 수 있으니 발을 강하게 잡아당기지 않는다! 무릎에 어떤 불편한 느낌도 들지 않게 한다.

> 이제 오른쪽 무릎이 바닥을 향해 내려가도록 둔다.

Note: 만약 허벅지를 회전시킬 수가 없고 발을 반대쪽 허벅지 위로 가져올 수가 없다면, 이 자세를 할 준비가 되지 않은 것이다. 이런 경우에는, 이 전의 준비 자세들을 계속 연습해야 한다.

파드마아사나 9

마츠야아사나
(혹은 숩타 파드마아사나)

도구

벨트 2~3개,
볼스터 2~3개
(선택사항)

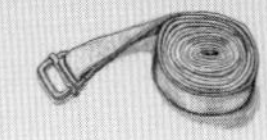

앞의 변형(아르다 마츠야아사나)을 각각의 다리를 번갈아가며 여러 번 반복해서, 무릎이 바닥에 충분히 내려오는지 확인한 다음, 완성 자세로 나아갈 수 있다. 우리는 바닥 위에 등을 평평하게 두고 하는 간단한 마츠야아사나를 보여준다(『요가디피카』, 사진 114).

오른쪽 다리를 먼저 하기:

> 앞선 변형에서처럼 아르다 파드마아사나로 오른쪽 다리를 접어 벨트를 무릎 아래에 두른다.

> 왼쪽 다리를 굽힌다(이제 왼쪽 무릎 아래에 또 하나의 벨트를 두를 수 있다). 왼쪽 허벅지를 이전의 변형에서처럼 바깥쪽으로 젖혀서 발을 오른쪽 무릎 안쪽 위로 움직인다❶. 만약 왼발을 오른쪽 무릎 위나, 허벅지 위에 놓을 수 있다면, 부드럽게 오른쪽 서혜부 쪽으로 끌어 올린다.

주의 만약 왼발이 오른쪽 무릎보다 낮은 위치에 있다면, 강제로 오른쪽 허벅지 위로 올리지 않는다. 대신, 허벅지를 볼스터로 받쳐서, 참을성 있게 양쪽 무릎을 낮추는 작업을 계속하라.

> 파드마아사나로 다리를 안으로 포갠 다음, 무릎을 아래로 내린다. 팔을 머리 위로 뻗고 그 자세로 이완한다.

> 만약 무릎이 내려지지 않거나 혹은 압박감이나 통증이 있다면, 허벅지 밑에 볼스터를 2~3개를 두고 무릎을 그 위에 둔다❷.

❶

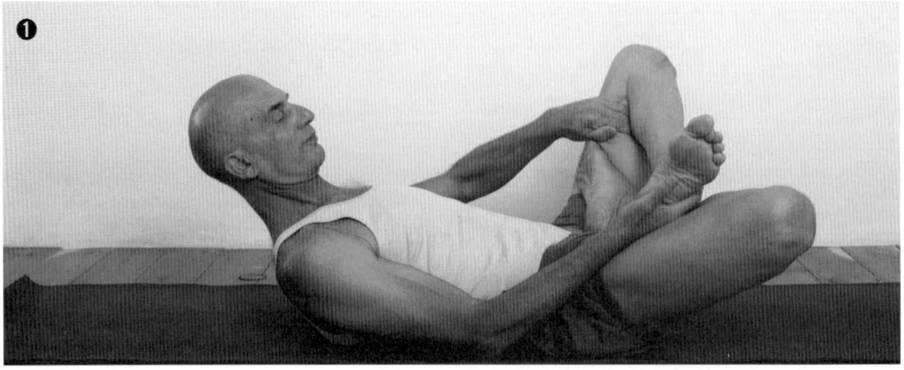

❷

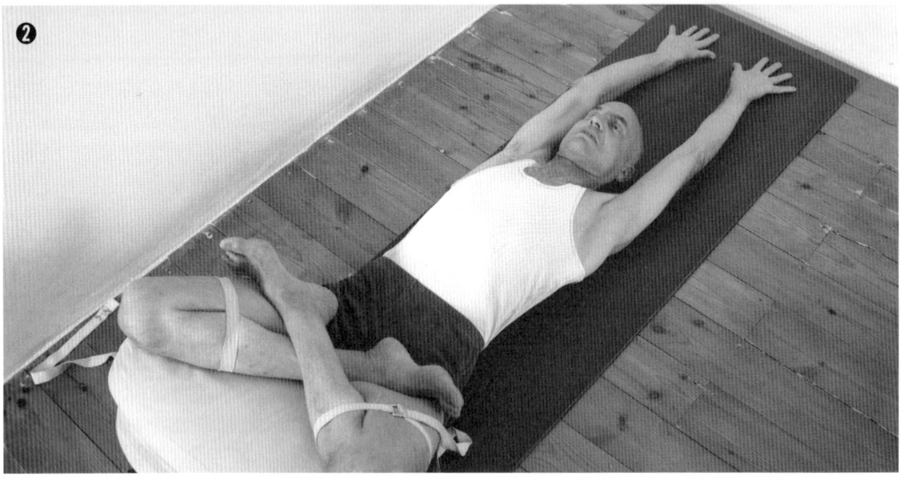

> 일단 좀 더 자유로워지면, 양쪽 무릎을 서로 모으고 바닥으로 누른다❸.

> 또 다른 벨트로 두 무릎을 함께 묶을 수 있다. 벨트를 왼쪽에서 오른쪽으로 부드럽게 조여서 두 무릎이 서로 가까워질 수 있게 끌어당긴다(사진 없음).

❸

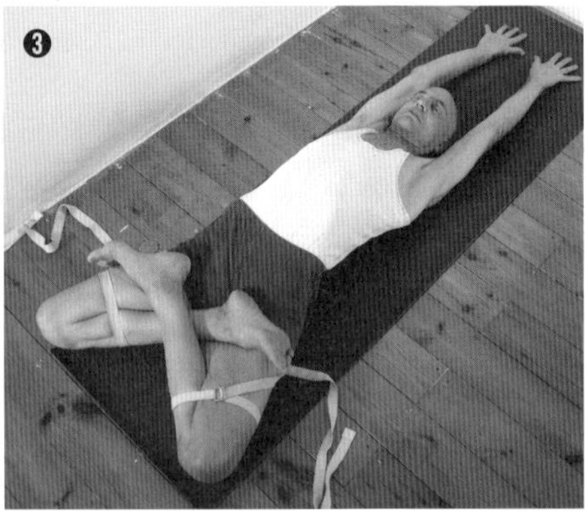

파드마아사나 10

아르다 파드마아사나에서 파드마아사나 완성 자세로

도구

벨트 2개 (선택사항),

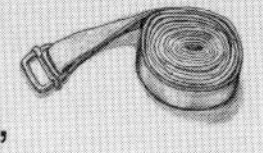

담요 2개 (선택사항)

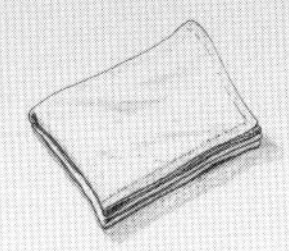

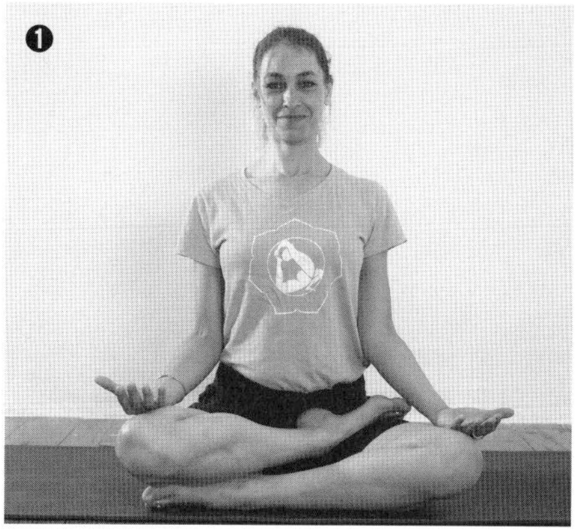

❶

여기에서도 무릎을 안정화시키기 위해 벨트를 사용할 수 있다(이전의 변형을 참고한다).

오른쪽 다리를 먼저 접어서 자세 하기:

→ 앉아서 오른쪽 다리를 접는다. 오른손으로 무릎 가까이 있는 허벅지 안쪽을 잡고, 왼손으로 발목 바깥쪽을 잡는다.

› 오른쪽 허벅지를 밖으로 젖힌다. 다리를 가까이 가져와 오른쪽 발목을 밖으로 젖혀서 발을 왼쪽 허벅지 위에 올린다.

› 이제 왼쪽 다리를 접어 왼발을 오른쪽 무릎 아래에 둔다. 이것이 아르다 파드마아사나이다❶.

Note: 필요하다면, 접은 담요로 오른쪽 무릎을 받친다.

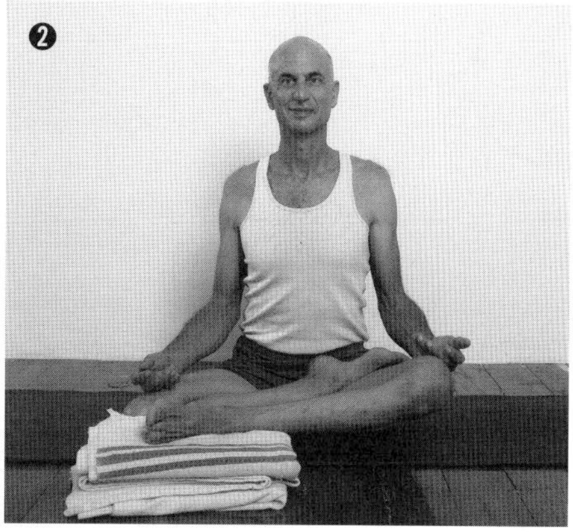

❷

이것을 각각의 다리를 번갈아가며 여러 번 반복한 다음, 완성 자세로 나아갈 수 있다.

→ 오른발을 왼쪽 허벅지 뿌리 위에 올리고 아르다 파드마아사나로 앉는다.

› 왼쪽 다리를 굽히고 오른쪽 다리와 같은 방법으로 왼쪽 다리를 잡는다. 왼쪽 허벅지를 밖으로 젖히고 발을 오른쪽 무릎에 가까이로 가지고 온다.

› 만약 이제 오른쪽 무릎이 바닥 위에 있다면 왼발을 쉽게 들어 오른쪽 무릎 위로 들 수 있다. 그다음 발을 오른쪽 허벅지 뿌리 쪽으로 미끄러트릴 수 있다.

⚠ **주의** 만약 오른쪽 무릎이 왼발보다 높다면 아직 파드마아사나 완성 자세로 나아가지 않는다. 왼발을 오른쪽 무릎 앞에 놓인 접은 담요 위에 두고 오른쪽 무릎을 사진 ❷처럼 편안히 내린다.

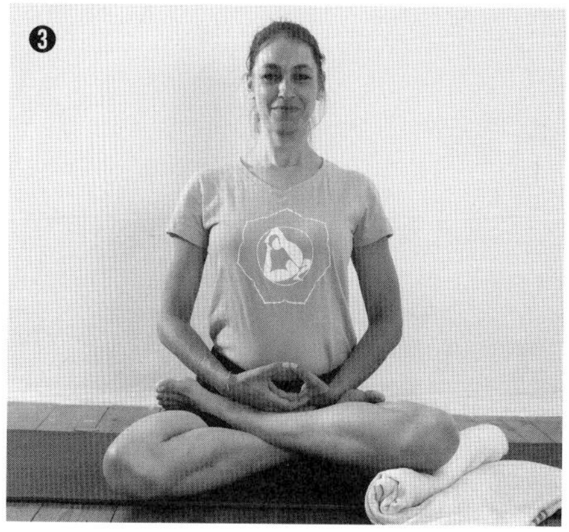

❸

› 일단 양발이 반대쪽 허벅지 위에 놓인다면, 무릎을 가까이 당긴다.

› 자세를 좀 더 편안하고 안정되게 만들기 위해 왼쪽 무릎을 둥글게 만 담요로 받치고 얇은 담요를 엉덩이 밑에 둔다.

› 척추를 곧게 세우고 자세를 고요하게 유지한다. 선택한 무드라를 손으로 한다❸.

Tips

✔ 발을 오른쪽 허벅지 위로 넘길 때, 왼쪽 무릎을 위로 들어올리지 않고 바닥 가까이에서 원을 그리듯 미끄러지게 한다. 계속해서 왼쪽 허벅지를 바깥으로 젖힌다. 이것은 발을 오른쪽 허벅지 위로 올릴 수 있게 한다.

Chapter 2

어머니 땅에 몸을 맡기기: 전굴 자세 (파스치마 프라타나 스띠티)

전굴 자세에 대하여

전굴 자세는 다리와 등에 있는 몸의 긴 근육을 늘여주고, 복부의 장기들을 마사지해준다. 골반 관절들을 유연하게 하고, 골반 부위의 순환을 개선시키며 생식 및 소화 기관의 건강을 촉진시킨다. 전굴 자세들은 생리주기를 규칙적으로 만들어주기 때문에 여성에게 특히나 유용하다. 심리학적 면에서, 전굴 자세는 침착하고 이완되는 자세이다. 후굴 자세가 본래 역동적이고 가슴 중앙을 열고 활력을 불어넣는 반면, 전굴 자세는 뇌를 진정시키고 차분하게 한다. 슬픔이나 우울증으로 고통받고 있다면 후굴 자세를 연습하고, 만약 라자식한(Rajasic) 상태(초조하고, 과잉행동을 하며, 성미가 급한)에 있다면 전굴 자세를 연습한다.

궁극적으로, 장시간(3~10분) 척추를 계속해서 잘 늘이고 이마를 정강이 위에 놓고 전굴 자세를 유지할 수 있다면, 이 단계에서, 호흡은 애쓰지 않아도 자연스럽게 되고, 고요함, 무저항 그리고 내면으로의 향함과 겸손함이 일어난다.

『영웅의 사색(The Hero's Contemplation)』에서 피사노는 말했다.

"전굴 자세에서, 머리를 무릎과 그 너머에 두는 것은 모든 계획의 포기와 항복을 상징한다. 전두엽의 활동은 서서히 잦아들고 대자연의 본질로 향해간다. 그는 마침내 공( )의 상태에 이르게 된다."[6]

지타 S. 아헹가[7]에 따르면, 전굴 자세는

- 뇌와 심장을 이완시킨다.
- 신경을 진정시키고 마음을 평온하게 한다.
- 소화기관을 자극하며 위산 과다, 가스 참, 구토를 다스리는 데 도움을 준다.
- 부신, 생식선, 난소의 건강을 촉진시킨다.
- 다음의 증상을 완화 또는 절제시킨다.
    - 고혈압
    - 불안
    - 성마름
    - 두통
    - 불면증
    - 근시와 녹내장
    - 피로
    - 쇠약
    - 미열

전굴 자세가 심장과 관련해 긍정적인 효과가 있다는 것은 B.K.S 아헹가가 설명하였다. 그는 사람의 경우에, 심장은 수직으로 척추의 앞면에 위치하는 데 반해, 다리가 넷인 동물들은, 심장은 수평으로 척추의 아래에 있다고 말했다. 전굴 자세에서 우리의 척추와 심장은 수평 방향으로 놓여지고 땅에 더 가까워짐으로써 이것은 심장과 혈압에 긍정적인 효과를 준다.

Note:

각 변형 자세에서 우리는 최소한의 필요한 도구를 제시한다. 다음의 경우에는 추가적으로 받침을 사용한다.

단다아사나로 앉았을 때 요추가 내려앉을 경우: 접은 담요 또는 다른 받침으로 앉은 자리를 높인다.

앞으로 숙였을 때 손바닥이 발에 닿지 않는 경우: 벨트를 사용하여 발을 잡는다.

최종 자세에서 이마가 다리에 닿지 않을 경우: 담요를 필요한 만큼 덧대어 받친다.

6 292쪽 참조

7 기타 S. 아헹가. 『Yoga in Action - Preliminary Course』, 73쪽

아도무카 비라아사나(Adho Mukha Virasana)

아도무카 비라아사나에 대하여

아도무카 비라아사나는 전굴이 가진 진정 효과를 경험하고 싶은 사람이라면 누구나, 심지어 경직된 햄스트링을 가진 사람도 할 수 있는 부드러운 전굴 자세이다. 이마를 바닥에 대는 것은 두뇌를 이완하고 마음을 내면화하게 한다. 그러므로 이 자세는 종종 수업에서 제일 처음으로 하는 자세로 쓰인다. 이것은 우리가 몸과 호흡을 느끼면서 고요하게 우리 자신으로 존재할 수 있는 잠시의 순간을 허락한다. 이 자세에서 우리는 몸통 전체를 앞으로 스트레칭 하기 위해서 팔을 사용하는 법을 배운다. 아도무카 비라아사나에서 팔은 아도무카 스바나아사나와 매우 유사하게 작용한다. 그러나 팔이 무게를 지탱하는 것은 더 적다. 그러므로 이 자세는 아도무카 스바아사나를 위한 좋은 예비 동작이다.

『요기디피키』(사진 92)에서 제시하는 자세는 무릎을 모으고 엉덩이를, 발뒤꿈치 사이의, 바닥에 놓는 비라아사나 사이클의 한 부분이다. 그러나 수련의 도입부에서 준비 자세로서, 또는 후굴(또는 다른 신장 자세) 다음의 이완을 위해서, 아도무카 비라아사나는 보통 무릎을 벌리고 행해진다. 그러므로 우리가 제시하는 자세의 대부분은 무릎을 벌리고 행하는 것이다. 우리는 또한 고전적인 자세(『요가디피카』에서 제시한 대로)의 한 가지 변형을 포함할 것이다.

목적에 따라서, 엄지발가락이 서로 닿고 엉덩이를 발뒤꿈치 위에 놓고서 자세를 할 수 있다❶. 혹은 발이 평행이 되고 엉덩이를 발뒤꿈치 사이의 바닥에 놓고 할 수도 있다❷. 첫 번째 것은 무릎의 굴곡과 발목의 신장이 감소하기 때문에 좀 더 이완된다. 하지만 좀 더 이 관절들을 운동하고 싶다면, 두 번째 것을 한다.

❶
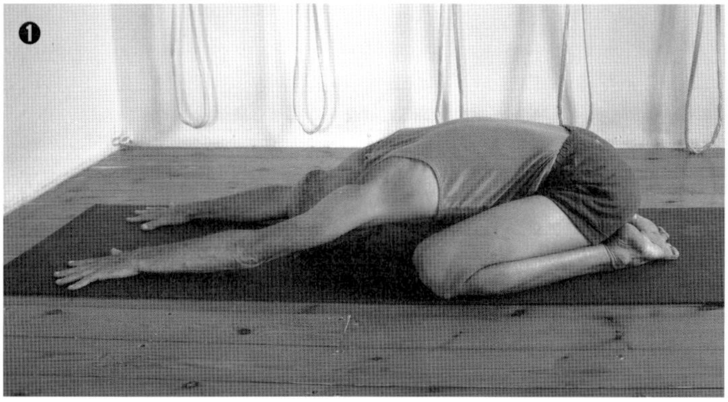

❷
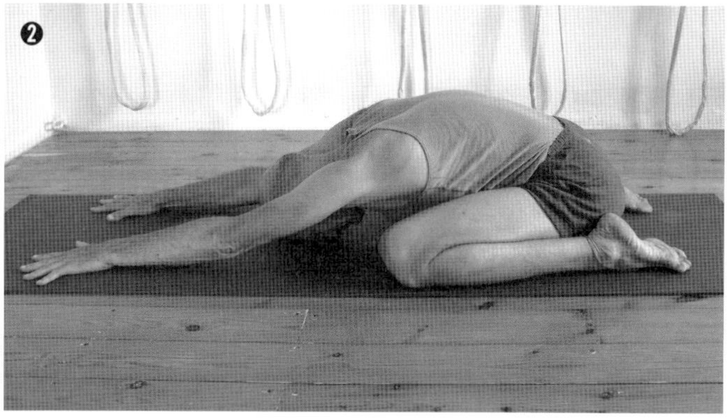

아도무카 비라아사나 변형 1

골반 고정하기: 보조자가 로프를 뒤로 당기며

효과

로프는 앞으로 뻗는 몸통을 단단히 고정시켜주면서 골반과 고관절을 안정화시킨다. 수련자의 등에 놓인 손의 무게는 더 경직된 부분에 대한 자각을 가져와서, 근육을 이완시키고 등쪽의 늑골에 공간을 만든다.

도구

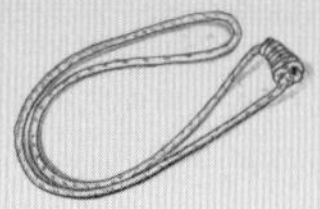

로프, 보조자

> 수련자: 비라아사나로 앉아서, 로프의 끝이 골반 양쪽의 바깥 방향으로 나오도록 서혜부 앞에 로프를 가로질러 놓는다.

> 보조자: 수련자 뒤에 앉거나 서서, 수련자의 몸에 가까이에서 로프의 양 끝을 잡고서 수련자의 골반을 안정시키기 위해 뒤로 당긴다.

> 수련자: 아도무카 비라아사나로 앞으로 굽히고 몸통을 앞으로 뻗는다.

> 보조자: 손바닥을 수련자의 천골대 위에 둔 다음, 부드럽게 천골을 눌러서 골반을 아래로 내린다.(사진을 제시하지 않음)

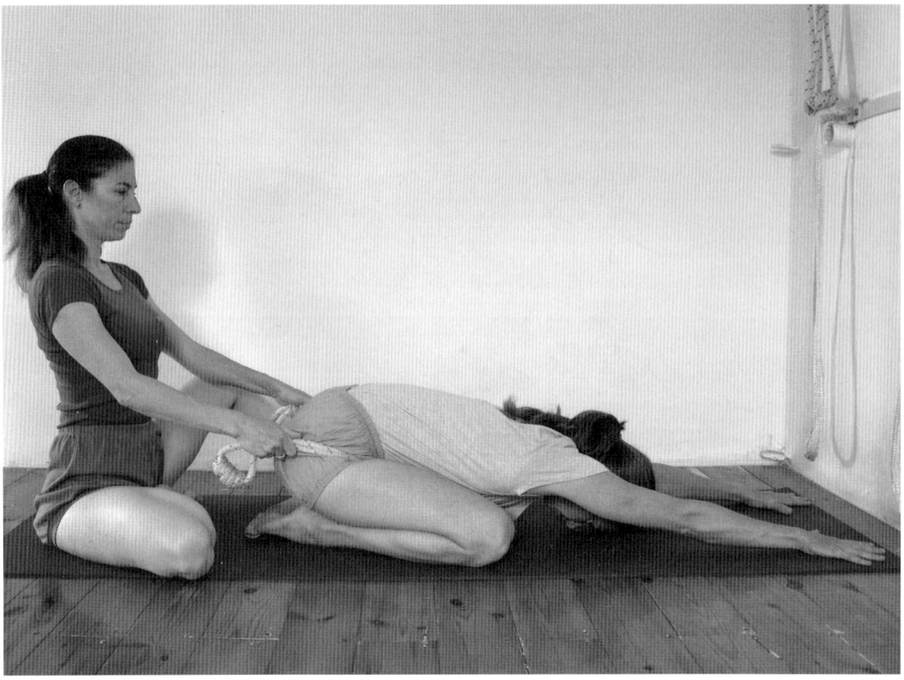

주의 수련자의 등에 압력을 가하는 것의 마지막 단계에서는 예민함이 동반되어야 한다. 압력을 가하지 않고 손을 놓기 시작하여 수련자의 반응에 따라 조절하며 점차적으로 등에 가하는 무게를 더한다.

아도무카 비라아사나 변형 2

앞으로 스트레칭 하기: 다리와 손바닥을 블록 위에 고정하고

효과

다리를 묶는 것은 골반을 제자리에 고정하고 엉덩이를 아래로 내려준다(앞선 변형에서 보조자의 도움과 많이 유사하다). 손바닥을 받치는 것은 가슴을 확장하고, 바닥으로 몸통을 낮출 때 앞쪽으로 뻗는 것을 도와준다.

도구

나무로 된 블록 2개, 벨트 2개, 담요(선택사항)

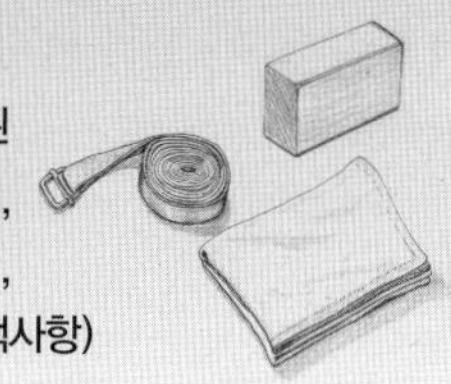

→ 블록을 앞에 놓는다.

> 발뒤꿈치 위에 앉아 무릎을 벌린다. 벨트로 양쪽 허벅지 상단과 발목을 둘러 묶는다. 벨트를 조여서 허벅지 윗면을 아래로 내린다❶.

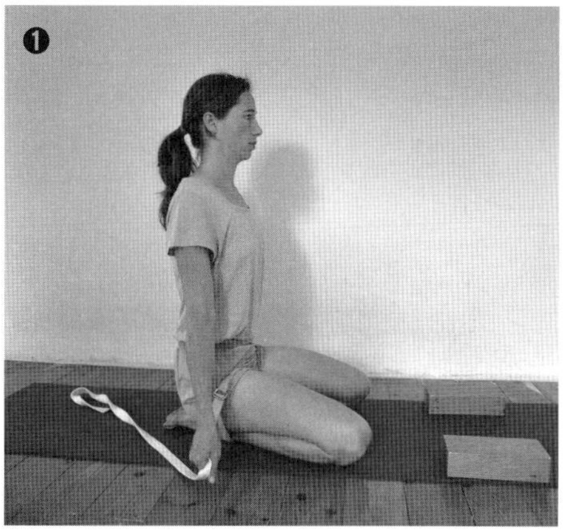

> 앞으로 굽혀 손바닥을 블록 위에 두고, 블록을 앞으로 끌면서 앞으로 뻗는다(블록은 점성이 있는 매트 위에 놓지 않는 것이 좋다)❷.

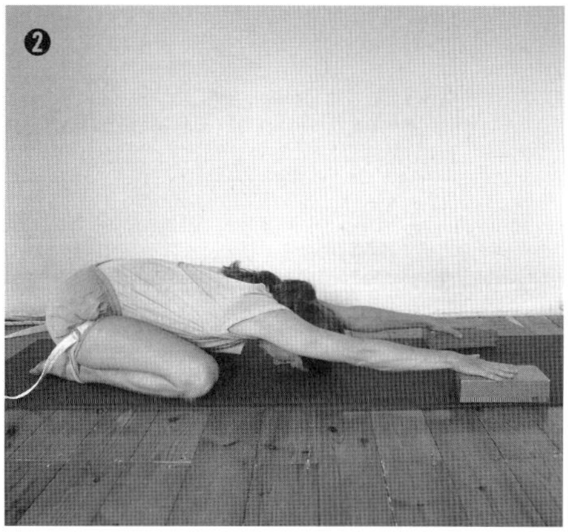

> 머리를 들어 앞을 바라본다. 겨드랑이로부터 팔을 앞으로 뻗어 안으로 회전한다(삼두근을 바닥을 향해 돌리고 난 다음 얼굴을 바닥으로 향한다). 가슴을 넓히고 등의 가운데를 바닥으로 낮추면서 블록은 누른다.

> 만약 머리가 편안하게 바닥에 닿지 않는다면, 접은 담요를 두고 이마를 그 위에 놓는다❸.

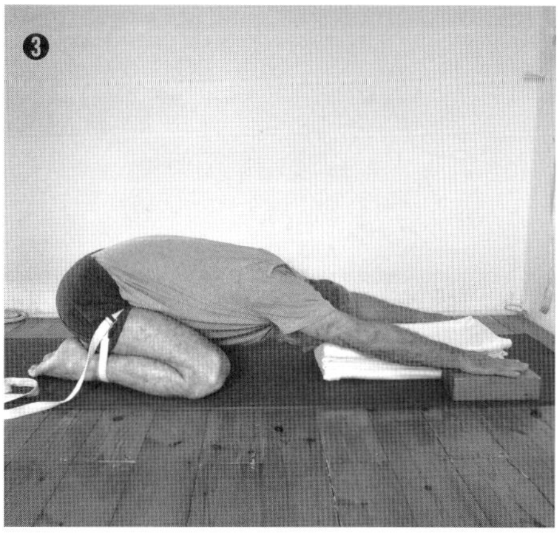

Note: 팔을 받치는 데 쓰기 위해 뒤집은 의자를 사용할 수 있다. 이 경우에 볼스터 혹은 접은 담요 등이 이마를 받치는 데 필요하다(95쪽 변형 6을 본다).

Tips

- 정강이뼈의 중앙 부위는 바닥에 닿아야 한다. 무릎을 너무 넓게 벌리면 정강이가 안쪽으로 너무 많이 회전될 수 있고 서혜부가 경직될 수도 있으므로 이것은 피한다.
- 두뇌의 완전한 휴식을 위해서 이마 아랫부분을(눈썹라인) 받쳐줘야 한다. 만약 이마가 바닥에 닿지 않는다면, 담요, 볼스터 또는 의자로 받친다.

아도무카 비라아사나 변형 3

앞으로 스트레칭 하기: 보조자가 몸통을 앞으로 뻗기

효과

이것은 척추와 몸통을 위해 매우 좋은 수동적인 스트레칭이다. 수련자는 등 근육을 부드럽게 유지하면서 몸통을 어떻게 신장시킬 수 있는지 배울 수 있다.

도구

보조자

도와주는 보조자를 위한 설명

- 수련자가 아도무카 비라아사나로 들어가고 난 후에, 몸통을 살짝 들어올리라고 말한다. 골반을 제자리에 두기 위하여 엄지손가락을 수련자의 서혜부 앞으로 넣는다.

Note: 엄지손가락을 수련자의 서혜부 앞에 넣는 것만으로 골반을 안정시키는 것이 충분하지 않는 경우에는 손바닥을 천골대 위에 놓을 필요가 있다.

- 수련자에게 발목을 잡으라고 한 후 발뒤꿈치를 들고 발을 뒤로 움직인다. 수련자의 몸통이 잘 펴질 때까지 다리를 뒤로 움직인다. 그러고 난 뒤 발뒤꿈치를 바닥으로 낮추면서 스트레칭을 늘린다.
- **선택사항:** 수련자의 등이 부드럽고 평평해질 수 있게 수련자의 등 위를 손으로 걷듯이 이동시킨다.

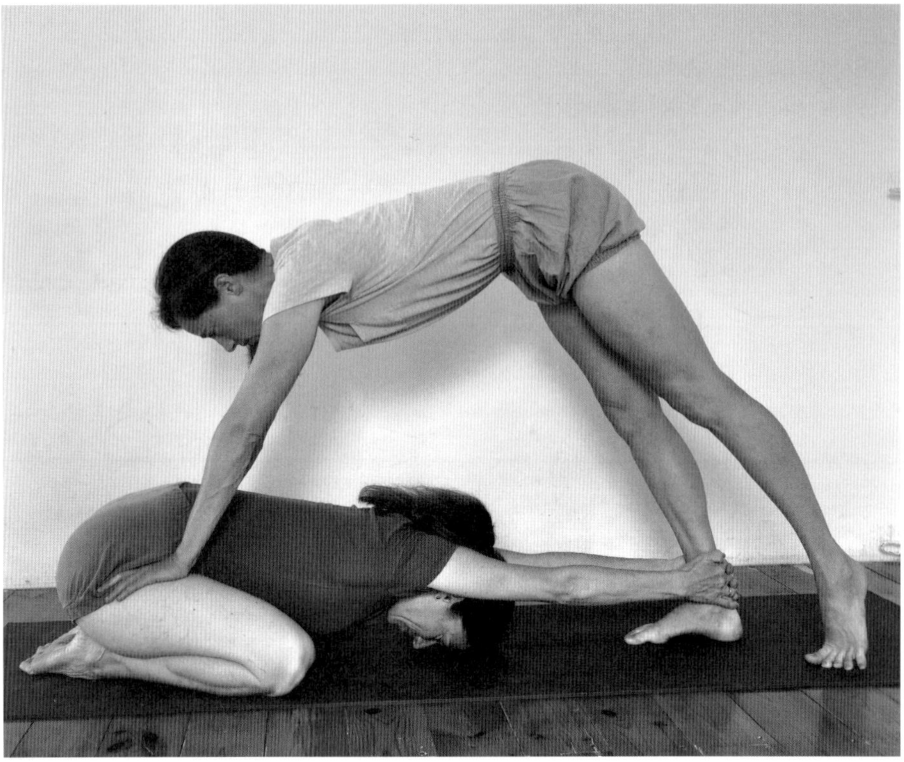

아도무카 비라아사나 변형 4

발목 뻣뻣함 극복하기: 정강이를 들어올리고

효과

계단식 단은 뻣뻣한 발목을 가진 사람들이 자세를 할 수 있게 해주고 점진적으로 발목의 유연성을 증가시켜준다. 다리의 위치가 높아짐으로 대개는 볼스터가 필요하다.

도구

담요 3~4개, 볼스터

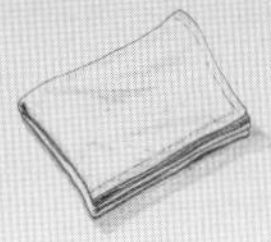

발목이 잘 펴지지 않고 발뒤꿈치 사이나 발뒤꿈치 위에 앉는 것이 고통스러운 경우가 있다. 이 경우에 바즈라아사나 변형 4(67쪽 참조)에서 제시한 것처럼 정강이 밑에 담요를 둔다.

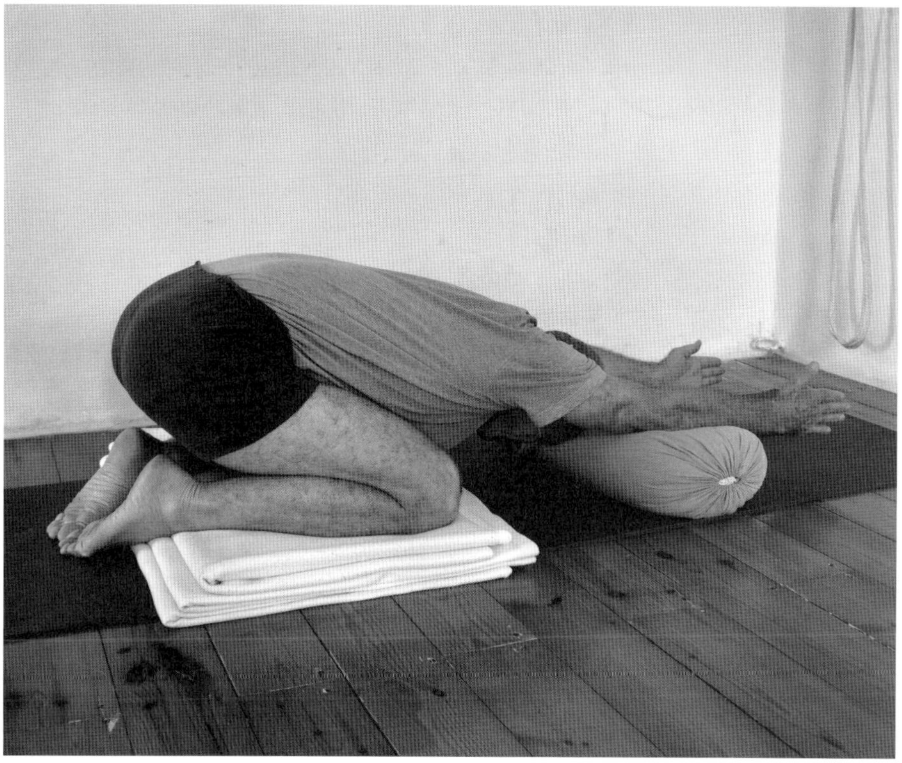

> 3~4개의 담요로 단을 만든다. 담요들을 계단 형태로 놓는다. 계단식 단 앞에 볼스터를 가로로 놓는다.

> 계단식으로 높인 단의 가장자리에 발목을 두고 발가락들은 그 단을 넘어서 뻗어 두고 비라아사나로 단 위에 앉는다.

> 앞으로 굽히고 이마와 팔꿈치를 볼스터 위에 놓는다.

아도무카 비라아사나 변형 5

천골대 스트레칭 하기: 두 무릎을 모으고서

효과

무릎을 벌리고 이 자세를 하는 것은 좀 더 편안하고 복부 장기의 공간을 넓혀준다. 그러나 무릎을 모았을 때에는 천골대가 스트레칭 되고 장기는 수축되어서 소화기계를 자극할 수 있다. 이마를 받치는 것은 바닥에 이마가 닿지 않을 경우에도 이러한 이점을 누릴 수 있게 해준다.

도구

담요 또는 볼스터

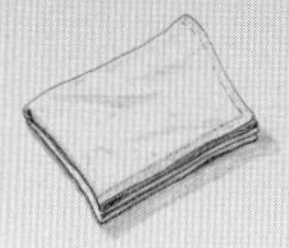

이 변형에서는 두 무릎을 모으는데, 이것은 『요가디피카』(사진 92)에 나와 있는 자세와 유사하다. 그러나 여기서 우리는 자세를 좀 더 오래 그리고 편안하게 지속하기 위하여 도구를 사용한다.

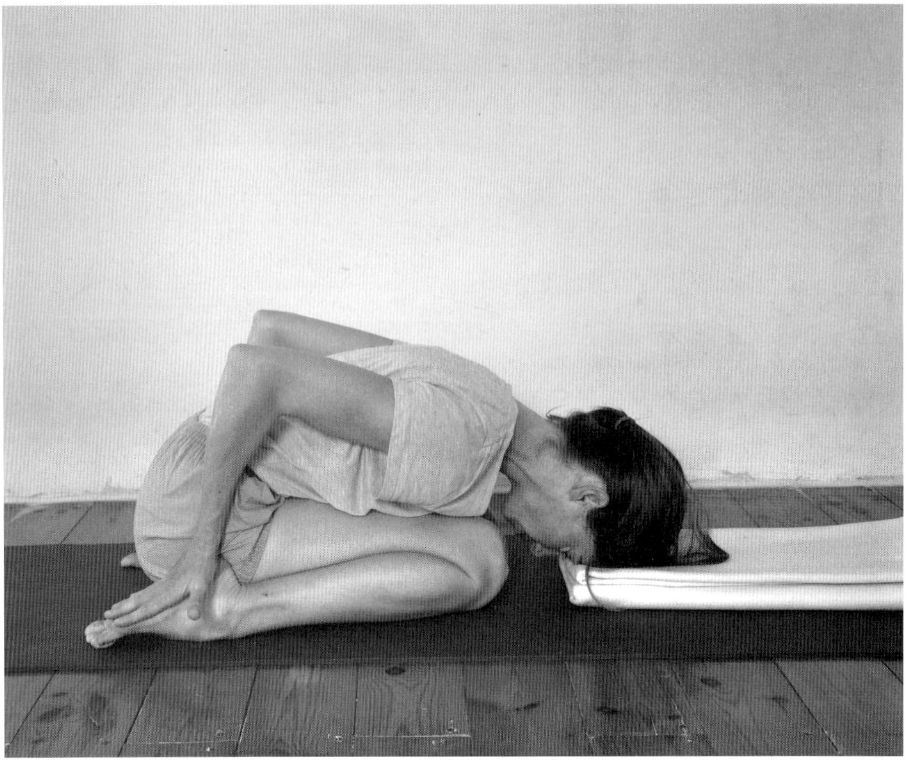

- 접은 담요를 앞에 둔다. 비라아사나로 앉아서 무릎을 모으고, 엉덩이를 발뒤꿈치 사이에 둔다.
- 굽히고, 이마를 담요 위에 둔다. 몸통을 늘리기 위해 팔을 앞으로 뻗는다.
- 서혜부를 부드럽게 해서 허벅지와 엉덩이가 바닥 쪽으로 내려가게 한다.
- 그러고 난 뒤 머리를 아래로 낮추고 『요가디피카』처럼 손바닥을 발 위에 놓는다.

Note: 머리를 편안하게 이완시키는 데 접은 담요가 너무 낮다면, 볼스터처럼 더 높은 받침을 사용한다.

아도무카 비라아사나 변형 6

회복을 위한 아도무카 비라아사나: 몸을 받치고

효과

복부와 이마를 받쳐주는 것은 자세를 매우 이완되게 만들어준다. 전굴은 몸통을 길게 해주어, 복부와 흉강 내의 장기를 위해 공간을 만들어준다. 호흡은 이 공간들 안으로 널리 퍼질 수 있다. 복부를 받치는 것은 허리도 이완시켜 준다.

도구

볼스터 3개, 담요, 블록 2개, 의자(선택사항)

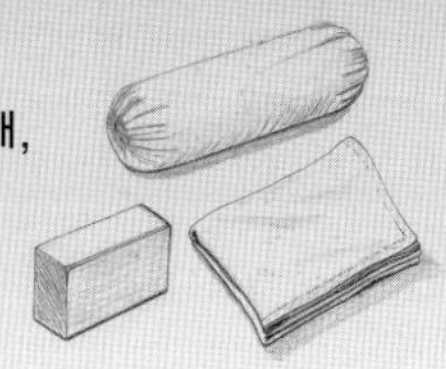

대부분의 사람들에게 아도무카 비라아사나는 휴식이다. 그러나 받침으로 지지하면 이 자세는 몸을 회복시킬 뿐 아니라 마음을 매우 고요하게 해준다. 고관절이나 무릎 관절이 뻣뻣하거나 부상을 입은 사람들은 받침 없이 하는 자세가 어렵고 고통스러울 수도 있다. 이러한 경우에 볼스터의 지지가 자세를 편안하게 해준다.

Ⅰ. 볼스터 하나로 보조하기❶

→ 볼스터 하나를 가로로 앞에 놓고 자세에 들어갔을 때, 이마와 팔꿈치를 볼스터 위에 놓는다.

Ⅱ. 세로로 보조하기❷

→ 한두 개의 볼스터를 세로로 앞에 놓는다. 머리를 받치기 위해 볼스터 위에 접은 담요를 놓는다.

› 접은 팔꿈치를 받치도록 블록을 볼스터와 나란히 놓는다.

› 무릎을 벌리고 받침을 아랫배 아래에 오도록 조절한다. 이마 받침은 코를 통한 호흡이 자연스러울 수 있게 놓여야 하고, 블록은 팔꿈치를 위한 편안한 휴식 공간이 될 수 있어야 한다.

❶

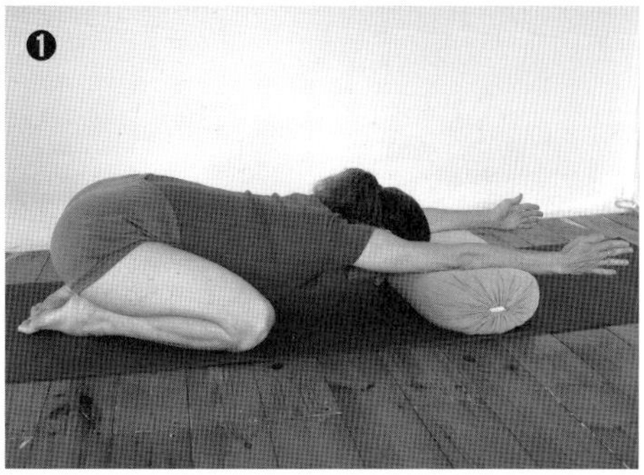

❷

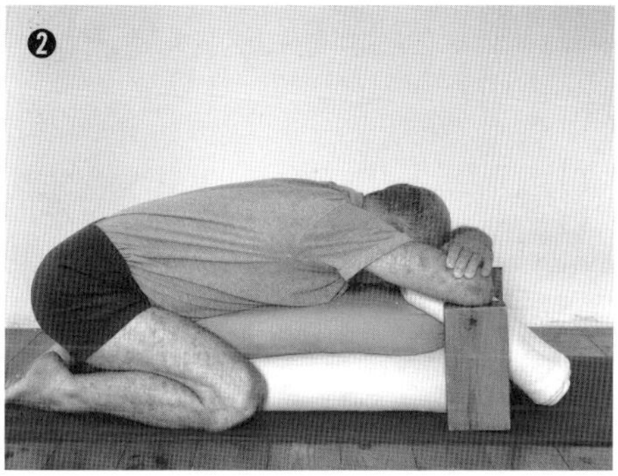

❹

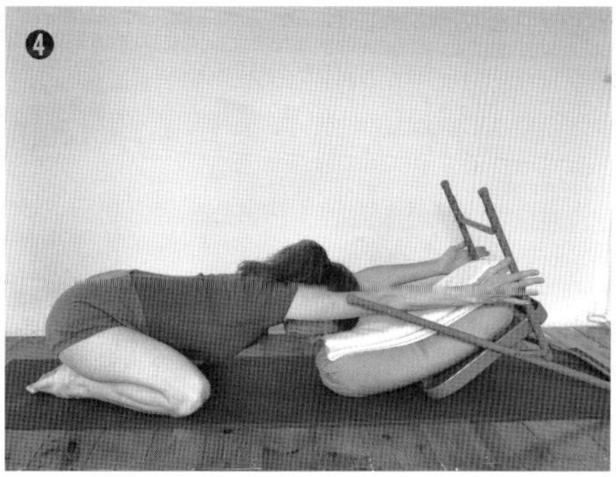

❺

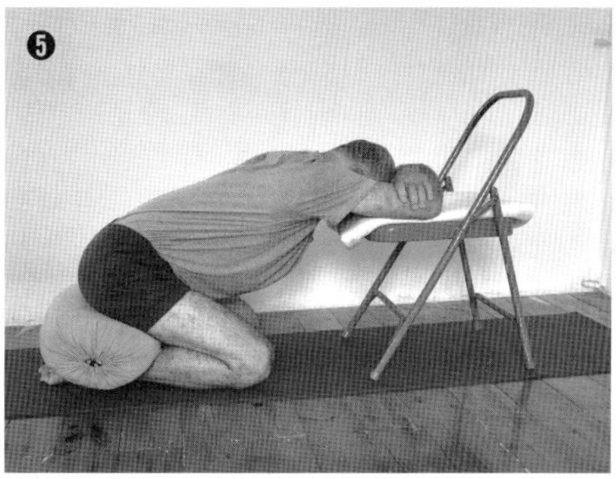

❸

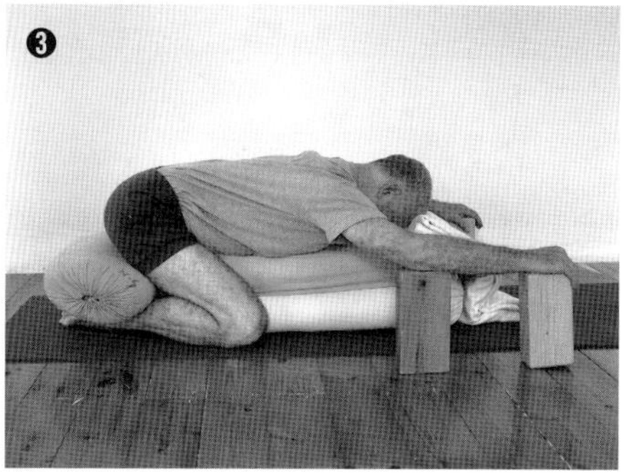

Note: 만약 무릎이나 고관절이 긴장된다면, 또 다른 볼스터를 발뒤꿈치 위에 두고 엉덩이를 받친다❸. 만약 세 개의 볼스터를 사용할 수 없는 형편이라면, 폼블록을 세로로 놓인 볼스터 밑에 두거나, 또는 담요를 엉덩이 아래에 둔다. 만약 팔이 아래로 떨어진다면, 블록을 더 추가해서 그 위에 손바닥을 놓는다. 위팔은 몸통의 측면과 같은 높이여야 한다.

Ⅲ. 뒤집은 의자로 보조하기❹

→ 팔과 머리를 뒤집은 의자로 받쳐준다. 볼스터 또는 담요로 이마를 지지해준다.

Ⅳ. 의자로 보조하기❺

→ 앞으로 전굴하는 것이 힘든 사람들은 의자의 좌석을 이마와 팔을 받쳐주는 것으로 사용할 수 있다.

Note: 이 자세는 또한 발뒤꿈치 위에 볼스터 하나만을 사용해서도 할 수 있다. 이것은 고관절이나 무릎이 뻣뻣한 사람들이 편안하게 자세를 하도록 돕는다(여기서 보여주지는 않는다).

숩타 파당구쉬타아사나 I(Supta Padangusthasana I)

숩타 파당구쉬타아사나에 대하여

숩타 파당구쉬타아사나는 보통은 전굴 자세로 분류되지는 않지만 전굴의 시퀀스에 잘 맞기 때문에 우리는 이번 편에 이것을 포함시켰다. 아도무카 비라아사나는 햄스트링을 스트레칭 하지 않는 전굴 자세이다. 숩타 파당구쉬타아사나는 다리의 뒷면을 신장시키는 좋은 시작점이다. 그리고 다른 전굴 자세를 위해 다리의 뒷면을 준비시켜준다.

숩타 파당구쉬타아사나는 이 외에도 많은 이점이 있다. 몇 가지만 이야기해본다면, 천골대 내에 공간을 만들어주기 때문에 허리통증을 다루는 데 도움이 된다. 또한 다리의 뼈를 강화시키고 무릎의 뒷면을 열어준다.

주의

햄스트링 근육에 부상을 입었다면 이 아사나를 수련하지 않는다.

숩타 파당구쉬타아사나 I
변형 1

뼈 vs 근육:
벨트의 기본 사용

효과

벨트는 골반 부분을 안정시키고 가슴을 여는 데 유용하다. 발뒤꿈치에 벨트를 대는 것은 다리뼈를 강화시켜주고 대퇴골을 고관절와 속으로 밀어넣을 수 있게 도와준다. 벨트를 발가락 둔덕에 대는 것은 다리의 뒤쪽 근육을 스트레칭 해준다.

도구

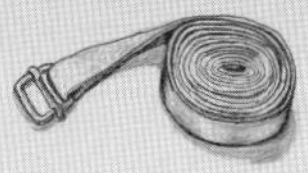

벨트,
벽,
블록(선택사항)

a. 뼈 운동

오른쪽 다리를 들어올리고 자세하기:

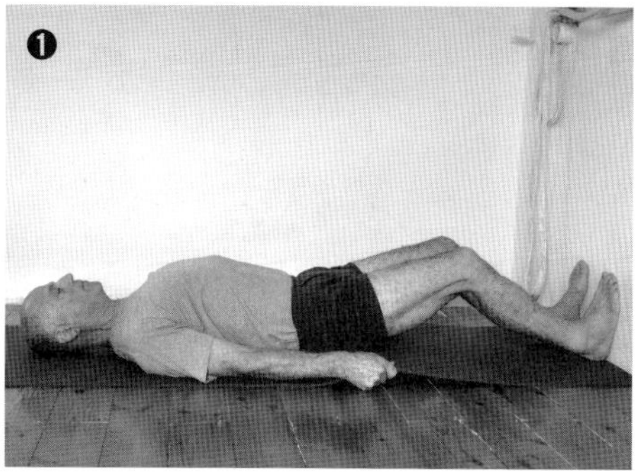
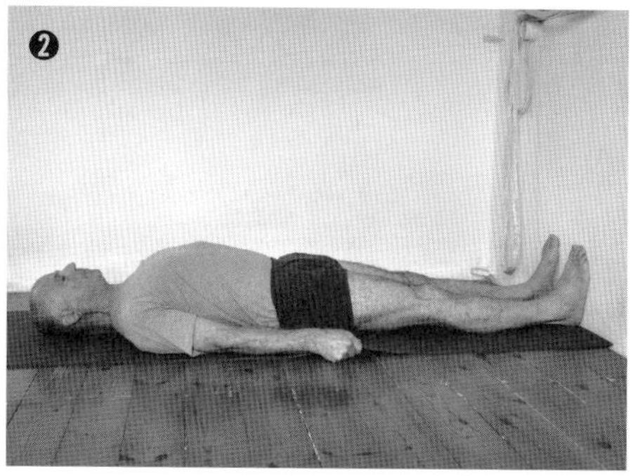
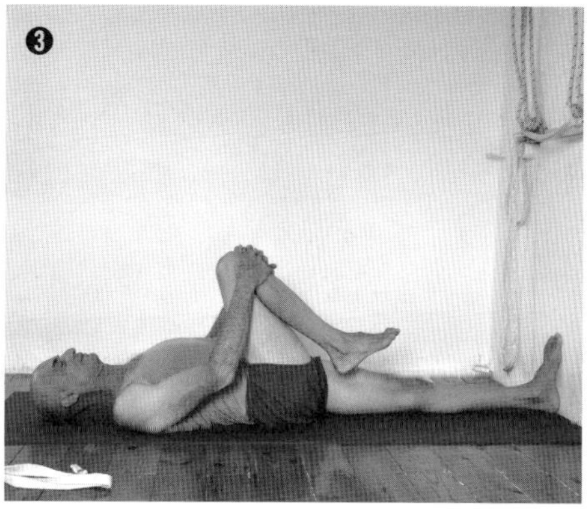
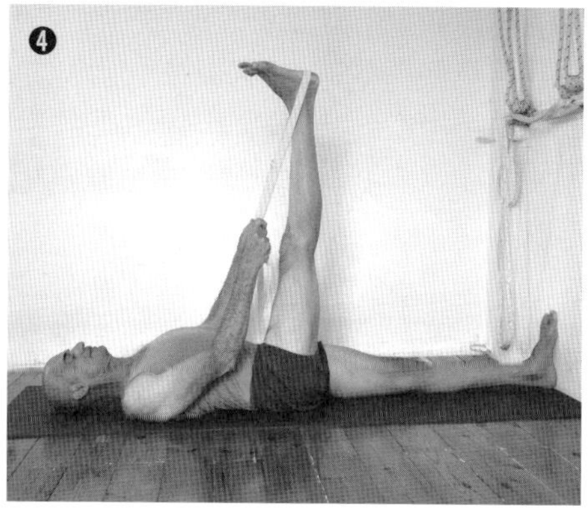

- 벽 앞에 발을 두고 눕는다. 벨트를 옆에 둔다.
- 다리를 조금 굽힌다. 벽 가까이로 움직여서 발을 벽에 댄다.
- 어깨를 뒤로 젖히고, 견갑골을 안으로 넣어 매트의 가장자리를 잡는다❶.
- 다리가 펴질 때까지 천천히 벽을 밀어낸다. 다리의 뒷면 전체가 바닥에 닿을 수 있도록 다리를 아래로 누른다. 이것이 숩타 타다아사나이다❷.
- 이제, 오른쪽 다리를 굽혀서 무릎을 잡는다. 몸통의 오른쪽 옆구리를 수축시키지 않고 왼쪽 다리가 바닥에서 들리지 않게 한다❸.
- 벨트를 오른쪽 뒤꿈치에 댄다. 벨트를 당기고, 다리가 펴질 때까지 천천히 벨트의 저항력을 이용하여 오른쪽 발뒤꿈치를 밀어낸다.
- 양쪽 면에서 다리를 바닥과 수직으로 유지한다. 즉, 바깥쪽 발목을 고관절 바로 위에, 발뒤꿈치 뒷면은 엉덩이뼈 위로 곧게 뻗어 유지한다.
- 벨트를 발에 걸어두고 팔을 머리 위로 뻗어 어깨를 뒤로 돌려 바닥으로 내리고 가슴을 연다.
- 어깨를 들어올리지 않고, 벨트를 잡아서 팔꿈치를 살짝 굽힌 채로 잡아당긴다. 벨트를 당신 쪽이 아닌, 바닥을 향해 가능한 한 많이 당긴다. 이것은 다리의 뼈에 하중을 두게 해서 강화시킨다. 또한 대퇴골을 골반 안으로 밀어넣는 데 도움이 된다.
- 오른쪽 허벅지를 복부로부터 멀리 떨어지게 하고 다리 뒷면 전체를 연다.
- 오른쪽 다리를 수직으로 유지한다. 다리 안쪽을 위로 뻗고, 다리 바깥쪽은 아래로 누른다. 발을 펴고 발뒤꿈치와 엄지발가락 둔덕을 들어올려 발의 아치를 만든다❹.

Tips

- ✔ 복부를 부드럽게 유지하고 호흡이 흐르게 한다. 호흡할 때, 아랫배에 집중하고 호흡이 양쪽으로 골고루 펴지는지 확인한다.
- ✔ 눈과 목구멍을 이완시킨다.
- ✔ 벨트를 당길 때 양손을 똑같이 사용한다.
- ✔ 왼발을 벽에 대고 밀 때 왼쪽 다리의 감각을 의식적으로 기록한다. 몸 전체에 미치는 효과를 관찰한다. 그런 다음, 벽에서 1인치 정도 떨어져서 자세를 해보고, 어떠한 변화가 일어났는지 관찰해본다.

숩타 파당구쉬타아사나 I
변형 1 (계속)

뼈 VS 근육:
벨트의 기본 사용

다른 선택사항:

1. 블록을 벽 앞에 두고 왼쪽 발뒤꿈치로 누른다❺.

이것은 다리의 뒷면을 여는 데 도움이 되고, 다리를 활동적으로 유지해 주고, 요추를 펴준다.

2. 왼쪽 발뒤꿈치를 당기기 위해서 또 다른 벨트를 사용한다.

이것은 왼쪽 다리를 다른 식으로 활성화시켜준다(그리고 벽을 사용할 수 없을 때 도움이 된다)❻.

❺
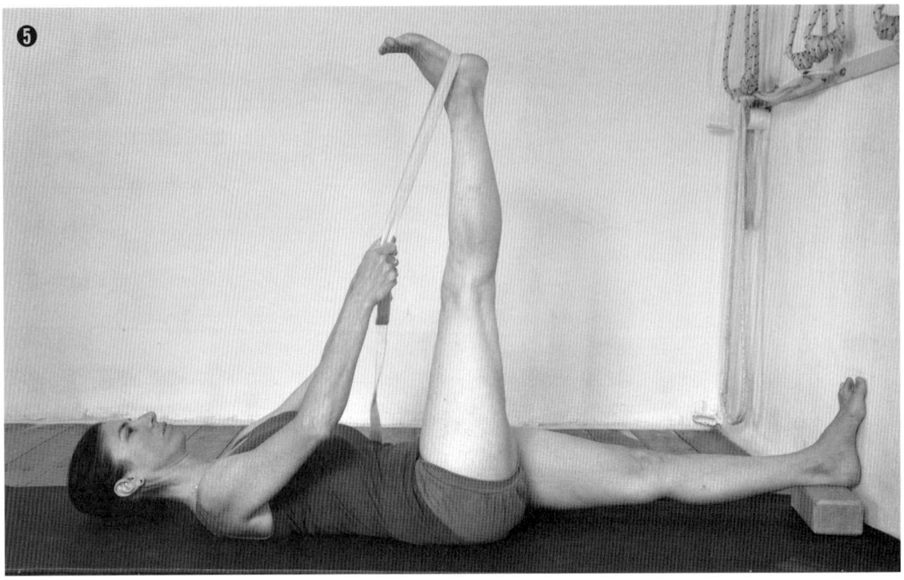

❻
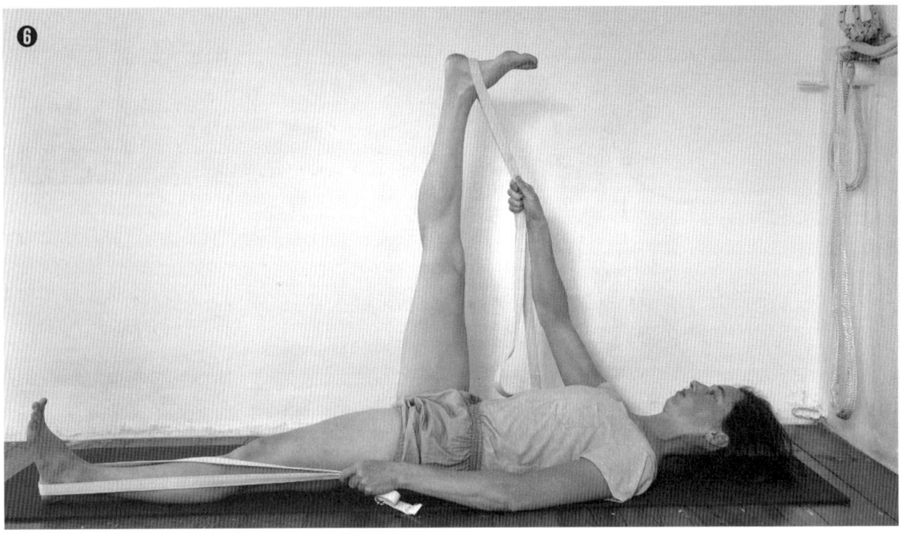

b. 근육을 스트레칭 하기❼

이 변형에서는 벨트를 발 둔덕에 놓고 다리를 가능한 몸 가까이로 끌어온다(무릎을 굽히지 않고 몸통의 오른쪽 측면이 수축되지 않게 하면서).

> 스트레칭을 증가시키기 위해, 벨트로 작은 고리를 만들어 발에 걸고, 벨트의 끝을 손바닥에 감고 팔을 머리 위로 뻗는다.

❼
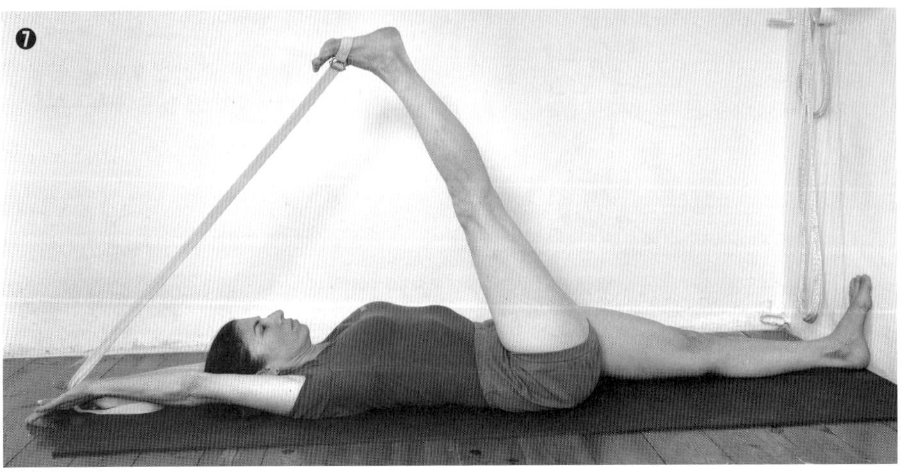

숩타 파당구쉬타아사나 I 변형 2

다리를 곧게 뻗어 유지하는 것: 단다아사나로 자세를 시작하며

효과

단다아사나로 시작하는 것은 들어올린 다리를 '부지깽이처럼 뻣뻣하게'(『요가디피카』 사진 77) 유지할 수 있게 해준다.

도구

벨트, 벽, 블록(선택사항)

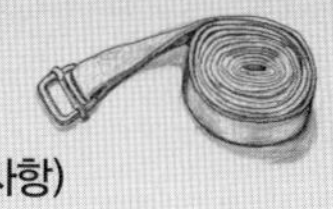

오른쪽 다리를 들어올린 채로 자세 시작하기:

→ 발을 벽에 대고 단다아사나로 앉는다. 벨트를 오른쪽 발뒤꿈치에 댄다.

> 벨트를 당기며, 오른쪽 다리를 바닥에서 살짝 들어올리고 벨트를 당겨서 다리를 뻗는다❶.

> 등을 둥글게 하고 다리는 벨트에 저항하면서 벨트를 당겨 바닥에 눕는다❷.

> 왼쪽 다리를 가능한 한 바닥에 내려놓는다❸.

❶

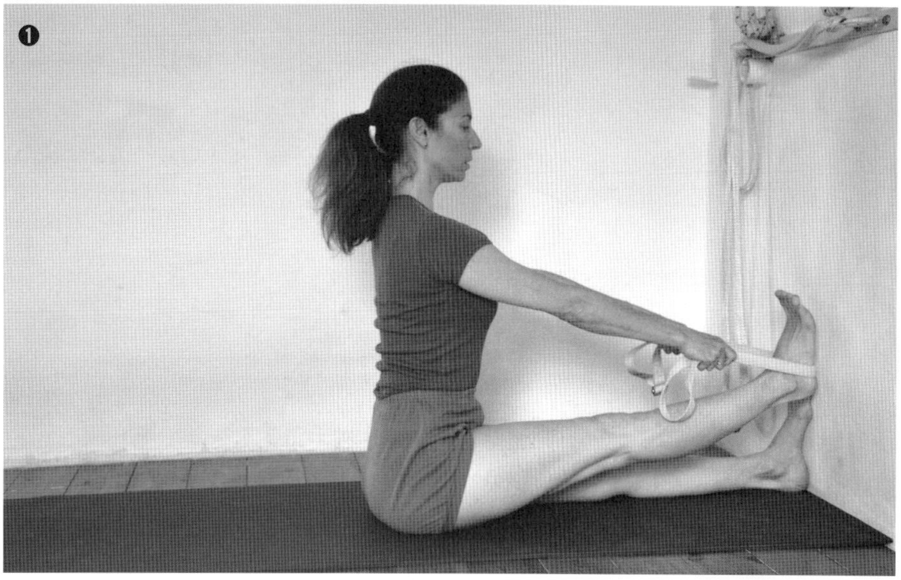

❷

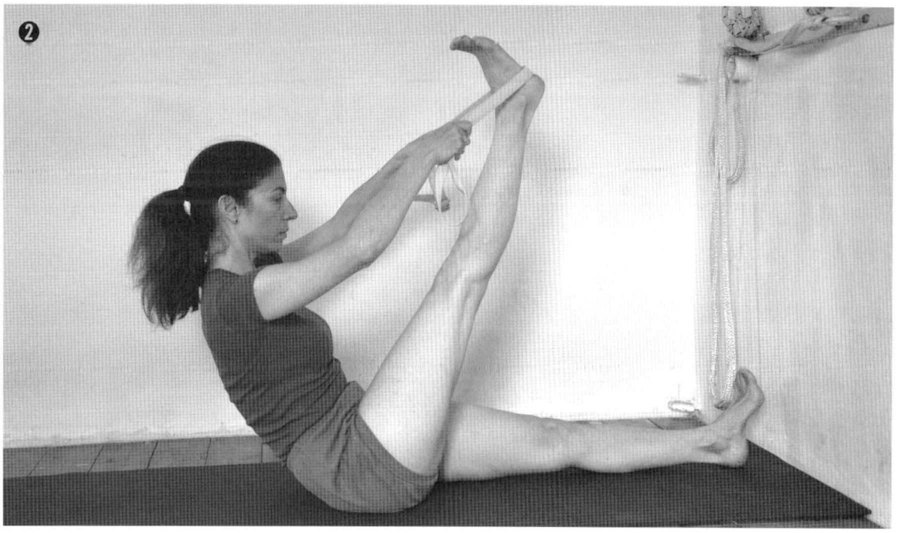

❸

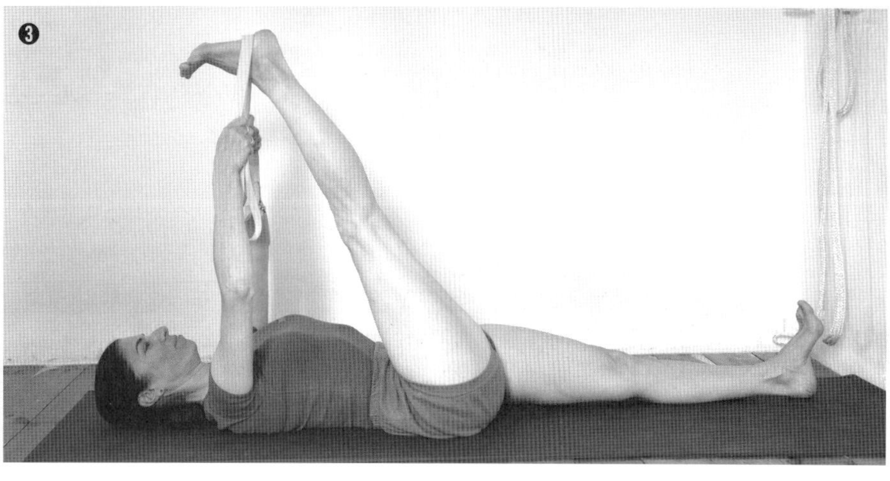

Tips

✔ 계속해서 오른쪽 무릎의 뒷면을 열어둔다. 종아리 근육을 발뒤꿈치 쪽으로 늘인다.

✔ 바닥으로 눕는 것을 통제한다. 오른쪽 다리를 이용하여 몸을 천천히 아래로 움직인다.

숩타 파당구쉬타아사나 I 변형 3

들어올린 다리 활성화시키기: 몸과 다리를 고정시켜서

효과

벨트를 당기는 것은 들어올린 다리를 활성화시킨다. 탄탄한 짜임이 만들어지고 뼈가 강화된다. 팔은 자유로워져서 몸통을 늘리고 가슴을 펴는 데 사용될 수 있다. 몸통에 두른 벨트의 위치가 달라지면 효과도 달라진다. 천골에 벨트를 대면 다리와 골반의 뼈와 관절에 조밀함이 형성되고, 가슴의 벨트는 가슴을 열고 넓혀주며 다리의 스트레칭을 강화시켜준다. 마지막으로 머리 뒷면의 벨트는 목을 강화시켜주고 목의 뒷면을 늘려준다. 이러한 확장은 사르방가아사나를 위해 목을 준비시켜준다.

도구

긴 벨트, 벽 (선택사항)

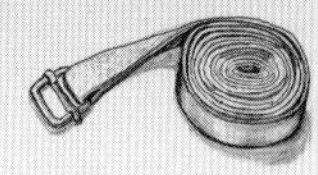

이 변형에서는 (긴) 벨트를 들어올린 다리에 걸고 몸의 다양한 부위에 고정한다.

오른쪽 다리를 들어올리고 자세 하기:

→ 천골대와 오른쪽 발뒤꿈치에 긴 벨트를 두른다.

> 버클이 손에 닿게 두고, 다리를 살짝 굽히면서, 벨트를 조인다. 그러고 난 뒤 벨트의 저항성을 이용해 다리를 뻗는다.

> 팔을 머리 위로 곧게 뻗고 어깨를 뒤로 젖힌다(바닥 쪽으로)❶.

> 벨트를 잠시 잡고서 오른쪽 다리가 좀 더 펴지도록 당긴다❷.

> 40~60초 동안 유지한 후에 벨트가 등 중간(견갑골 하부)을 감싸도록 옮긴다. 아마도 벨트의 길이를 약간 조절해야 할지도 모른다❸.

> 마지막 단계로 벨트를 머리 뒷면으로 옮긴다. 머리를 들어올려 그 무게로 벨트를(그리고 다리를) 편다❹.

❶
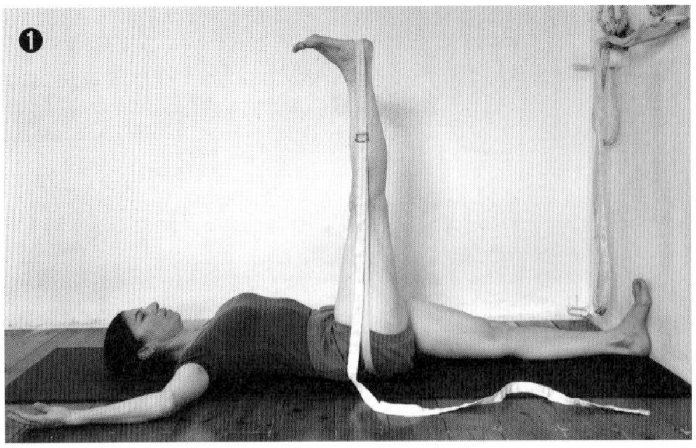

❷
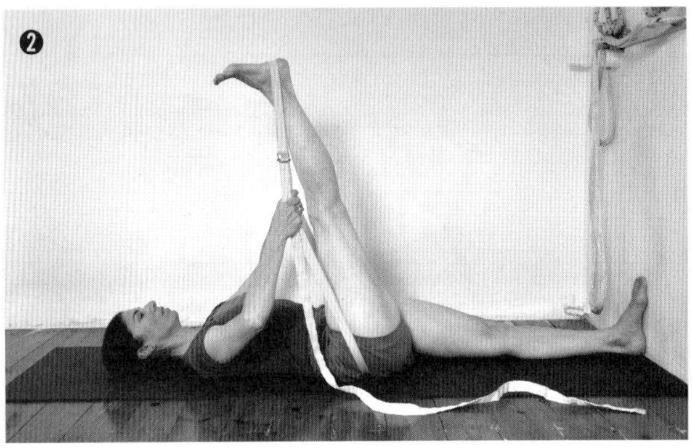

❸
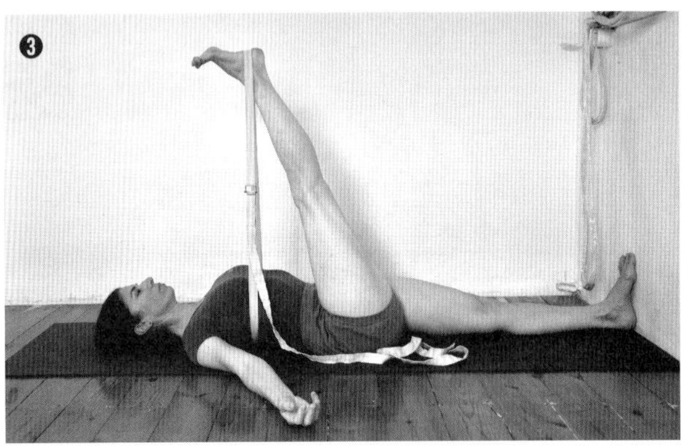

❹
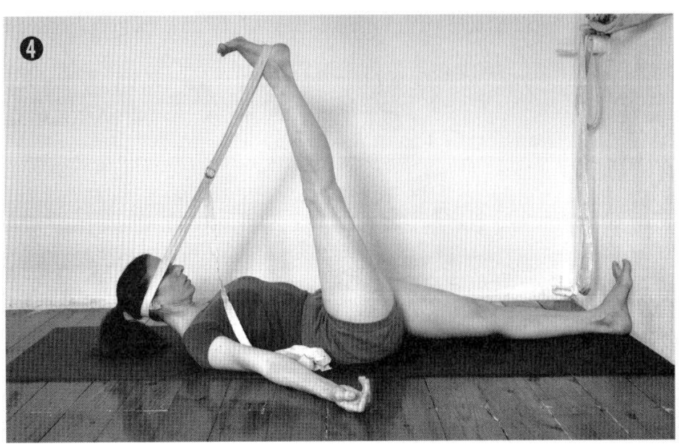

숩타 파당구쉬타아사나 I 변형 4

들어올린 다리에 공간 만들기: 벨트를 발뒤꿈치에서 서혜부로 걸어서

효과

수평으로 벨트를 당기는 것은 허리와 들어올린 다리 쪽의 아랫배에 공간을 만든다. 이것은 이 자세에서 들어올린 다리의 허벅지 윗면을 강화하는 동작을 가르쳐준다.

도구

벨트 2개(두 개 중 하나는 길어야 한다), 벽(선택사항)

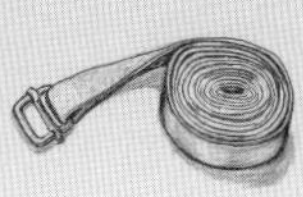

이 변형에서 벨트를 바닥에 놓인 다리의 발뒤꿈치로부터 들어올린 다리의 서혜부로 감는다. 만약 다리가 길다면, 긴 벨트가 필요할 것이다.

오른쪽 다리를 들고 자세 하기:

→ 이 자세의 변형 1에서처럼 자세를 시작하고 벨트를 오른쪽 서혜부(또는 다리 맨 윗부분)에서 왼쪽 발뒤꿈치까지 감싼다.

> 오른쪽 다리를 구부려 무릎을 잡는다. 왼쪽 다리를 살짝 굽힌 채로 벨트를 조인다. 그다음 왼쪽 다리를 뻗어서 벨트를 펴지도록 해서 오른쪽 허벅지가 멀어지게 한다.

Note: 버클을 손에 닿는 곳에 위치시켜 벨트를 조절 가능하게 한다.

> 그러고 난 뒤에 나머지 벨트를 오른쪽 발뒤꿈치에 두르고 오른쪽 다리를 수직으로 뻗는다.

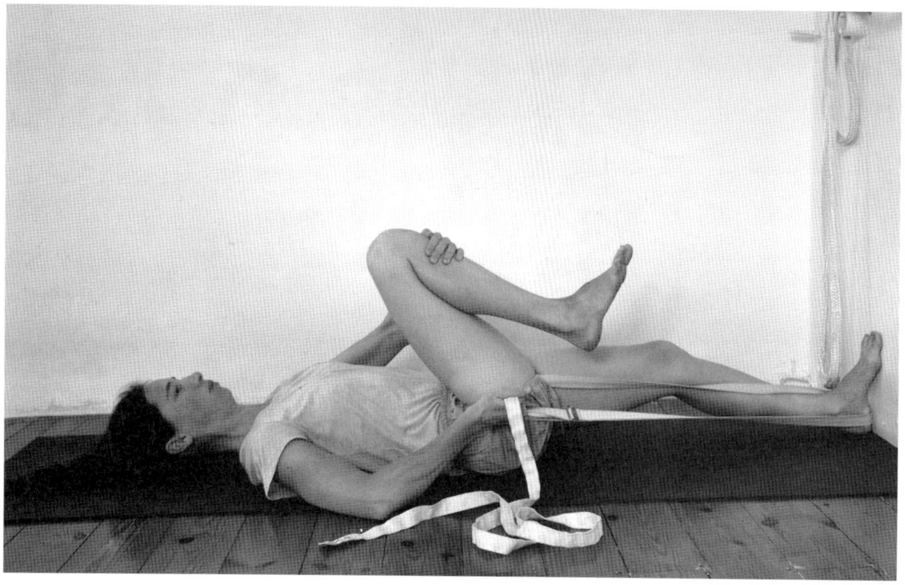

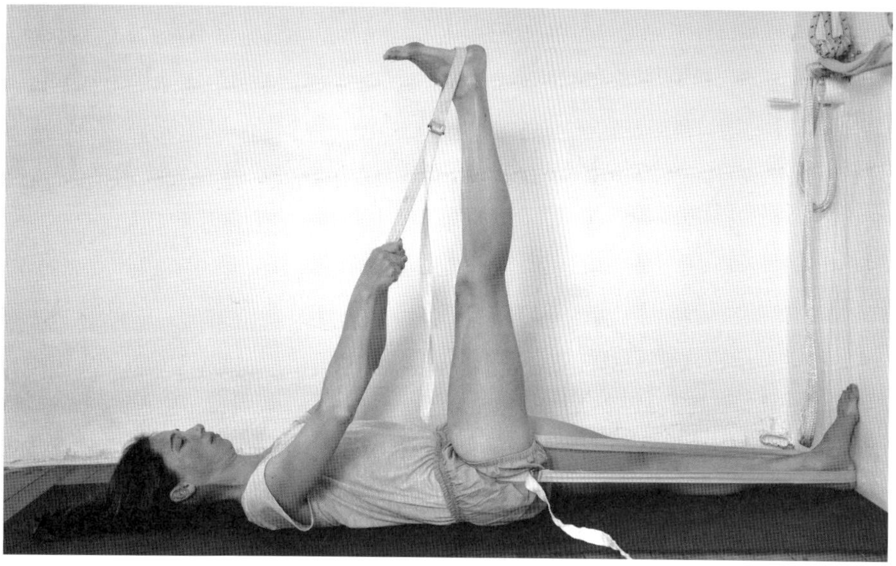

Tips

- 왼쪽 다리를 뻗고 발뒤꿈치 안쪽을 사용해서 벨트를 펴지게 한다.
- 변형 1과 이 변형 자세를 비교해 본다. 아랫배 내부에서 호흡의 흐름은 어떠한가?

숩타 파당구쉬타아사나 I 변형 5

들어올린 다리에 공간 만들기: 보조자가 다리를 당겨서

효과

이전의 변형들과 유사하지만, 보조자는 좀 더 민감하고 분별력 있는 견인을 제공할 수 있다. 보조자는 또한 바닥에 있는 다리의 허벅지를 누르는데, 이는 이쪽 다리를 바깥에서 안쪽으로 회전해 바닥으로 뿌리를 내리는 것을 가르쳐준다.

도구

보조자, 로프, 벨트, 벽(선택사항)

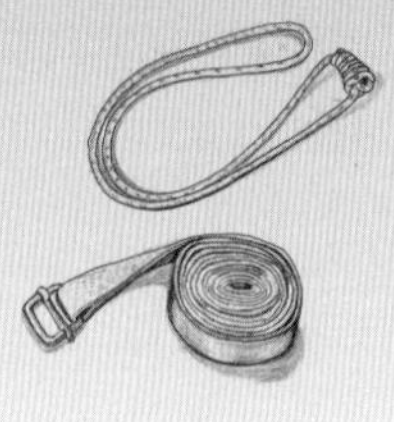

이 변형에서 보조자는 들어올린 다리의 허벅지 맨 윗부분을 수련자의 몸에서 멀어지게 당겨준다. 오른쪽 다리를 들고 자세 하기:

보조자:

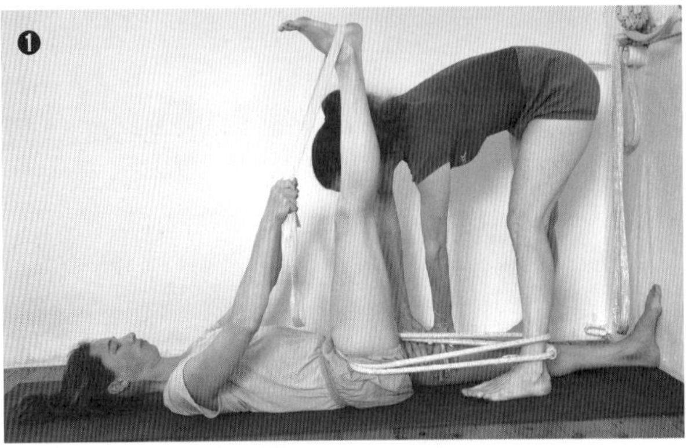

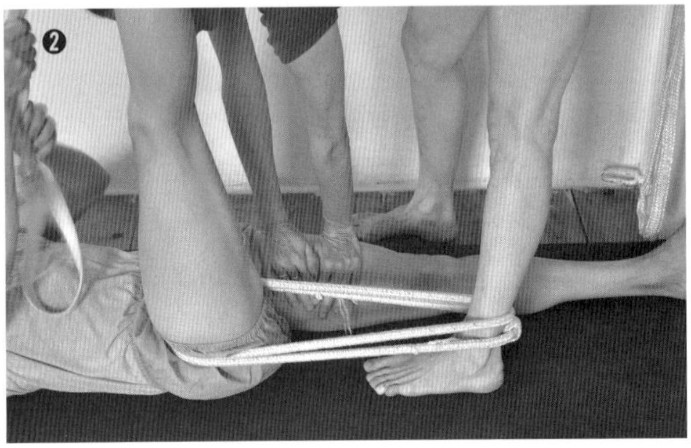

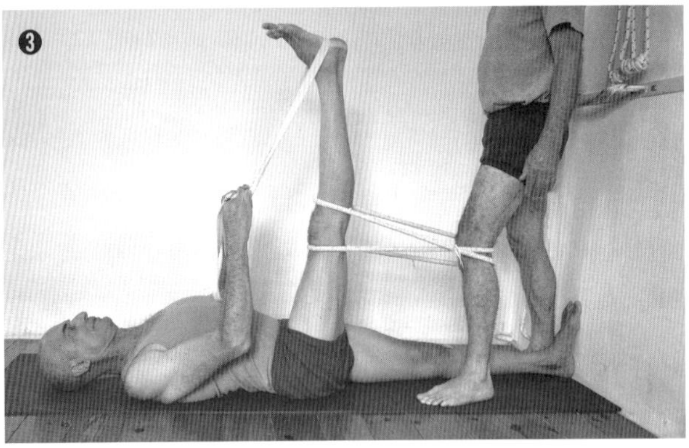

→ 로프를 이중으로 해서 수련자의 오른쪽 다리 주변에 끼운다. 로프를 서혜부까지 내린다.

Note: 만약 로프를 쓸 수 있는 상황이 아니면, 폭이 넓은 벨트를 사용한다.

> 왼발을 로프 안에 넣고 당신 쪽으로 당겨서 로프를 팽팽하게 만든다. 수련자에게 벨트를 사용해서, 오른쪽 다리를 위로 뻗으라고 한다.

> 왼쪽 다리로, 로프를 당겨서 수련자의 오른쪽 몸통 측면이 펴지게 한다. 손을 수련자의 왼쪽 허벅지 앞면에 올린 후 누른다❶.

> 수련자의 허벅지가 안으로 회전할 수 있도록 손가락을 놓는다❷.

선택사항: 로프를 수련자의 무릎 위와 밑에 놓기❸

효과: 이 선택사항은 다리를 곧게 뻗고 무릎의 뒷면을 여는 법을 가르쳐준다. 무릎 부상을 회복하는 데 도움을 줄 수 있다.

→ 이중으로 된 로프 끝 중 하나는 무릎 위에, 다른 끝은 무릎 아래에 둔다.

> 다리로 로프를 부드럽게 당긴다.

Tips

보조자를 위해:

✔ 수련자의 왼쪽 허벅지를 누를 때 허벅지 뼈가 바닥을 향해 아래로 움직이도록 수직적인 압력을 가한다. 손가락의 방향은 허벅지 안쪽이 바닥을 향해 아래로 움직이게 놓여야 한다.

✔ 수련자에게 압력을 늘리거나 줄여야 하는지 묻는다.

숩타 파당구쉬타아사나 I 변형 6

다리를 90°로 지탱하기: 벽 모서리를 이용하여

효과

벽은 양쪽 다리가 정확한 위치에 있도록 해준다. 들어올린 다리의 뒷면을 벽 쪽으로 누르고 다른 쪽 다리의 허벅지 안쪽을 벽의 측면에 두는 것은 다리와 골반을 정렬하고 안정시키는 것을 돕는다. 들어올린 다리를 지지하는 것은 제한된 유연성을 가진 사람의 긴장감도 줄여준다.

도구

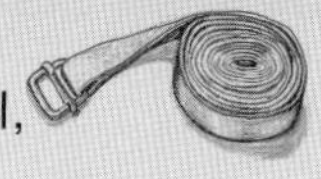

벽 모서리,
벨트,
블록 2개(선택사항)

오른쪽 다리를 들어올리고 자세 하기:

- 벽 모서리나 기둥 가까이에 눕는다. 오른쪽 다리를 들고 오른쪽 엉덩이뼈와 오른쪽 발뒤꿈치가 벽에 닿을 때까지 벽에 가깝게 가져온다.
- 왼쪽 허벅지 안쪽이 벽을 누를 수 있도록 바깥에서 안으로 회전하면서 왼쪽으로 살짝 움직인다.
- 왼쪽 발뒤꿈치를 블록 위에 올리고, 발뒤꿈치로 블록을 누른다. 오른쪽 발뒤꿈치에 저항성을 가하면서 벨트를 당긴다❶.
- 또한 (고무나 폼으로 된) 블록을 오른쪽 발뒤꿈치와 벽 사이에 놓을 수 있다❷.

❶

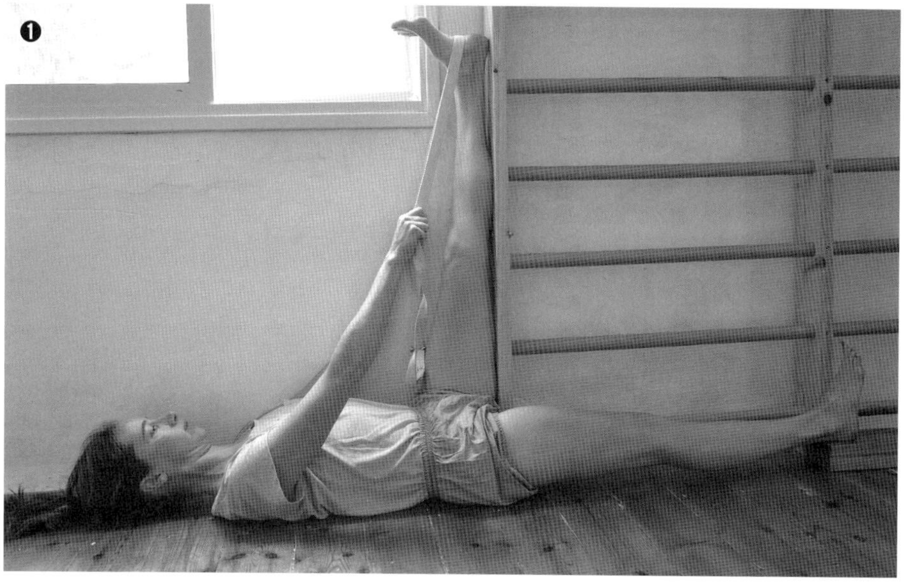

❷

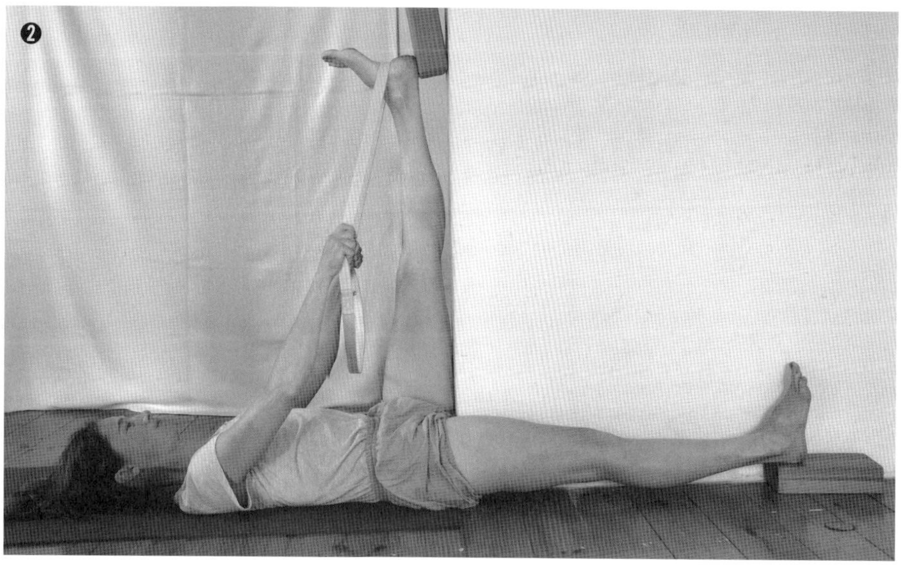

숩타 파당구쉬타아사나 II(측면)

숩타 파당구쉬타아사나 II에 관하여

이것은 『요가디피카』(LOY 사진 278)에서 이 자세의 세 번째로 제시된 동작인데, 요즘에는 보통 숩타 파당구쉬타아사나 II로 불린다.

이 자세는 골반 부분과 아랫배에 측면 확장을 만든다. 이것은 웃띠타 트리코나아사나와 다른 서서 하는 측면 자세를 위한 좋은 예비 동작이다. 이것은 생리 중인 여성에게 추천하는 자세 중 하나이다. 수업 중에 숩타 파당구쉬타아사나 I, 우르드바 프라사리타 파다아사나 등을 대신해서 이 자세를 수련할 수 있다.

주의

내전근에 부상을 입었을 때는 이 자세를 수련하지 않는다.

숩타 파당구쉬타아사나 II 변형 1

골반 안정시키기:
두 손으로 벨트를 잡고

효과

두 손으로 벨트를 잡는 것은 자세를 안정시키고 골반이 옆으로 젖혀지는 것을 극복하는 데 도움을 준다.

도구

벽, 벨트

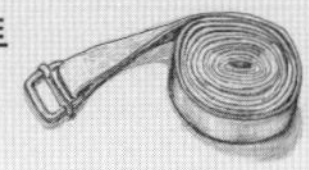

두 단계를 제시한다. 다리를 굽히고 그리고 다리를 뻗은 자세이다.

오른쪽 다리로 자세 하기:

- 두 발을 벽에 대고 눕는다. 오른쪽 다리를 굽히고, 오른손으로 무릎을 잡고 오른쪽으로 젖힌다.
- 오른쪽 엉덩이를 조이고 골반대를 오른쪽에서 왼쪽으로 돌려서 골반이 오른쪽으로 돌아가려고 하는 것을 막는다.
- 왼손바닥을 왼쪽 허벅지 위에 두고 오른쪽 골반의 열림을 경험하기 위해 자세를 유지한다❶.
- 이제 벨트를 잡고, 작은 고리를 만들어 오른쪽 발뒤꿈치에 건다. 벨트의 풀어진 끝을 등 상부 아래로 통과시킨 다음 양손으로 벨트를 잡는다.
- 벨트를 당기고 오른쪽 다리를 벨트의 저항력을 이용해 편다.
- 왼쪽 다리를 잘 뻗은 채로 발을 벽을 향해 밀고 다리 뒷면은 바닥으로 누른다❷.

❶

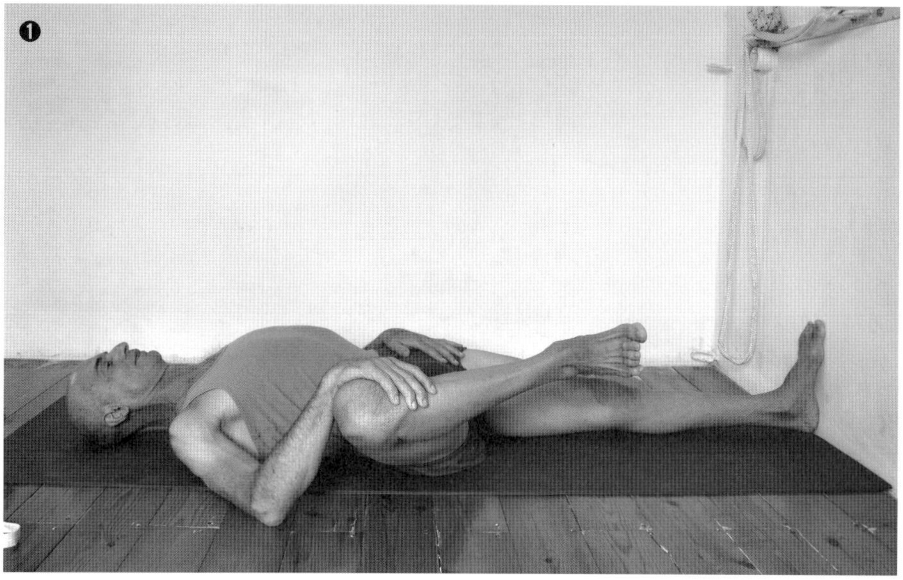

❷

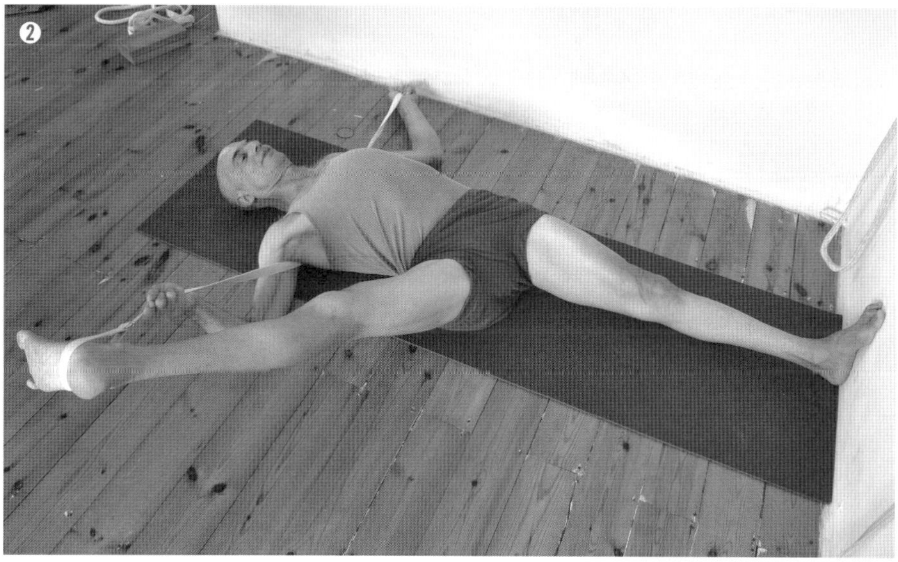

Tips

- 오른발이 바깥으로 돌아가지 않도록 하라. 바닥과 평행이 되게 유지한다.
- 머리를 들어 골반을 바라보고, 골반이 오른쪽으로 치우치지 않고 곧바로 위를 향해 있는지 확인한다.
- 골반의 공간을 늘리기 위해 왼발을 왼쪽으로 움직여서 매트의 왼쪽 가장자리와 나란하게 만든다(벽 쪽으로 조금 더 가까이 가야 할 필요가 있을 것이다).
- 아랫배 부분의 호흡을 관찰한다. 양쪽으로 고르게 퍼지는가?

숩타 파당구쉬타아사나 II 변형 2

다리 활성화하기: 몸과 다리를 묶어서

효과

벨트를 당기는 것은 측면으로 벌린 다리를 활성화시킨다. 탄탄한 짜임이 만들어지고 뼈는 강화된다. 팔이 자유로워서, 몸통을 펴고 가슴을 여는 데 사용될 수 있다.

도구

긴 벨트

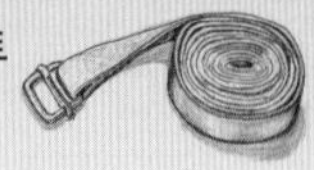

이 변형은 숩타 파당구쉬타아사나 I과 유사하다. (긴) 벨트를 옆으로 벌린 다리에 걸어 골반 둘레에, 그런 다음 가슴둘레로 고정시킨다.

오른쪽 다리로 자세 하기:

> 긴 벨트를 골반과 오른쪽 발뒤꿈치에 건다. 다리를 뻗었을 때, 벨트가 잘 펴지도록 무릎을 굽혀 벨트를 조인다.

> 그다음 벨트를 가슴으로 옮긴다. 벨트의 길이를 조절할 필요가 있을지 모른다.

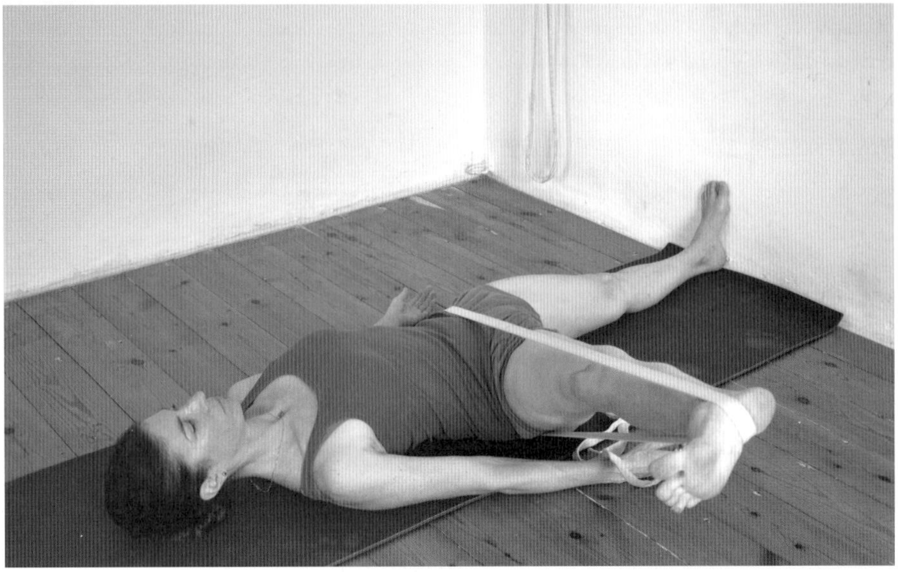

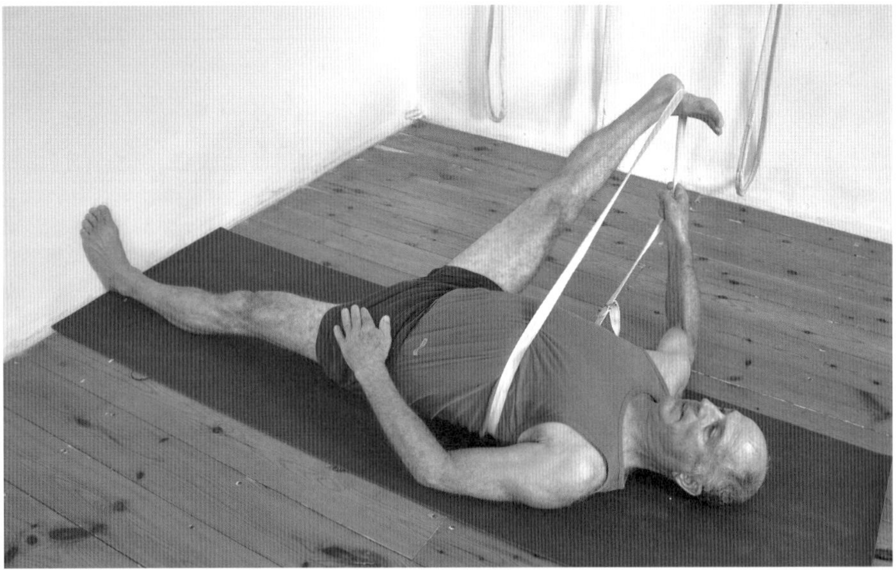

숍타 파당구쉬타아사나 II 변형 3

골반에 공간 만들기: 벨트를 발뒤꿈치에서 서혜부로 걸어서

효과

벨트를 당기는 것은 골반에 공간을 만들고 이곳이 균형을 유지하는 것을 가르쳐준다. 아랫배에 호흡을 위한 공간이 만들어진다.

도구

벽,
벨트 2개
(하나는 길어야 할 필요가 있을지도 모른다)

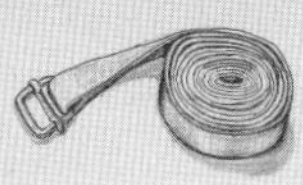

이 변형은 숍타 파당구쉬타아사나 I의 변형 4와 유사하다. 우리는 여기서 짧게 매듭지어진 벨트를 사용하는 방법을 제시한다.

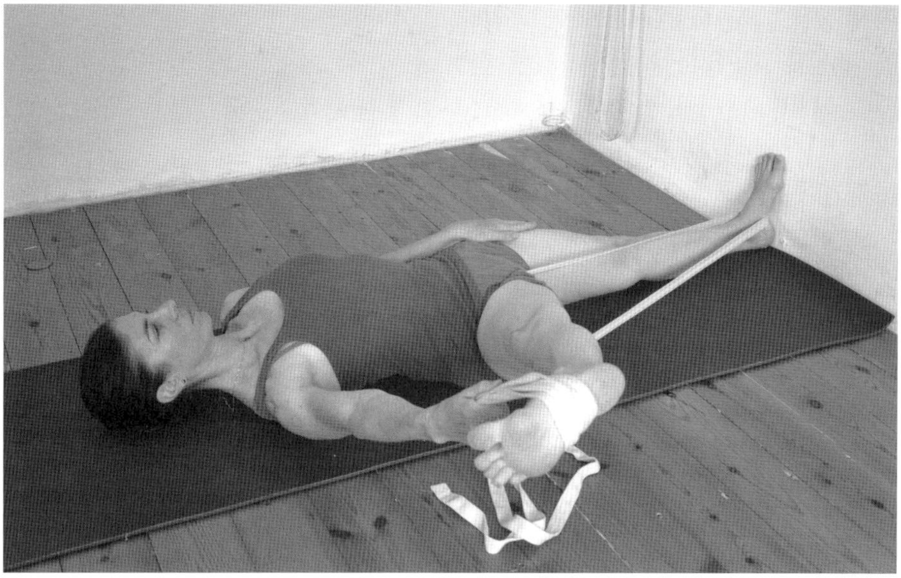

오른쪽 다리를 옆으로 벌리고 자세 하기:

→ 오른쪽 서혜부에서 왼쪽 발뒤꿈치로 벨트를 감싼다(보통 긴 벨트여야 한다).

> 오른쪽 다리를 굽혀서 무릎을 잡는다. 왼쪽 다리를 살짝 굽혀 벨트를 조인다. 그다음 왼쪽 다리를 뻗어서 벨트를 펴고 오른쪽 허벅지가 몸에서 멀어지게 한다.

Note: 나중에 벨트를 조절할 수 있도록 버클을 손에 닿는 곳에 둔다.

> 다른 벨트를 두 번 접어서 짧게 만든 다음 단단한 고리를 만든다. 오른쪽 발뒤꿈치에 고리를 건 다음 다리를 위로 뻗는다.

> 오른팔을 뻗어서 짧은 고리를 잡고 다리를 오른쪽으로 벌린다.

Note: 고리의 길이를 조절하거나 필요한 만큼 잡는다.

> 골반이 오른쪽으로 돌아가지 않도록 한다.

Tips

- 옆으로 벌린 다리를 바닥을 향해 움직일 때 다리 안쪽을 서혜부에서 안쪽 발뒤꿈치로 길게 늘리고 다리 바깥쪽을 발 바깥쪽에서 골반을 향해 움직인다.
- 오른쪽 다리 바깥쪽과 엉덩이는 조여서 그 저항으로 다리의 안쪽에서부터 내린다. 이는 골반이 오른쪽으로 기울어지는 것을 막아준다.
- 치골을 오른쪽에서 왼쪽으로 돌린다.

숩타 파당구쉬타아사나 II 변형 4

편 다리 쪽에 공간 만들기: 보조자가 다리를 당겨서

효과

이 선택사항은 다리의 뒷면을 열어주고 무릎에 공간을 만들어준다. 무릎 부상의 고통을 경감시켜줄 수 있다.

도구

보조자,
로프,
벨트,
벽(선택사항)

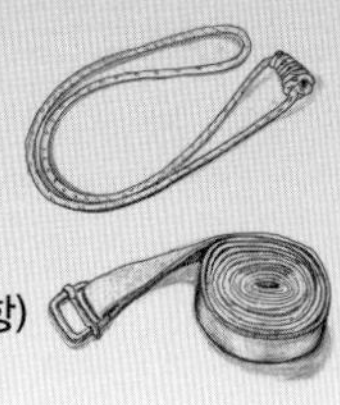

이 변형은 숩타 파당구쉬타아사나 I과 유사하다. 거기서 제시한 지시를 따른다.

다른 선택사항:

1. 가위-동작 ❶

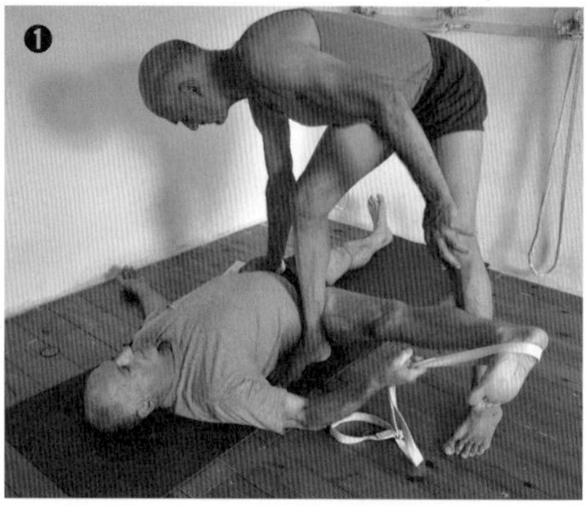

보조자:

→ 오른쪽 발뒤꿈치를 수련자의 오른쪽 허벅지 맨 윗부분에 대고, 허벅지를 당긴다(수련자의 오른쪽 옆구리가 펴지도록).

> 동시에 왼쪽 다리를 사용해서 수련자의 종아리를 부드럽게 밀어서 수련자의 다리가 잘 펴지게 한다.

> 오른손을 수련자의 장골 능선 위에 두어서 바닥으로 내리게 한다.

> 가위 같은 동작을 사용하여 수련자의 무릎 뒷면을 연다.

Note: 힘을 가하는 것에 주의한다. 무릎에 문제가 있는 수련자는 이 변형 자세를 하지 않는다.

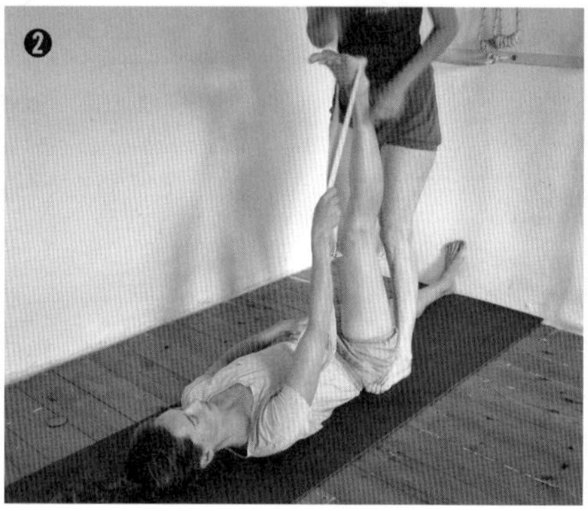

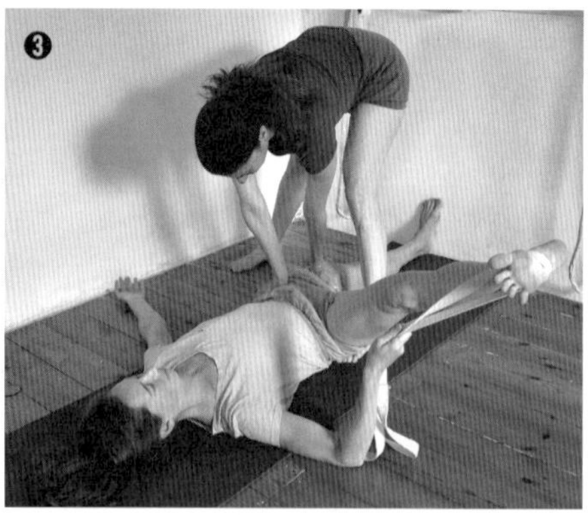

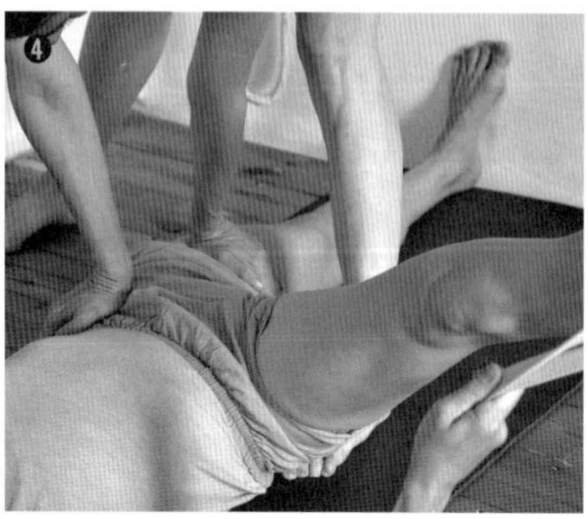

2. 발을 엉덩이 밑에 두고 ❷

보조자:

→ 수련자가 오른쪽 다리를 들어올린 다음, 마주하고 서서, 왼발을 수련자의 오른쪽 엉덩이 밑으로 끼운다.

> 발과 발가락으로, 수련자의 엉덩이를 당신 쪽으로 펴서 받쳐준다❷.

> 수련자의 다리를 오른쪽으로 벌리면서, 오른손으로 수련자의 왼쪽 장골 능선을 눌러서 골반이 오른쪽으로 돌아가는 것을 막는다❸.

> 왼손을 수련자의 왼쪽 허벅지 앞면에 두어 허벅지를 아래로 고정시킨다. 손가락이 안쪽으로 가도록 손바닥을 두고 수련자의 허벅지를 바깥에서 안쪽으로 돌린다❹.

Note: 장골 능선의 뼈가 튀어나온 부분은 볼록하고 날카롭다. 손을 장골 능선 모양에 맞게 둥글게 해주고 만약 수련자가 예민하다면, 강한 압력은 가하지 않는다.

숩타 파당구쉬타아사나 II 변형 5

대퇴골두를 고관절로 이동시키기: 옆으로 벌린 발을 벽에 대고

효과

벽과의 저항성을 이용해 다리를 펴는 것은 대퇴골을 고관절와 안으로 넣어준다. 이것은 고관절에 매우 좋은 동작이다. 다리 바깥쪽을 바닥에 대고 시작하는 것은 골반대가 측면으로 열리는 것을 강화시켜준다.

도구

벨트,
벽,
블록(선택사항)

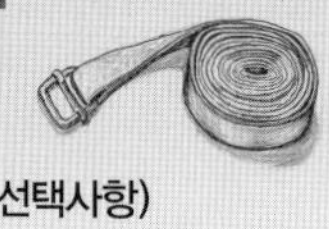

보통 이 자세에서 우리는 골반을 안정되게 유지하고 골반이 측면으로 돌아가지 않게 하며 다리를 열려고 한다. 때때로 이러한 과정은 반대로 행해질 수 있다. 다리를 모두 바닥으로 움직이며 시작하고 골반을 반대 방향으로 돌린다. 이것은 골반에 탄탄한 짜임을 만들어주는데, 특히 여기에서 제시하는 것처럼 발을 벽에 대고 밀 때 그러하다.

오른쪽 다리를 옆으로 벌리고 자세 하기:

→ 벽에서 오른쪽으로 약 75cm 떨어져서, 벽과 수평으로 펼친 점성이 있는 매트 위에 눕는다(벽과의 거리는 다리보다 약간 짧아야 한다).

> 오른쪽 다리를 굽히고 발을 벽에 댄다. 무릎은 살짝 굽혀져야 하고, 발 바깥쪽은 바닥에, 다리는 벽과 직각을 이뤄야 한다❶.

> 천천히 벽을 밀어서 다리를 편다.

Note: 점성이 있는 매트는 필수이다. 왜냐하면 미는 것에 대한 마찰 저항력을 제공하기 때문이다.

> 왼쪽 손바닥을 왼쪽 장골뼈 위에 놓는다. 왼쪽 엉덩이를 바닥에 가깝게 하기 위해 왼쪽으로 가능한 많이 골반을 돌린다❷.

❶
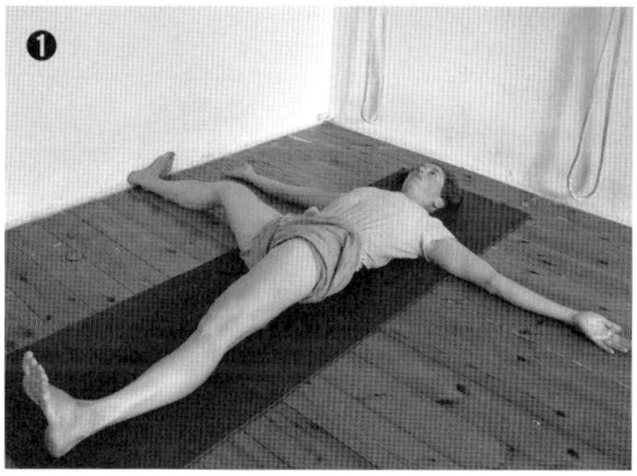

❷
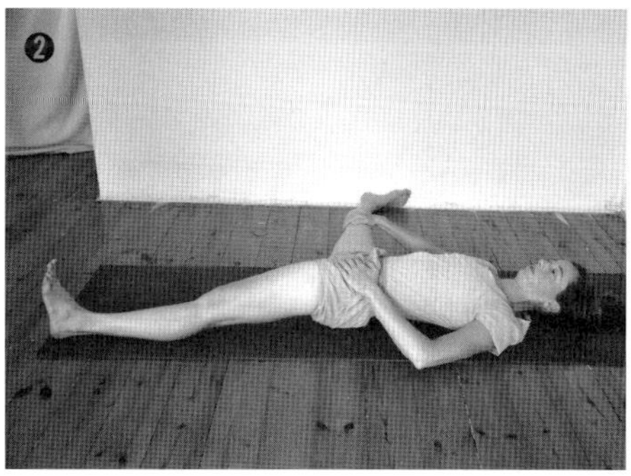

선택사항: 벽 모서리를 이용하기

→ 왼발로도 벽을 밀어서 이 변형을 할 수 있다. 이를 위해 ❸에서 제시하는 것처럼 벽 모서리를 이용해야 한다.

❸
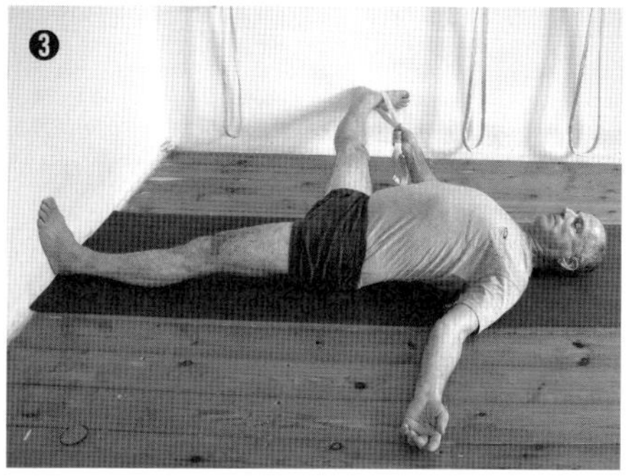

Tips

- 대퇴골을 소켓 안으로 이동시키는 것은 오른쪽 다리와 벽이 90° 일 때 가장 효과적이다. 그러므로 오른발을 90°보다 더 높이 두지 않는다.
- 왼쪽 엉덩이 밑에 틈을 메우기 위해 접은 담요 혹은 다른 받침을 쓸 수 있다.
- 양쪽 엉덩이 바깥쪽을 가운데로 모은다. 이는 골반 앞쪽을 여는 데 도움을 주고, 골반의 왼쪽 면을 바닥에 안착하게 해주며 대퇴골의 시작 부분을 고관절와 안으로 들어가게 해준다.

숩타 파당구쉬타아사나 II 변형 6

대퇴골두를 고관절 안으로 밀어 넣기: 보조자가 엉덩이를 당겨서

효과

로프를 당기는 것은 골반을 안정시키고 대퇴골을 제자리에 유지시켜준다. 이것은 우리 몸을 매우 진정시키는 힘이 있으며 복부장기를 이완하고 부드럽게 해준다.

도구

보조자, 로프, 벨트

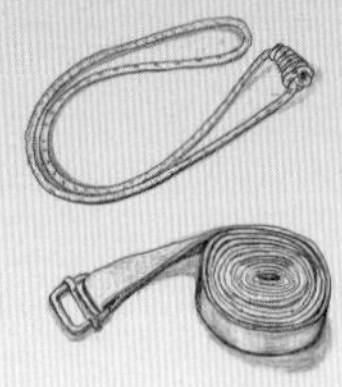

오른쪽 다리를 옆으로 벌리고 자세 하기:

→ 수련자: 바닥에 눕는다. 오른쪽 다리를 들어올리고 오른쪽 발뒤꿈치에 벨트를 걸고 그것을 잡는다.

› 보조자: 수련자의 왼쪽에 앉아서 로프를 수련자의 엉덩이에 감는다. 발을 수련자의 골반의 왼쪽에 댄다.

› 보조자: 수련자가 다리를 오른쪽으로 벌릴 때, 로프를 당겨서 수련자의 골반을 안정시키고 엉덩이 살을 골반 속으로 밀어넣는다.

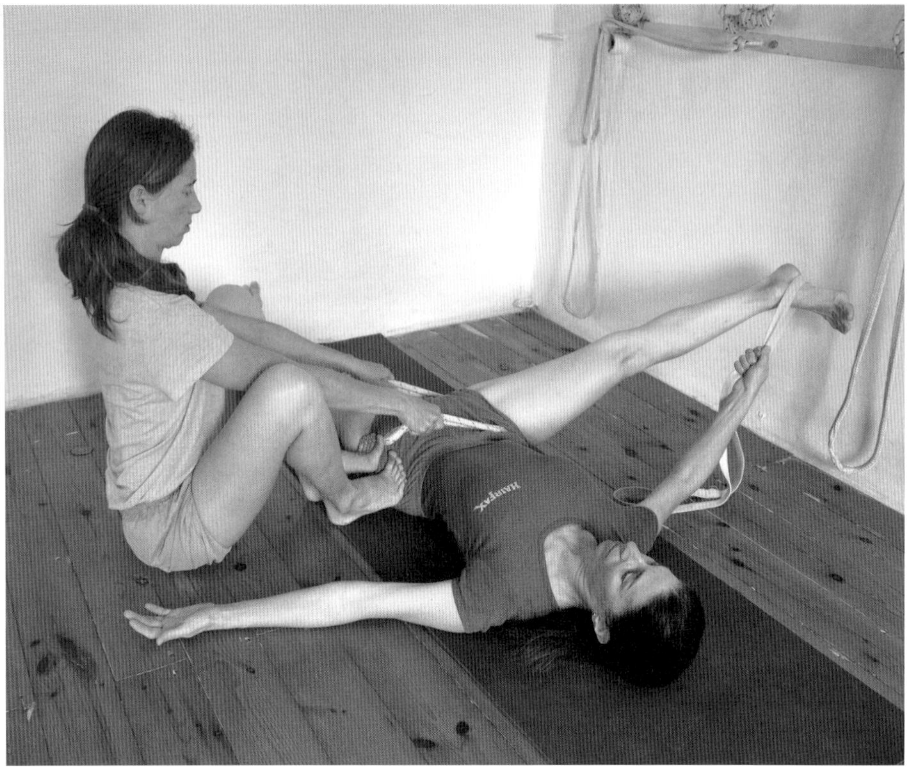

숩타 파당구쉬타아사나 II 변형 7

회복의 숩타 파당구쉬타아사나 II: 허벅지 바깥쪽을 받쳐서

효과

받침은 애를 쓰지 않고도 자세를 하게 해주며 자세의 확장과 이완 효과를 즐길 수 있게 해준다. 이 변형은 특히 생리 중인 여성과 임신부에게 유용하다(임신 중이라면 볼스터를 사용한다).

도구

담요,
볼스터 또는
블록

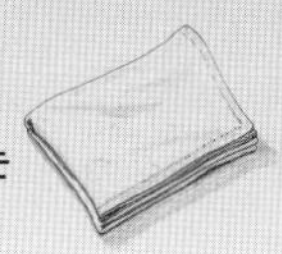

오른쪽 다리를 옆으로 벌려서 자세 하기:

→ 둥글게 만 담요(또는 볼스터)를 오른쪽에 세로로 놓는다.

> 벨트를 이용하여 오른발을 잡고 들어 올린다.

> 다리를 오른쪽으로 벌리고 둥글게 만 담요를 조정하여 오른쪽 허벅지 윗면을 받친다.

> 오른쪽 팔꿈치를 굽혀서 어깨높이 바닥에 놓는다❶.

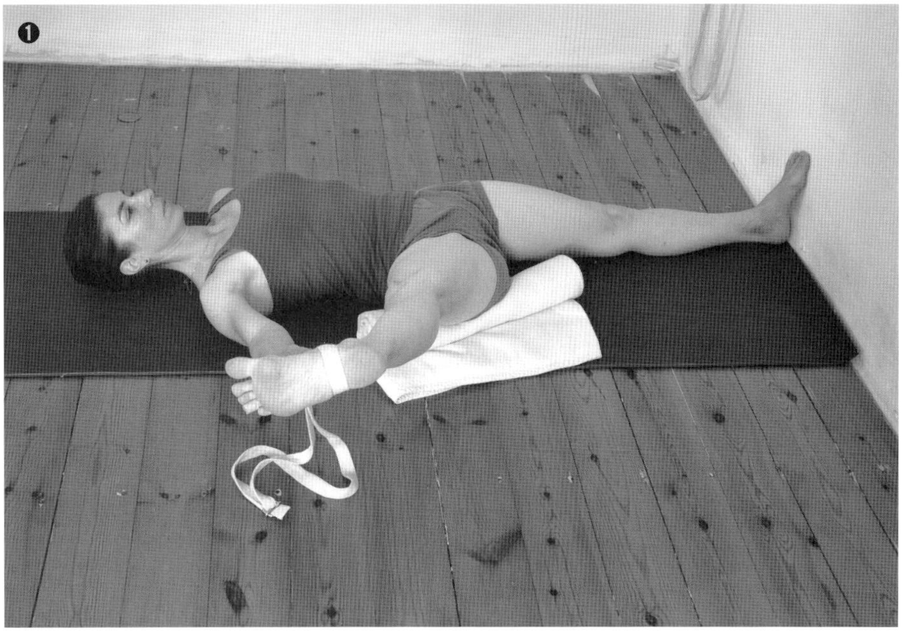

다른 방법: 딱딱한 받침 사용하기

→ 나무 블록❷이나 또는 평평한 금속추(여기서 제시하지 않음)를 사용할 수 있다.

> 블록 또는 추로 허벅지 윗면을 받칠 수 있도록 놓는다.

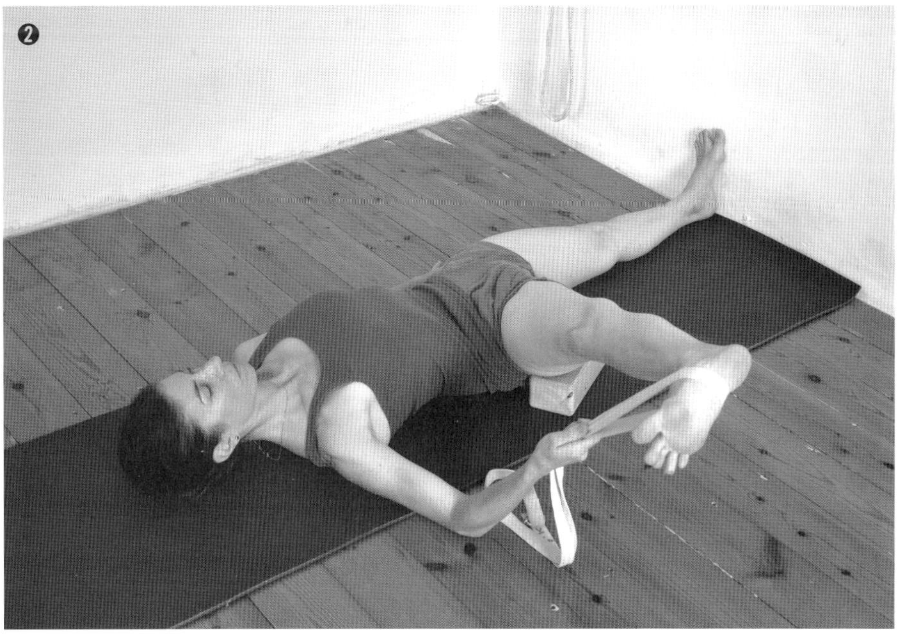

파스치모타나아사나(Paschimottanasana)

파스치모타나아사나에 대하여

파스치모타나아사나는 주요한 전굴 자세이다. 이것은 회복과 명상의 수행일 뿐만 아니라 다리 뒷면과 등을 펴는 데 특히 유익하다. 그런 이유로 얼마간의 지면을 할애할 것이다. 이 자세의 변형 중 상당수는 다른 기본적인 전굴 자세에 쉽게 적용될 수 있다(자누 시르시아사나와 트리앵가 무카에카파다 파스치모타나아사나). 우리가 여기서 소개하는 자세는 다음을 위함이다.

- 다리를 활성화한다.
- 햄스트링 근육을 길게 해서 자세로 더 깊이 전굴한다.
- 자세에서 휴식하듯 더 오래 머문다.

짧은 햄스트링을 가진 사람들은 등에서부터 구부리는 경향이 있는데, 이것은 등에 부담을 준다. 안전하게 자세를 시작하기 위해 우선 우리는 햄스트링을 길게 하는 것을 배워야만 한다.

주의

햄스트링 근육을 보호하기 위해서, 모든 면에서 두 무릎을 똑같이 뻗으면서 언제나 무릎을 완전하게 펴야 한다. 허벅지가 바닥에서 들리지 않도록 한다. 갑작스런 천식 증상이 있거나 천식 직후에는 이 자세를 하지 않는다. 설사를 할 때도 이 자세는 피한다.

다리 활성화하기

서서 하는 자세는 발이 기반임에 반해, 대부분의 전굴 자세는 다리의 뒷면이(엉덩이부터 발뒤꿈치까지) 기반이다. 다리를 아래로 더 많이 누르고 무겁게 만들수록, 몸통에서 더 많은 자유와 확장을 얻을 수 있다. 대퇴사두근(앞 허벅지근육)은 대퇴골(허벅지뼈) 위에 단단하고 평평하게 있어야 한다. 우리는 이 근육을 부풀리거나 수축시키지 않고, 활성화시키고 팽팽하게 하는 법을 배워야 한다.

다음의 변형들은 이러한 동작을 익히는 것을 도와준다.

파스치모타나아사나 변형 1

다리 활성화시키기: 허벅지 사이에 블록을 끼우고서

효과

블록은 허벅지 바깥쪽을 활성화시킨다. 이는 고관절을 안정시키고 몸통의 측면을 신장시키는 것을 도와준다. 또한 허벅지를 안으로 돌리는 것을 도와줘서 골반도 넓혀준다. 두 손으로 벨트를 당기는 것은 척추를 신장시키는 것을 도와주고 등을 넓게 해줘서, 등이 튀어나오는 것(곱사등)을 막아준다.

도구

나무 블록, 벨트, 선택사항: 담요 2~3개(앉은 자리를 높이거나 머리를 뉘일 수 있는 용도)

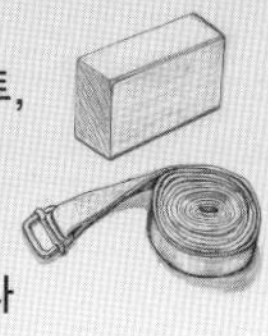

이 자세는 단다아사나 변형 6과 유사하다.

→ 접은 담요를 나중에 머리 받침으로 쓰기 위해 옆에 둔다(받침의 높이는 필요에 따라 조정해야 한다).

> 단다아사나로 앉는다. 블록을 다리 사이로 단단히 붙든다. 안쪽 허벅지의 위 가장자리가 블록에 닿도록 허벅지를 안으로 돌린다(26쪽에서와 같이).

> 무릎을 살짝 굽힌다. 벨트를 발뒤꿈치 주변에 감아서 잡는다. 벨트를 두 손으로 당기며, 가슴을 펴고, 척추 위쪽을 안으로 밀고, 등을 오목하게 한다. 다리는 벨트의 저항력을 이용해 뻗고 곧게 앉는다❶.

> 숨을 마시고 팔을 들어 우르드바 하스타 난다아사나를 한다.

> 등 모양을 오목하게 유지하면서 몸을 45° 앞으로 구부린다. 흉골을 든다. 그런 다음 턱을 들고 위를 바라본다(이것은 파당구쉬타 단다아사나다) ❷.

> 숨을 마시고 가슴을 연다. 필요하다면, 팔을 곧게 뻗은 상태를 유지할 수 있도록 벨트의 길이를 줄인다.

> 숨을 내쉬고 팔꿈치를 옆으로 굽히며 앞으로 숙인다(손이 발에 닿는다면, 벨트 대신에 발을 잡는다). 가슴을 펴기 위해 두 팔꿈치를 넓힌다.

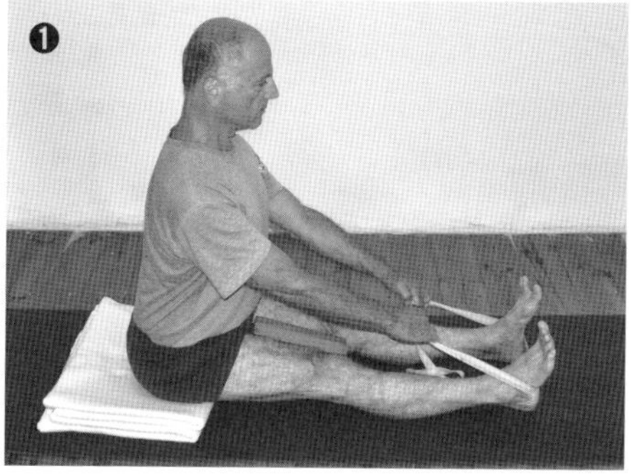

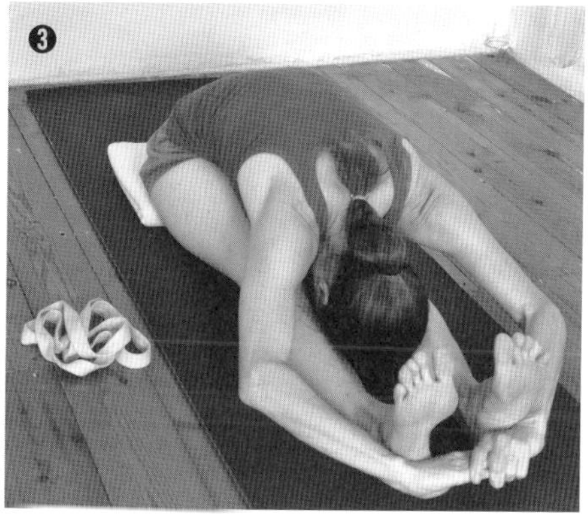

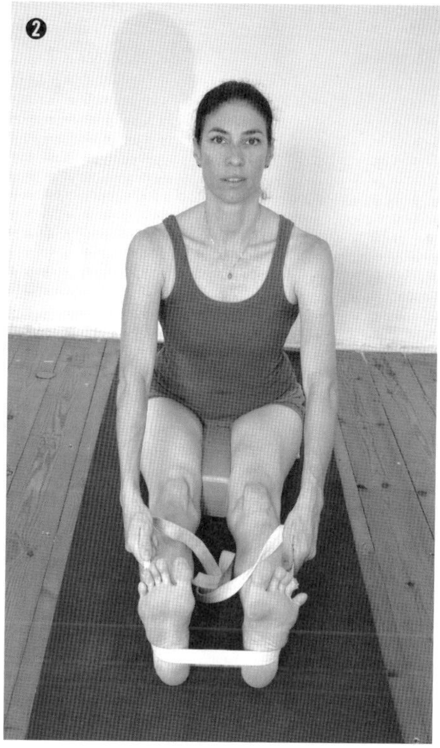

> 배꼽을 허벅지 위에 두고 난 다음 가슴 아랫부분을 내리고, 끝으로 머리를 낮춘다.

> 이마를 정강이 사이에 부드럽게 내려놓아서 목을 부드럽게 한다❸(또는 이마를 놓을 수 있는 담요나 볼스터를 정강이 위에 놓는다).

Tips

- ✔ 다리를 활성화하는 것을 배우고 아랫배를 완전히 수동적으로 유지하면서 다리를 바닥으로 누르는 것을 배운다.
- ✔ 비행기가 착륙할 때, 앞바퀴가 닿기 전에 뒷바퀴가 먼저 땅에 닿는다. 비슷하게, 파스치모타나 아사나에 들어갈 때 몸통의 아래쪽을 위쪽보다 먼저 내려야 한다('착륙 사고'를 일으키지 말자).
- ✔ 팔꿈치를 들어서 가슴을 펴고 몸통의 측면과 겨드랑이를 연다. 측면을 수축하지 말고, 척추가 아래로, 그리고 등으로 움직인다.

Note:

모든 전굴 자세는 세 가지 단계를 가진다.

- **우르드바 하스타:** 팔을 위로 뻗어서 몸통을 길게 만든다❶.
- **우르드바 무카 단다아사나(또는 파당구쉬타 단다아사나):** 이 단계에서 등을 오목하게 만들어서 척추 앞쪽을 길게 만든다. 머리는 위를 향하고 있지만, 눈은 마음속으로 척추를 관찰한다❷.
- **아도무카:** 이것은 머리를 아래로 내리는 마지막 단계이다. 몸통의 뒷면은 부드러운 곡선을 그리며 길어진다❸.

❶

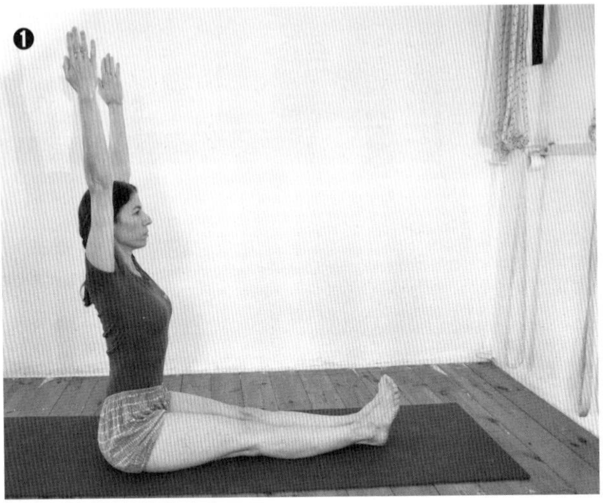

❷

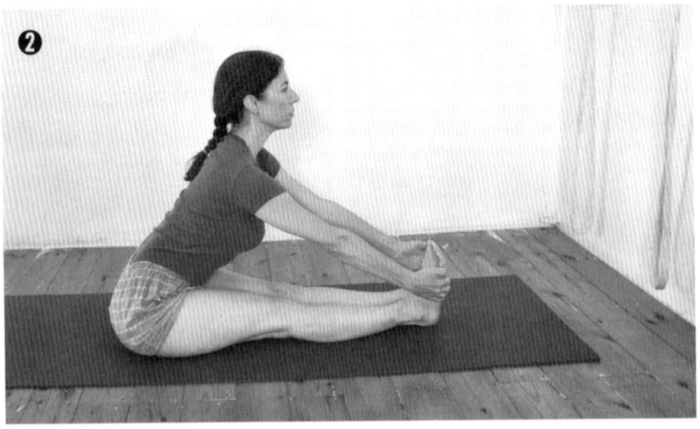

❸

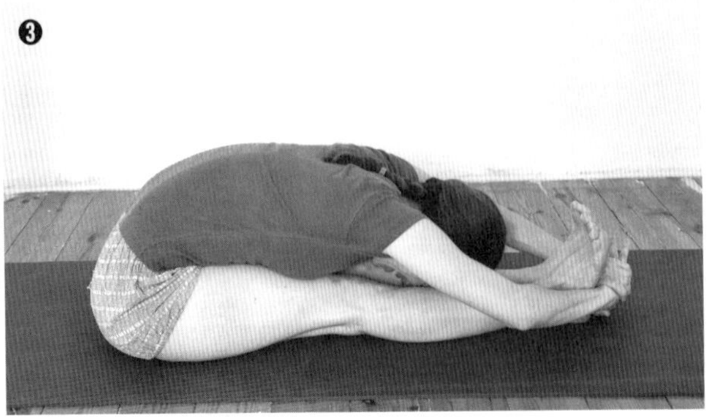

파스치모타나아사나 변형 2

발 활성화하기: 발바닥에 블록을 대고

효과

평편하고 딱딱한 블록은 발을 안정시키고 손을 좌우대칭으로 당길 수 있는 잡기 좋은 표면을 제공해서 다리를 더 욱 활성화시킨다. 고관절은 안정되고 천골은 안으로 들어간다.

도구

블록 1~2개, 담요(선택사항)

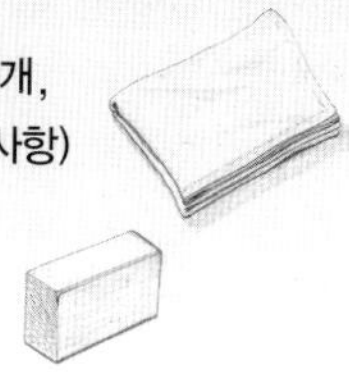

단다아사나의 변형 5(25쪽 참조)는 이것과 비슷하지만, 여기서는 전굴을 도와주는 블록을 사용한다.

→ 단다아사나로 앉는다. 블록을 발바닥에 댄다.

› 숨을 마시고, 팔을 들어 몸통을 위로 뻗는다. 숨을 내쉬고, 고관절에서부터 앞으로 굽힌다. 블록의 측면을 잡고 다리를 뻗는다. 앞을 바라보고 등을 최대한 오목하게 만든다❶.

› 숨을 마시고, 내쉬며 팔꿈치를 굽히고 몸통을 다리 위로 뻗는다.

› 이마를 정강이 위에 놓는다(필요하다면, 접은 담요, 볼스터, 의자까지도 사용한다).

› 가능하다면, 블록을 하나 더 놓거나❷, 혹은 블록을 세로로 놓는다❸.

Note: 블록 대신에 널빤지를 쓸 수도 있다❹. 이는 몸통을 더 넓게 해준다. 기둥, 벽 고리, 의자 등을 쓸 수도 있다❺. 혹은 앞으로 뻗는 것을 증가시키기 위해 다른 어떤 안정된 물체를 잡을 수 있다.

❶

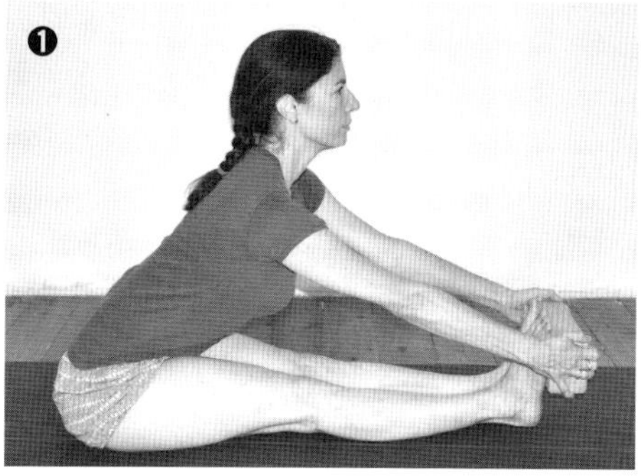

❷

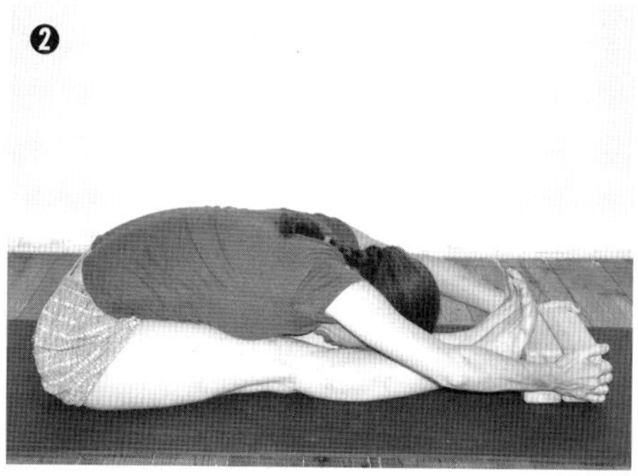

❸

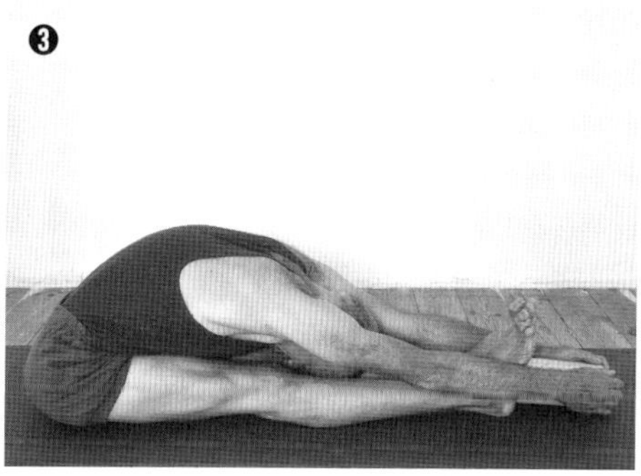

❹

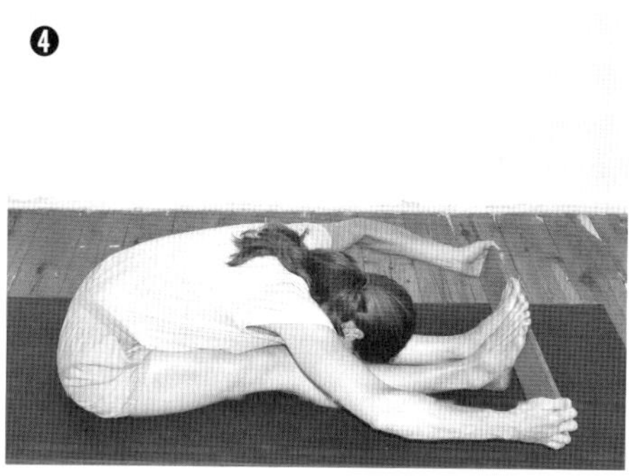

❺

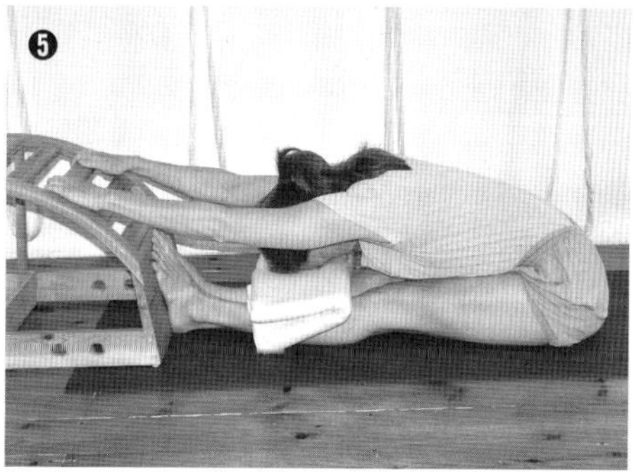

Tips

- 고관절을 안정시키고 골반대를 넓히기 위해 허벅지 바깥 근육을 꽉 조인다. 이것은 복부를 부드럽게 한다.
- 다리를 곧게 뻗으면서, 다리 맨 위 중간선을 본다. 각각의 다리는 앞쪽 발목, 무릎, 허벅지의 중간이 한 줄로 되어 있으며 위를 향해야 한다.
- 발바닥을 넓히고 발가락을 벌린다.

적용

한쪽 또는 두 다리 모두 앞으로 뻗은 모든 전굴 자세, 예를 들어 자누 시르시아사나, 트리앵가 무카이카파다 파스치모타나아사나

파스치모타나아사나 변형 3

다리 단단히 모으기: 벨트를 이용하여

효과

벨트는 다리를 단단히 모아주고 예리함을 만들어주며 허벅지의 내회전을 안정되게 해준다. 벨트의 저항력을 이용하는 것은 다리를 활성화시킨다.

도구

벨트 2개 (또는 더 많이)

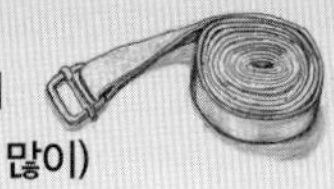

단다아사나 변형 7(27쪽)에서 우리는 6개의 벨트를 이용하여 다리를 안정시키고 단단히 모아주는 법을 제시하였다. 이 변형에서는 파스치모타나아사나를 위해 보여준다. 우리는 여기서 벨트 2개를 사용한다. 27쪽과 같이 벨트를 더 추가해서 다리의 단단함을 향상시킬 수 있다.

→ 단다아사나로 앉아서 벨트를 허벅지 중간에 묶는다. 그리고 두 번째 벨트는 정강이 중간에 묶는다.

> 벨트들이 반대 방향에서 조여지도록 배열한다.

> 허벅지를 안으로 돌리고, 벨트를 조인다.

Note: 만약 벨트를 조인 후에, 발목뼈에서 불편함이 느껴지면, 발목 사이에 완충 역할을 하는 것을 둔다.

> 상체를 굽히고 앞으로 뻗어서 파스치모타나아사나를 한다.

❶

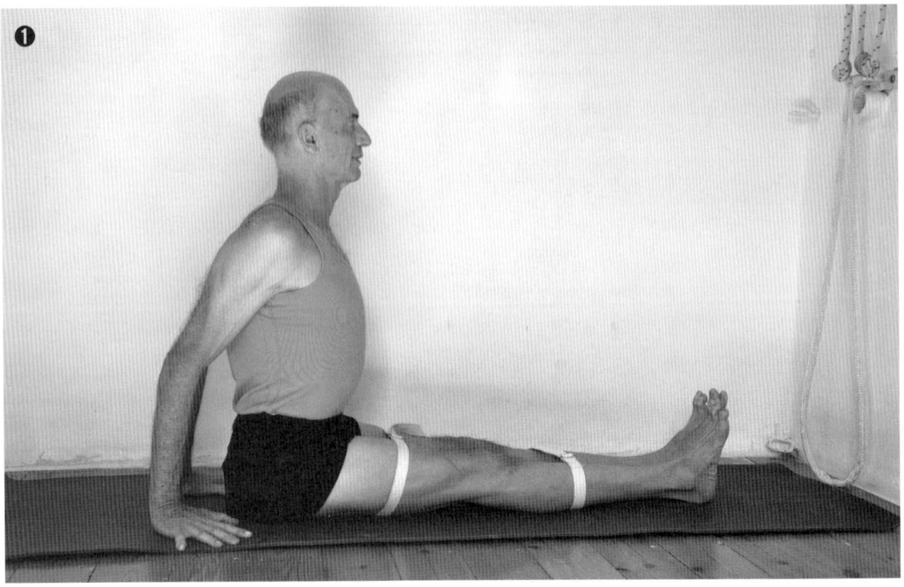

❷

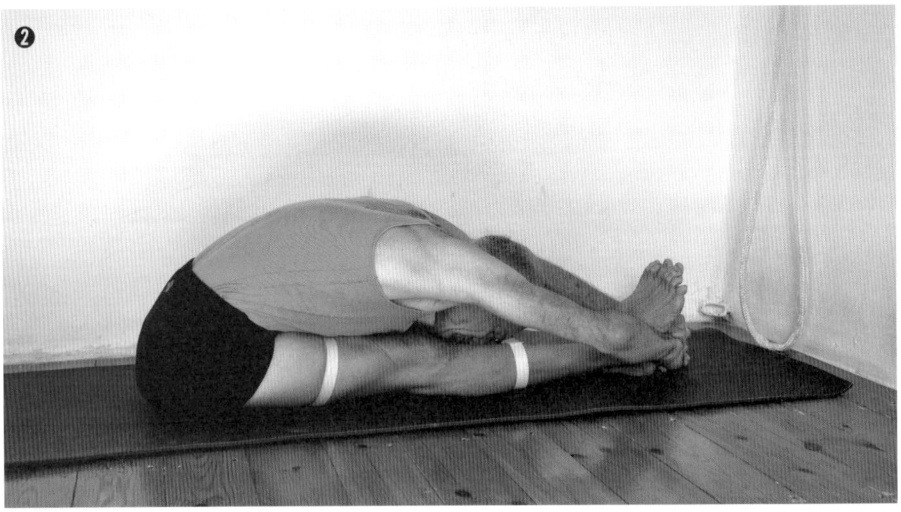

적용

벨트로 다리를 묶는 것은 두 다리를 모아 뻗는 어떤 자세에서도 가능하다. 이것은 타다아사나(벽 가까이에 서서), 역자세 등등에서도 사용할 수 있다. 단다아사나, 우르드바 하스타 단다아사나, 파스치모타나아사나, 파리푸르나 나바아사나, 아르다 나바아사나 등을 벨트를 다리에 맨 채로 할 수 있다.

파스치모타나아사나 변형 4

측면 열기: 벨트를 발에 두르고

효과

이러한 방식으로 발에 벨트를 매는 것은 발과 다리를 활성화시킨다. 손바닥을 아래로 하는 것은 팔을 회전하고 팔꿈치를 들어올릴 수 있게 한다. 이것은 몸통의 측면을 열어주고 앞으로 뻗는 것을 도와준다.

도구

벨트

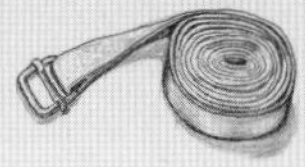

→ 두 다리를 살짝 벌려서 벨트를 발 가운데에 감싸고 단다아사나로 앉는다❶.

> 벨트의 먼 끝을 잡고서 그것을 좀 더 가까운 끝 밑으로 교차시킨다❷.

> 벨트를 당겨서 앞으로 숙인다. 다리로 저항한다. 발을 활성화시키고 열어준다.

> 팔꿈치를 견갑골 높이로 들어올린다.

> 척추는 몸통 안으로 내리면서, 당겨서 몸통의 측면을 앞쪽으로 뻗는다❸.

> 필로 벨트를 당길 때 어깨와 승모근이 목에 더 가까워지지 않게 한다.

❶

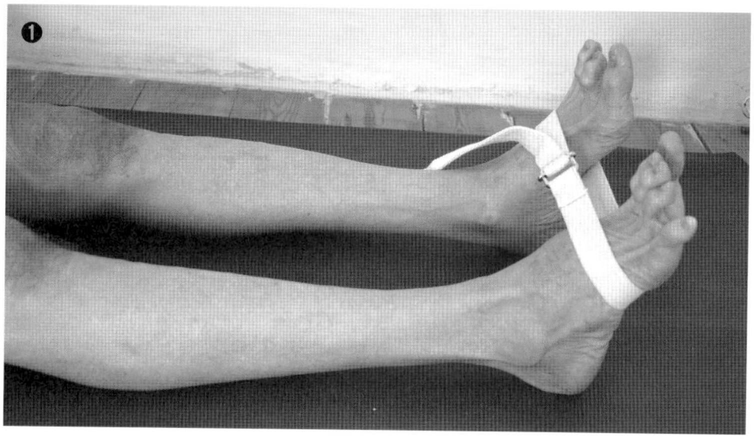

❷

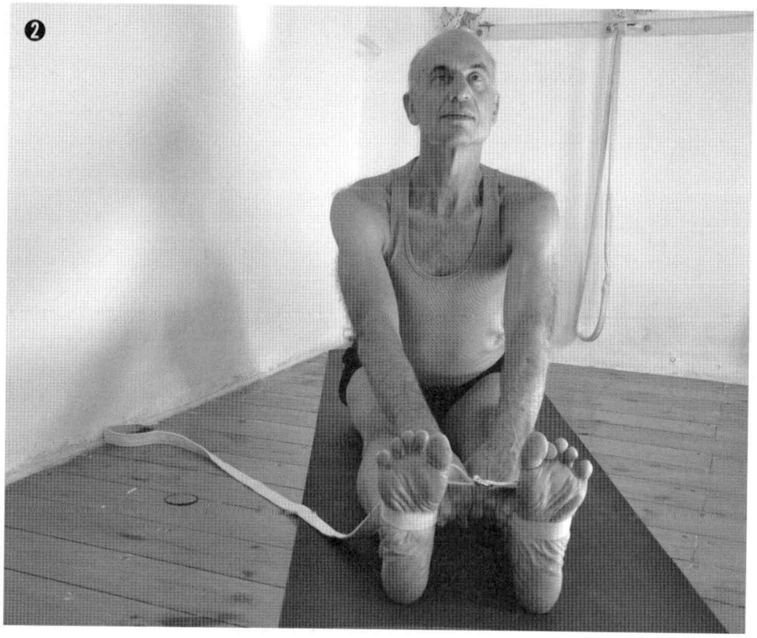

❸

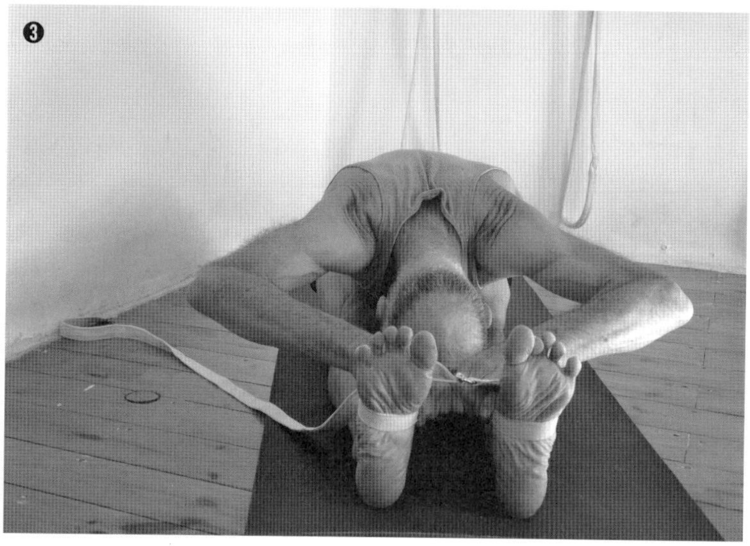

파스치모타나아사나 변형 5

다리 뒷면 열어주기: 발뒤꿈치를 블록 위에 올리고

효과

발뒤꿈치 뒤쪽을 받쳐주는 것은 다리를 활성화시키고 강화시킨다. 이것은 사두근을 허벅지 뼈 안으로 누르는 방법을 가르쳐준다. 그리고 다리와 무릎 뒷면을 차례로 열어준다. 아킬레스건을 늘리는 것도 가르쳐준다.

도구

블록,
담요(선택사항),
벨트(선택사항)

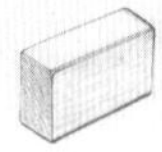

이 변형은 단다아사나 변형 4(24쪽 참조)와 비슷하다. 그러나 여기서 우리는 앞으로 뻗는 동작을 더했다.

Note: 만약 무릎이 과신전되었다면, 단다아사나 변형 4에서 보여준 대로 종아리 근육을 받쳐준다.

→ 단다아사나로 앉아서 발뒤꿈치를 블록 위에 놓는다.

› 발뒤꿈치를 멀리 보내서 아킬레스건을 펴주고 블록에 대고 누른다❶.

› 숨을 마시고, 가슴을 넓히고 팔을 위로 곧게 뻗는다.

› 숨을 내쉬고 앞으로 숙여서 발가락을 잡는다(필요하다면 벨트를 사용하여). 팔 안쪽을 들어올리고, 위를 바라보며, 척추를 오목하게 유지한다.

› 숨을 마시고, 내쉬면서 몸통은 길게 유지한 채로 고관절부터 앞으로 구부린다.

› 능력에 따라 발바닥 앞에서 손가락를 깍지 낀다(혹은 손바닥이나 손목을 잡는다)❷.

› 몸통을 더 멀리 뻗으면서 다리를 아래로 누른다.

› 이마를 정강이 위에 댄다(필요한 경우 접은 담요나 볼스터를 사용한다).

❶

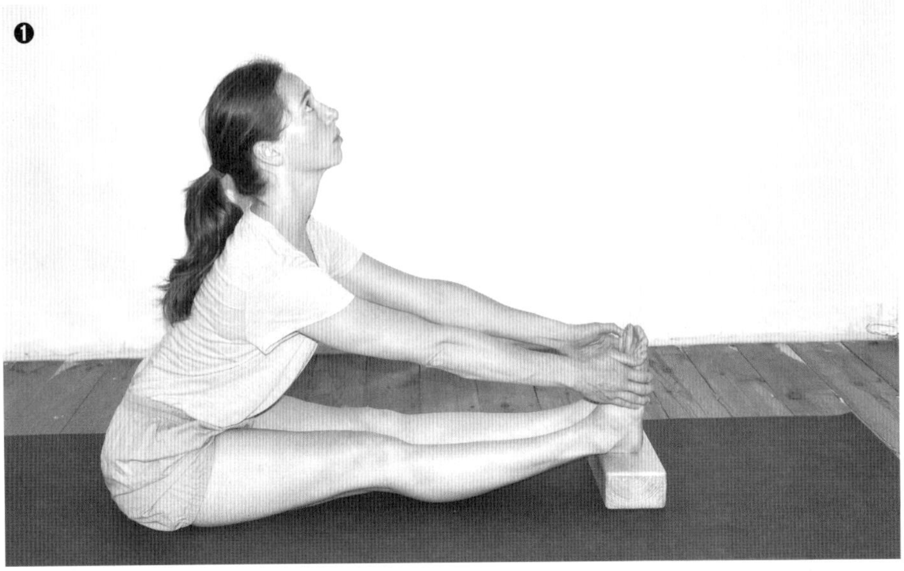

❷

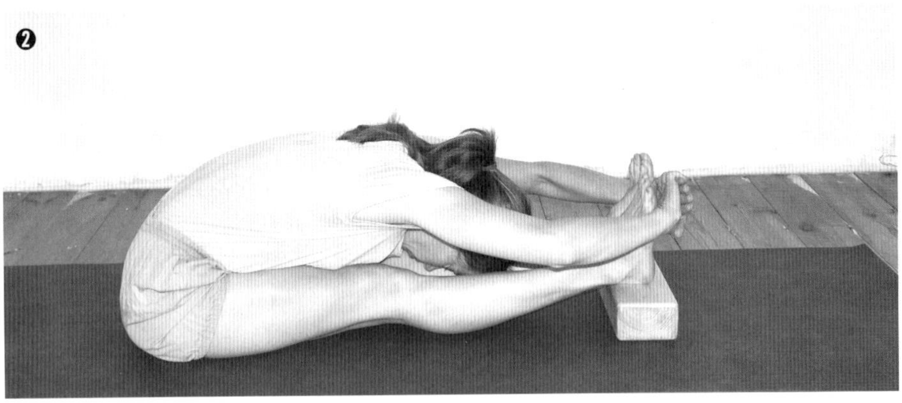

Tips

- 팔 근육을 과하게 사용하지 않는다. 대신에 겨드랑이를 팔꿈치 쪽을 향해 길게 늘리고 몸통을 다리 위에서 앞으로 흐르게 둔다.
- 허벅지 뒤쪽 근육을 넓히면서 허벅지 앞 근육이 뼈에 닿을 수 있도록 납작하게 한다. 마치 무게추가 허벅지 위에 올려져 있어서 허벅지가 매우 무겁다고 생각한다(실제로 무게추를 허벅지 위에 올려놓고 이 효과를 느껴본다).

적용

한쪽 혹은 두 다리 모두를 앞으로 뻗은 전굴 자세

도구

의자 2개

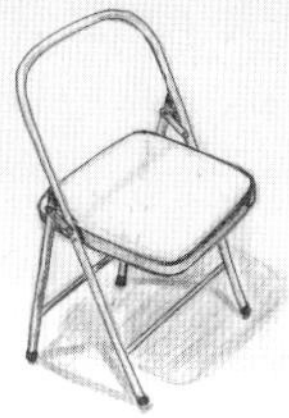

다른 선택사항:

→ 양쪽 엉덩이뼈와 발뒤꿈치를 받친다.

- 단다아사나 변형 4에서 제시한 것처럼 블록 2개를 사용하는 것이 가능하다.

- 혹은 의자 2개를 사용할 수 있다❶과 ❷.

효과: 두 개의 의자로 몸을 바닥에서 들어올리는 것은 네 개의 뼈(엉덩이뼈와 발뒤꿈치)를 아래로 눌러야 함을 강조한다. 발뒤꿈치를 받치는 의자는 손을 위한 고정점을 제공한다. 높이 앉는 것은 무릎의 뒷면을 더 많이 열게 도와주는 심리적인 효과를 지닌다. 치료적 상황에서는, 무릎 위에 무게추를 매다는 것 역시 가능하다(자격을 갖춘 지도자의 안내 없이는 하지 않는다).

Note: 무릎이 과신전되었다면 이 변형은 피한다.

❶

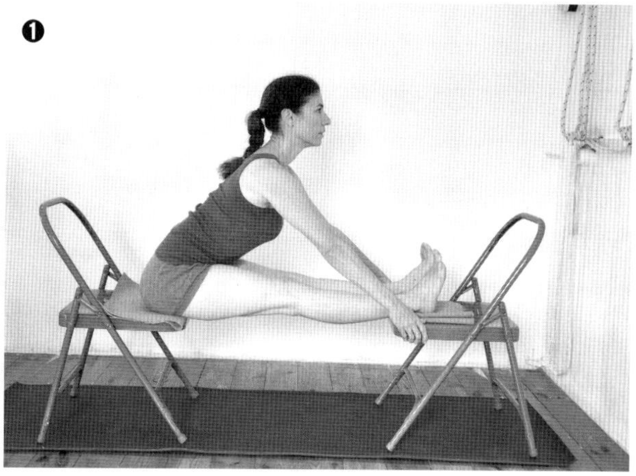

❷

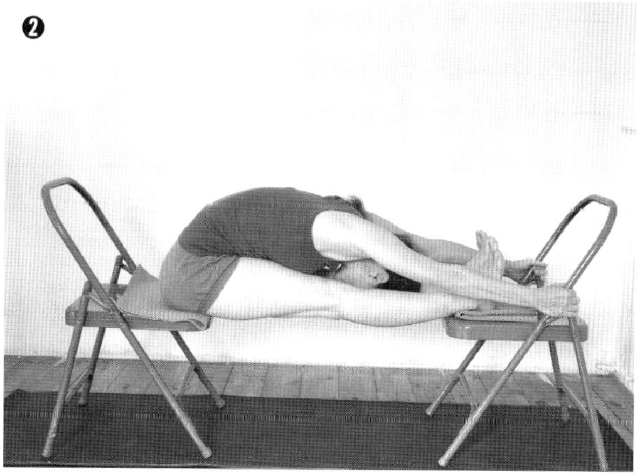

파스치모타나아사나 변형 6

손 고정하기: 발을 뒤집은 의자에 대고

효과

발의 저항력을 이용해 의자를 당기는 것은 몸통 전체를 탁월하게 앞으로 뻗을 수 있게 해주고, 다리를 펴기 위해 발을 사용하는 법을 알려준다. 의자의 기울어진 좌석은 각자의 능력에 따라 잡는 거리를 조절할 수 있게 해준다. 뒤집힌 의자의 다리로 팔꿈치를 받쳐주는 동시에, 팔과 몸통을 잘 뻗을 수 있게 해준다.

도구

의자,
담요(선택사항)

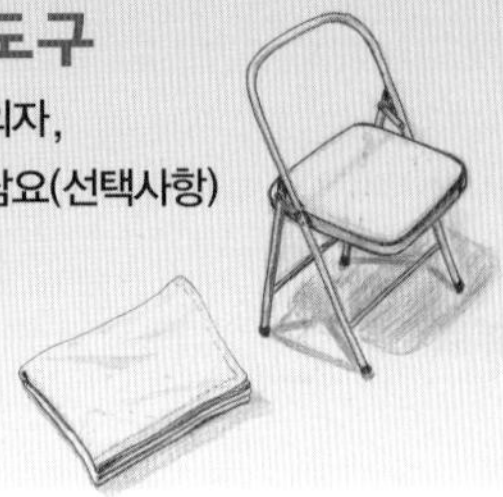

> 접은 의자의 다리가 당신을 향하게 뒤집는다. 의자의 뒤쪽 다리는 바닥에 놓여있다.

> 발바닥을 좌석 뒤에 대고 다리를 뻗고 앉아 단다아사나를 한다(필요하면 점성이 있는 매트 조각을 좌석 뒤에 놓는다).

> 의자의 다리를 잡고, 발바닥을 받칠 수 있게 좌석의 각도를 조절한다. 다리를 굽혀 의자를 당긴다❶. 몸의 앞면을 뻗고 척추를 오목하게 만든다.

> 등을 오목하게 유지하며 숨을 내쉬면서 다리를 뻗는다❷.

> 몸통을 다리 위로 내려 파스치모타나아사나를 한다. 팔꿈치를 의자 다리 위에 둔다. 이마는 의자의 가로 바 또는 접은 담요 위에 둔다❸.

❶

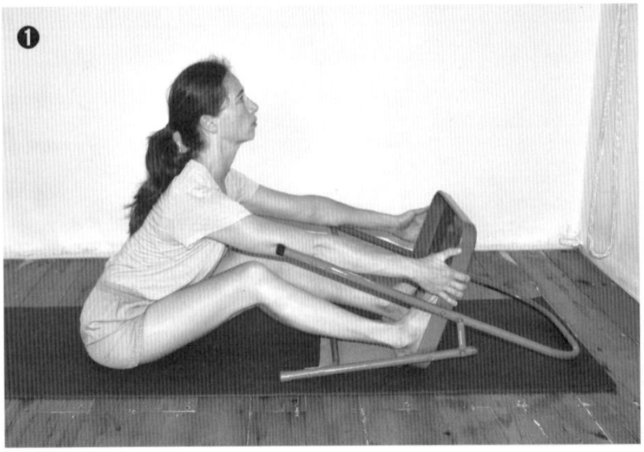

❷

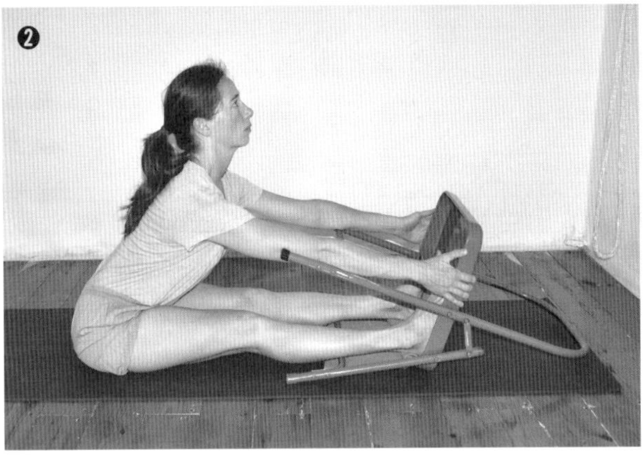

❸

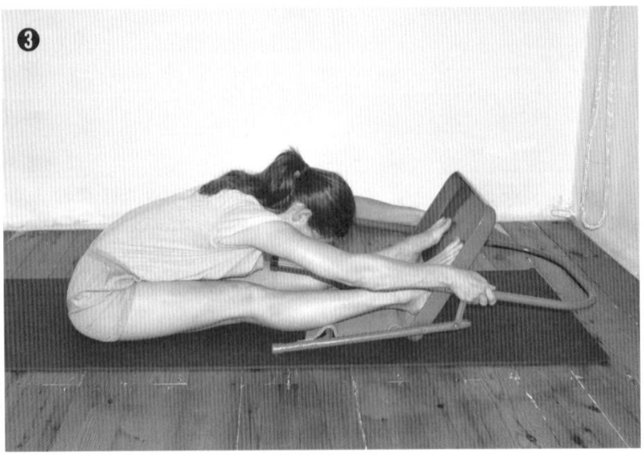

파스치모타나아사나 변형 7

측면 들어올리기: 엉덩이를 받쳐서

효과

측면을 받쳐주는 것은 자세를 안정시키고 골반대가 넓어지게 하는 것에 대한 저항력을 제공한다. 또한 꼬리뼈를 몸 안으로 들어올리므로, 척추를 펴는 데 도움을 준다.

도구

둥글게 만 담요 2개

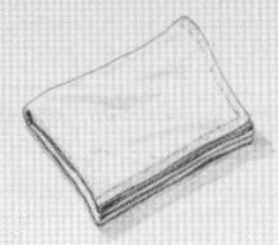

→ 단다아사나로 앉는다.

> 두 개의 둥글게 만 담요를 엉덩이 옆 가장자리를 따라서 사선으로 끼워서 골반대를 단단하게 고정시킨다.

> 상체를 앞으로 굽혀서 파스치모타나아사나를 한다.

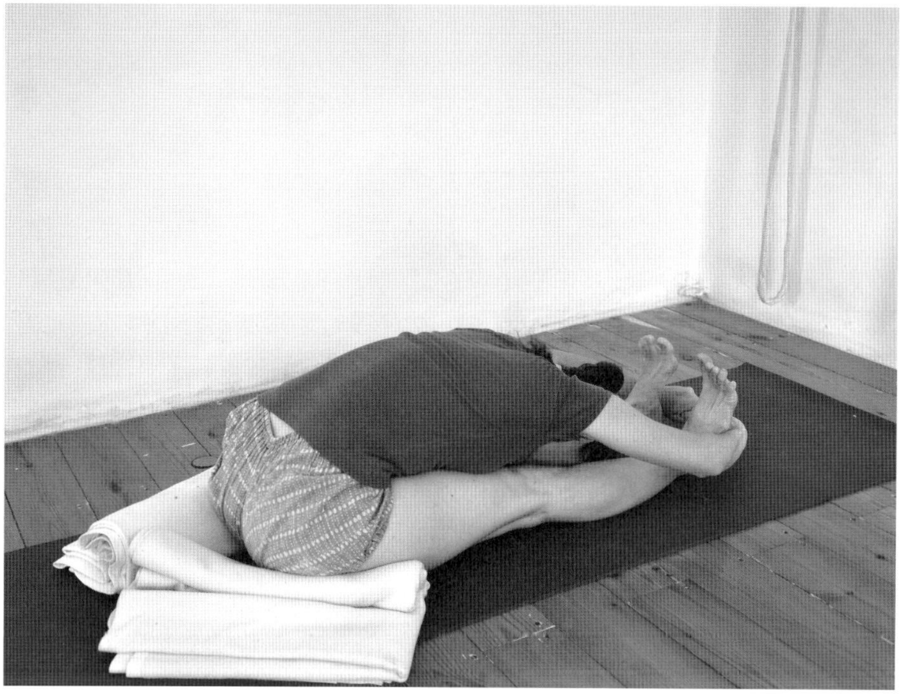

Tips

✔ 단다아사나로 돌아간다. 담요를 치우고 자세를 반복한다. 둥글게 만 담요를 치운 후에 단단한 효과를 재창조하기 위해 어떤 근육을 활성화시킬 필요가 있는지 주목한다.

적용

하나 혹은 두 다리를 뻗고 하는 모든 전굴 자세(뻗는 다리에 둥글게 만 담요 1개)

다리를 굽힌 채 자세 들어가기

파스치모타나아사나를 시작하는 표준적인 방법은 몸이 두 겹으로 접히고 몸통 앞면이 다리 위에 놓일 때까지, 바닥 위에 다리를 곧게 그리고 단단하게 유지하며, 몸통을 다리 쪽으로 움직이는 것이다. 만약 힘으로 밀어붙이면, 다리를 뻣뻣해지게 하고, 햄스트링의 신장을 막으며, 요추에서 과도한 당김이 일어난다. 전굴에서 편안함을 얻기 위해서는 햄스트링은 길어져야 한다.

다리를 굽힌 채 자세를 점진적으로 시작하는 것은 햄스트링을 늘리는 것을 돕는다. 다리를 굽힌 채로 앉아서 허벅지 위에 몸통을 눕힌다. 그다음 몸통을 허벅지 가까이에 유지하면서 천천히 다리를 뻗는다. 전굴 자세로 들어가는 부드럽고 깊은 몸의 접힘을 경험한다. 다리를 뻗기 위해 발뒤꿈치를 앞으로 (혹은 엉덩이를 뒤로) 미끄러트리며 끊기 있게 동작한다.

다음의 변형들은 바닥에서 다리를 굽힌 채 자세를 시작하는 방법을 보여준다. 만약 깔개가 필요하다면, 점성이 있는 매트보다는 담요를 발뒤꿈치와 엉덩이뼈 밑에 놓는다.

파스치모타나아사나 변형 8

효과

엉덩이를 뒤로 미끄러지게 하는 것은 전굴의 핵심인 햄스트링을 길게 해준다.

도구

낮은 벽고리,
담요 2개(선택사항)

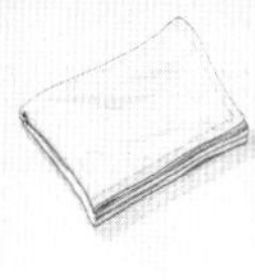

뒤로 미끄러져 자세에 들어가기: 손으로 고리를 잡고서

- 바닥에 앉거나 바닥에 담요를 놓는다(점성이 있는 매트는 안 됨). 그리고 그 위에 앉아서 발을 벽에 대고 고리를 마주하고(혹은 기둥을), 다리를 굽힌다.
- 앞으로 가서 벽고리를 잡는다.
- 몸통을 앞으로 뻗어서 허벅지 위에 놓는다. 무릎을 필요한 만큼 굽혀서 몸통이 허벅지와 닿게 한다.
- 머리를 낮추고 이 중간 단계에서 호흡을 몇 번하여 이완한다❶.
- 천천히 벽을 밀어서 엉덩이를 뒤로 미끄러지게 한다.
- 다리 위에 몸통을 둔 채 머리를 낮춘다. 다리가 곧게 뻗어지고 이마가 정강이 위에 놓일 때까지 계속해서 뒤로 미끄러진다❷(만약 필요하면 접은 담요나 볼스터 위에 이마를 놓는다).

❶
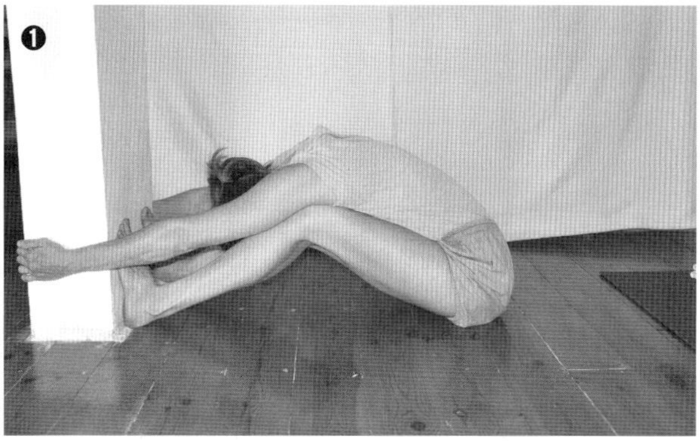

❷
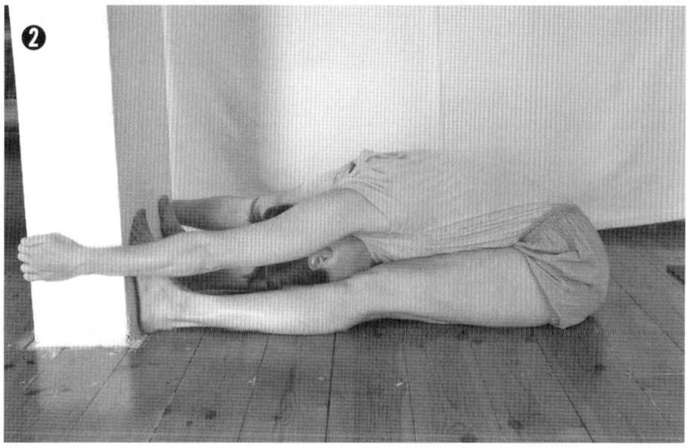

Note: 엉덩이가 미끄러질 때, 엉덩이 살이 다리 밑에 잡히지 않도록 주의한다. 그래서 요추를 잡아당기지 않도록 한다.
만약 낮은 벽고리가 없다면 기둥이나 비파리타 단다아사나 벤치, 옷장 또는 피아노 같은 잡을 수 있는 무거운 물체로 이 작업을 할 수 있다.

Tips

- 점진적으로 동작을 한다. 다리 뒷면의 인대와 근육 그리고 요추를 과하게 뻗지 않도록 주의한다.
- 복부를 부드럽게 유지하고 부드럽게 호흡한다.
- 뒤로 미끄러질 때 이마는 내리고 몸통은 수동적으로 유지한다. 다리를 펼 때 인내심을 가지고 동작을 한다. 연습을 반복하면서 마침내 몸통은 허벅지 위에 이마는 정강이 위에 둔 채로 다리를 곧게 뻗을 수 있게 된다.

파스치모타나아사나 변형 9

골반 앞으로 돌리기: 벨트를 골반과 발뒤꿈치에 두르고

효과

발뒤꿈치를 앞으로 미끄러지게 할 때, 벨트는 엉덩이 윗부분을 앞으로 밀고 이것은 몸통을 기반으로부터 앞으로 움직이게 한다. 이 자세로 깊게 구부리는 동작은 애를 쓰지 않고 행해지는데, 다리의 힘이 몸통을 앞으로 이동시키기 때문이다. 일단 벨트가 잘 펴지게 되면 이것은 몸에 틀을 만들어주어서 자세를 매우 안정되고 편안하게 만들어준다.

도구

긴 벨트,
담요 2개
(선택사항)

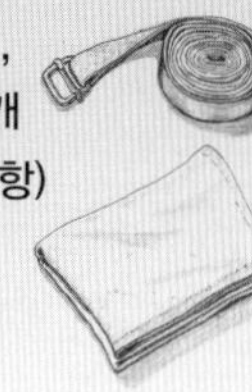

이것은 단다아사나 변형 3과 꽤 유사하다. 그러나 여기서는 벨트는 천골 약간 위에 놓인다.

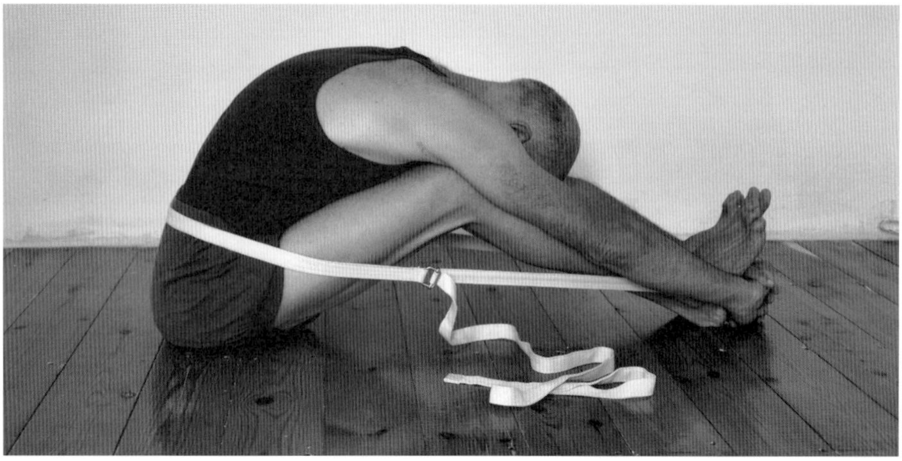

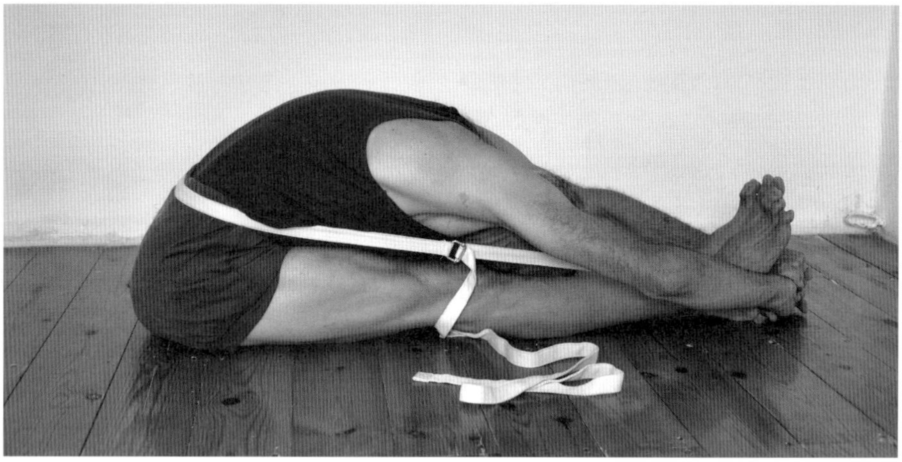

→ 바닥이나 접은 담요 위에 단다아사나로 앉는다. 발뒤꿈치를 부드러운 표면 위에 놓는다. 그래야 미끄러질 수 있다.

> 다리를 접는다. 긴 벨트를 발뒤꿈치부터 천골대 바로 위 골반까지 두른다.

> 다리를 굽힌 채 벨트를 조인다. 필요하다면 '껴안은 것처럼' 느끼도록 조정한다.

> 천골 밴드 윗부분으로부터 앞으로 구부린다. 발을 잡고 머리를 낮춘다(필요하다면 접은 담요를 이용하여 이마를 담요 위에 둔다).

> 발뒤꿈치를 앞으로 미끄러지게 할 때 몸통이 다리에서 떨어지지 않도록 한다.

> 이마를 정강이 위에 받친 채 머리를 아래에서 유지한다.

> 자세를 지속하면서 천천히 다리를 앞으로 뻗는다. 가능하다면 파스치모타나아사나로 다리를 곧게 뻗는다.

Tips

- ✔ 자세에서 고요함을 더하려면, 이마를 접은 담요(정강이 위에 놓고) 위에 놓는다.
- ✔ 만약 햄스트링이 짧아서 다리를 펼 수 없다면 다리에서 몸통을 떨어뜨리려 할지도 모른다. 이렇게는 하지 마라. 차라리 몸통을 다리 위에 유지하고 참을성을 가지고 발뒤꿈치가 조금씩 앞으로 미끄러지는지 체크하라. 시간과 인내를 가지면, 햄스트링은 길어질 것이고 몸통을 들어올리지 않고서 다리를 펼 수 있게 될 것이다.

파스치모타나아사나 변형 10

골반 앞으로 돌리기: 두 개의 벨트를 골반과 발뒤꿈치에 두르고

효과

아래로 두른 벨트는 자세를 안정되게 한다. 발뒤꿈치를 앞으로 밀면, 요추를 앞으로 밀어 자세에 들어간다. 두 번째 벨트는 등 중간을 앞으로 그리고 아래로 움직여서 등 근육을 길어지게 만든다.

도구

둥글게 만 담요 2개

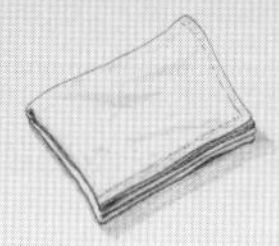

마지막 변형은 긴 벨트 두 개를 이용하여 자세를 향상시키는 것이다.

> 단다아사나로 앉아서 다리를 굽힌다. 긴 벨트 하나를 발뒤꿈치와 골반에 두른다. 다른 긴 벨트는 발뒤꿈치와 등 중간에 두른다.

> 파당구쉬타 단다아사나로 몸을 앞으로 숙인다. 등의 새로운 위치에 따라서 높은 쪽의 벨트를 조인다.

> 앞으로 숙여 마지막 자세를 취하고 벨트가 새로운 위치에 있는 등을 받칠 수 있도록 조인디.

> 계속해서 더 깊이 숙이고 파스치모타나아사나가 진전됨에 따른 등의 위치를 지지할 수 있도록 벨트를 짧게 한다.

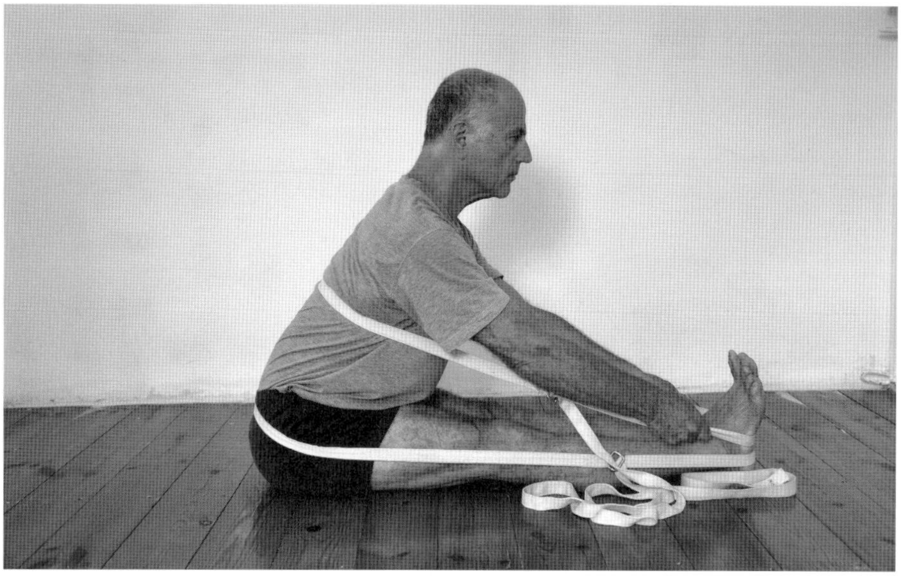

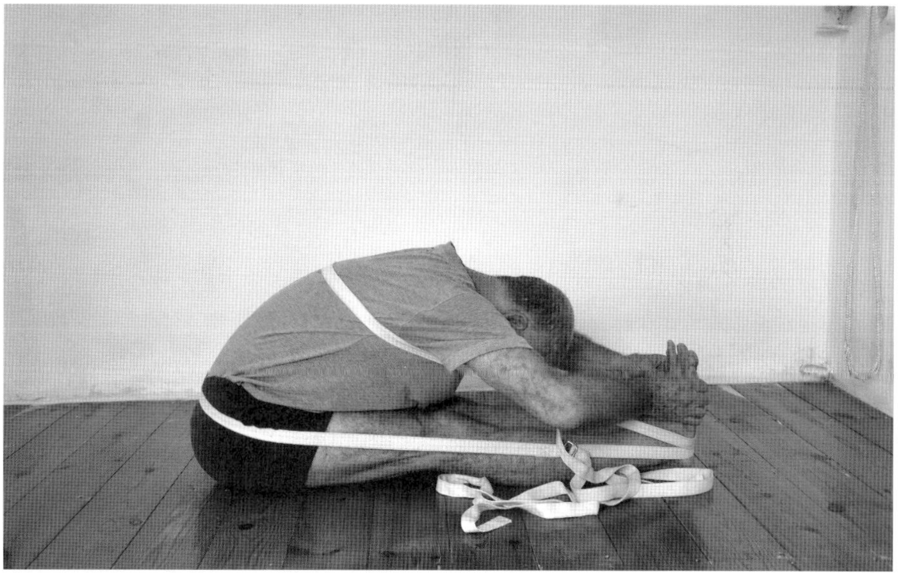

Tips

✔ 호흡을 이용하여 자세를 발전시킨다. 숨을 마시고 가슴을 넓힌다. 숨을 내쉬고 우디야나 크리야를 조금 실행해서 자세에 더 깊게 들어간다. 자세에 안착할 때까지 이러한 호흡을 여러 번 반복한다.

우디야나크리야

우디야나 크리야는 복부의 내장을 안으로 끌어당기고 위로 올리기(가슴을 향해) 위해 복부 근육을 활성화시키는 것을 의미한다. 이것은 반다(잠근다는 의미)가 아니고, 크리야(활성화)라는 것에 유의한다.

적용

모든 기본적인 전굴 자세

파스치모타나아사나 변형 11

기반 고정하기: 보조자가 뒤로 그리고 아래로 당겨서

효과

당기는 것은 자세와 관련된 방향이 명확해진다. 서혜부는 부드럽고 안정되며 아래로 내려가 있어야 한다. 엉덩이뼈는 올라가 있지 않아야 한다. 요추는 완만하고 평온해야 한다. 이러한 기반으로부터 자세의 평온함이 방해받지 않은 상태로 몸통은 앞으로 뻗어질 수 있다.

도구

보조자, 벨트

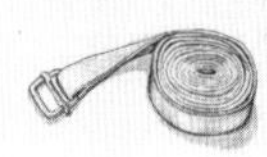

단다아사나로 앉아서 허벅지 맨 위에 벨트를 가로질러 놓는다.

보조자가 벨트의 양끝을 대각선 방향으로 뒤로 당기고 내리는 동안, 몸통은 앞으로 숙여서 자세로 들어간다❶.

Note: 사용 가능한 낮게 달린 벽고리가 있다면, 벨트를 여기에 걸어서 이 변형을 혼자서 할 수 있다.

보조자를 위한 다른 선택사항은 벨트를 수련자의 천골대 위에 놓고 아래로 당기는 것이다❷(❸은 벨트의 위치를 보여준다).

❶

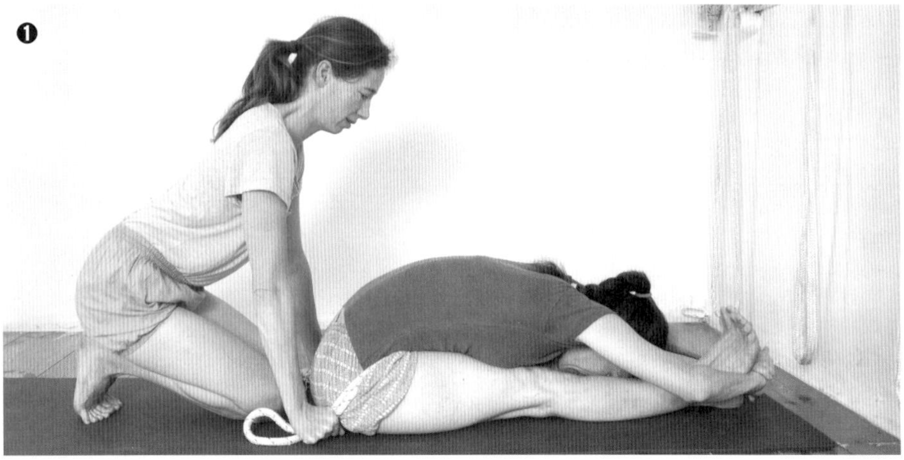

❷

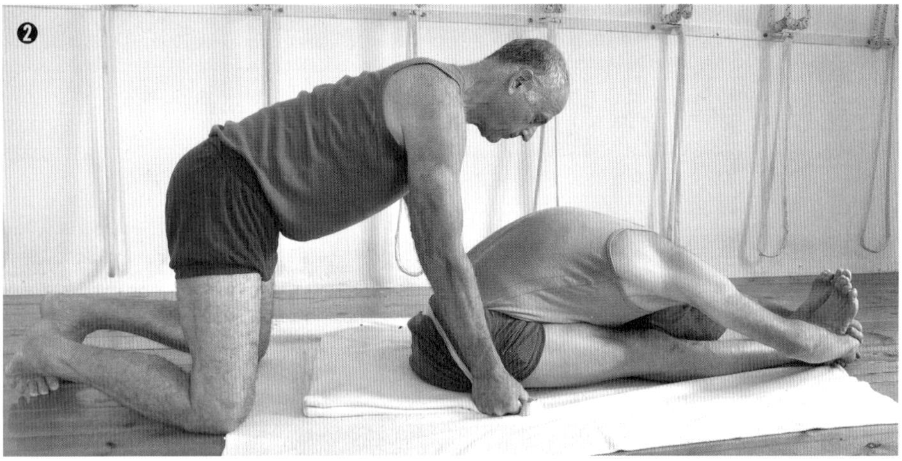

❸

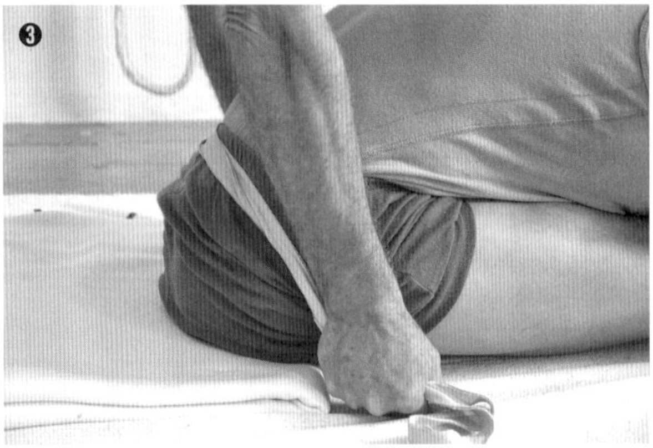

Tips

당김이 유도하는 평온함을 느껴본다. 그런 다음 보조자에게 당기는 것을 풀어달라고 하고 스스로 유사한 감각을 만들어 내는 것을 배운다.

파스치모타나 아사나 변형 12

자세로 더 깊게 숙이기: 허벅지와 등에 벨트를 두르고

효과

벨트는 자세를 더 깊게 숙이게 도와주고 애를 쓰지 않고 자세를 유지하도록 도와준다. 확장되고, 편안하게 자세를 유지함으로써 햄스트링을 길게 만들어준다.

도구

벨트

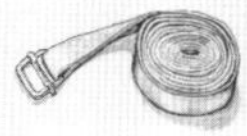

Note: 이것은 이 자세를 쉽게 할 수 있는 사람들을 위한 상급의 변형이다.

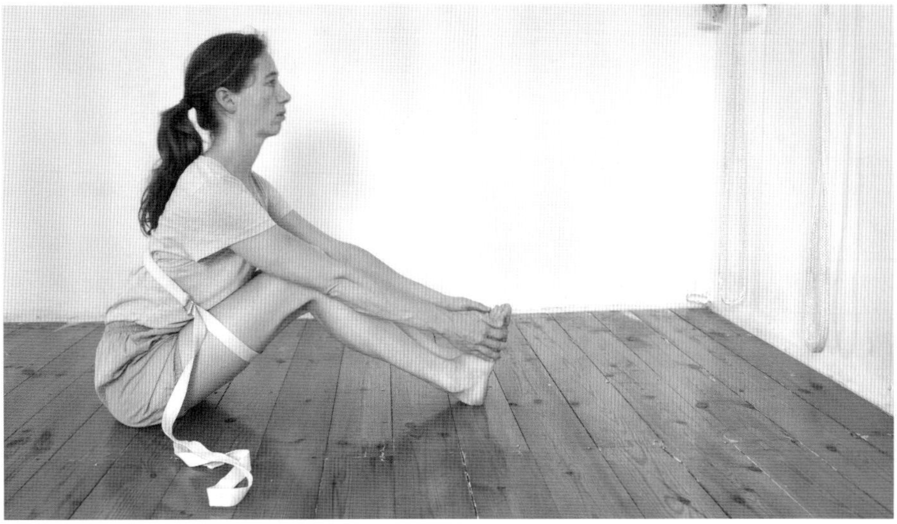

→ 단다아사나로 앉는다. 몸통을 앞으로 살짝 숙이고 다리도 굽힌다. 벨트를 허벅지와 등에 둘러 죈다. 버클은 옆구리에 위치하게 둔다.

› 등의 윗부분을 오목하게 한 상태로 다리를 천천히 뻗는다(파당구쉬타 단다아사나로).

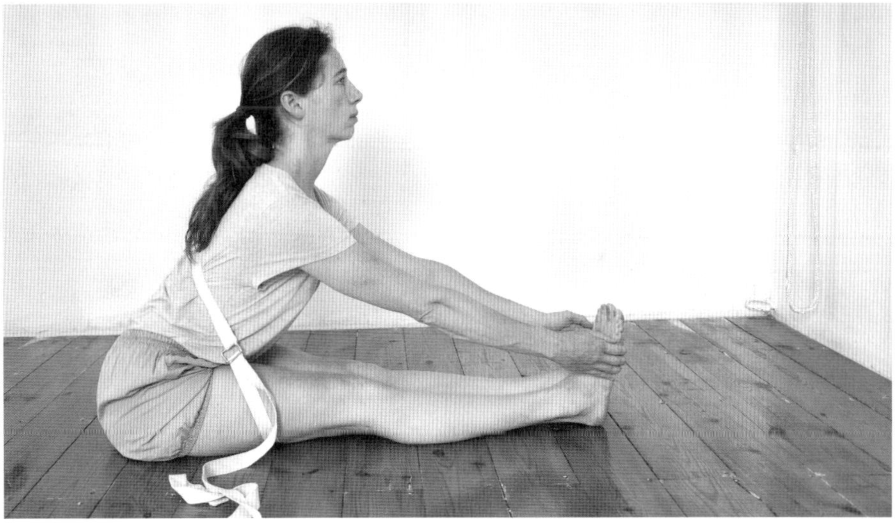

› 몸통을 앞으로 굽혀 내릴 때 벨트를 조이면서, 파스치모타나 아사나 자세로 들어간다.

Note: 이 변형에 대한 대안은 무거운 무게추를 등 위에 두는 것이다. 또는 『요가디피카』의 유명한 사진 162번과 같이 보조자가 등 위에서 마유라 아사나를 하는 것이다.

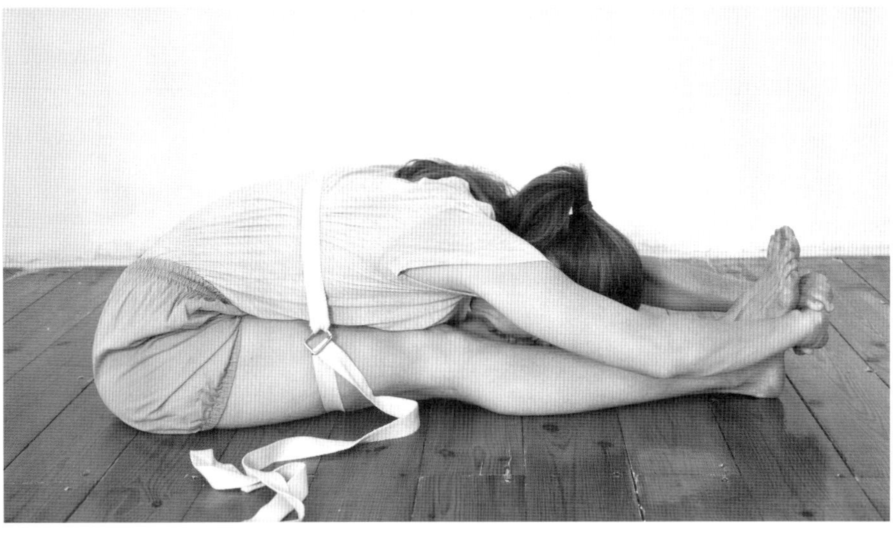

휴식적인 파스치모타나아사나

변형 13

몸 측면 열기: 블록으로 팔꿈치를 받치고

효과

블록은 팔꿈치를 받쳐주고 위팔과 어깨를 들어올리는 것을 돕는다. 이렇게 됐을 때, 팔을 당겨주는 것은 몸의 측면을 열어주고 펴주며 등을 넓혀준다.

도구

블록 2개, 담요

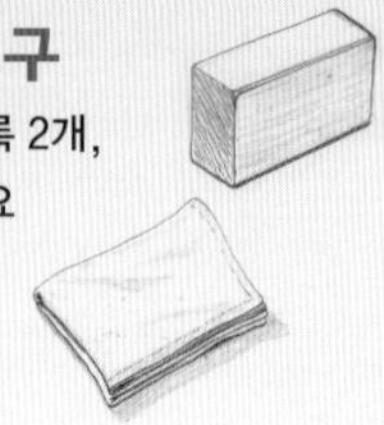

파스치모타나아사나 자세에서 팔꿈치를 들어올려 주는 것은 몸통의 측면과 겨드랑이를 열어주고 올려준다. 이것은 척추를 몸 안으로 이동시켜주며 등을 평평하게 해준다. 블록은 이러한 동작을 돕고 이 자세를 좀 더 오래 유지할 수 있게 팔꿈치를 지탱해준다.

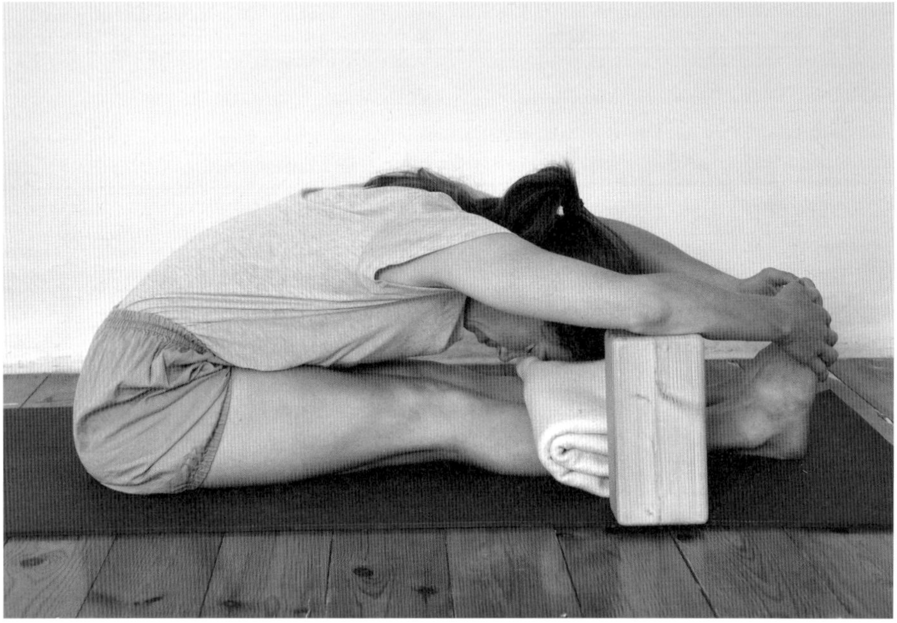

- 단다아사나로 앉아서, 두 개의 블록을 다리 옆에 좌우로 나란히 놓는다. 정강이 위에 담요를 놓는다.
- 팔꿈치를 굽혀서 넓히고 들어올린 채로 앞으로 숙여 파스치모타나아사나를 한다.
- 발을 잡고 양 팔꿈치를 각각의 블록 위에 놓는다. 필요에 따라 블록의 위치를 조정한다.
- 이마를 담요 위에 놓고 부드러운 호흡과 함께 자세를 유지한다.

Note: 의자를 뒤집어 팔꿈치를 받치는 데 사용할 수도 있다. 앞서 변형 5에서 제시하였다.

Tips

- 몸의 측면은 겨드랑이 중간까지 뻗고, 겨드랑이를 아래로 낮춘다. 겨드랑이 가운데에서 안쪽 팔꿈치까지 팔 안쪽을 뻗어서 팔꿈치를 벌린다.
- 블록 없이, 효과를 재창조하기 위해서, 가슴을 아래로 내리면서 팔꿈치를 위로 회전한다. 팔꿈치와 견갑골이 같은 높이에 있는지 확인한다.

휴식적인 파스치모타나아사나 변형 14
머리 이완하기:
이마를 의자 위에 두고

효과
머리를 받치는 것은 두뇌를 쉬게 해주며 식혀준다. 의자를 이용하는 것은 몸통에 공간을 만들어 부드러운 호흡을 가능하게 하는 높은 받침을 제공한다. 의자는 또한 손으로 잡을 수 있는 곳이 많으므로, 능동적인 스트레칭으로부터 수동적인 이완까지 다양한 경험의 폭을 제공한다.

도구
의자, 담요

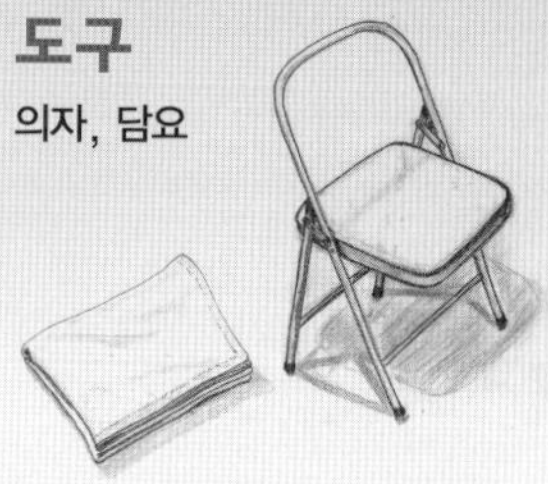

> 의자 앞에 단다아사나로 앉고, 발을 의자의 뒤쪽 다리 가로 바에 댄다. 접은 담요를 준비해 의자 위에 놓고 이마를 받친다.

Note: 뒤쪽 가로 바가 너무 높으면, 가로 바 앞에 나무 블록을 놓고 발을 거기에 댄다. 만약 의자에 가로 바가 없으면, 벨트를 의자의 뒤쪽 다리에 가로로 걸어 대체할 수 있다.

> 의자 좌석의 측면을 잡고 당겨서 몸통을 앞으로 뻗는다.

> 숨을 내쉬고 몸을 굽힌다. 손을 옮겨 의자 등받이를 잡는다.

> 몸통을 낮추고 좌석 위에 이마를 놓는다❶.

Note: 필요하다면 볼스터 또는 블록을 이마 받침으로 사용할 수 있다.

> 자세에서 좀 더 깊게 하기 위해서, 손으로 의자 뒷 가장자리를 잡는다.

> 한층 더 나아가기 위해서, 의자의 뒤쪽 다리를 잡고 이마와 몸통을 좌석 밑에 넣으면서 몸을 앞으로 뻗는다. 이마는 앞 가로 바 위에 놓는다❷.

❶

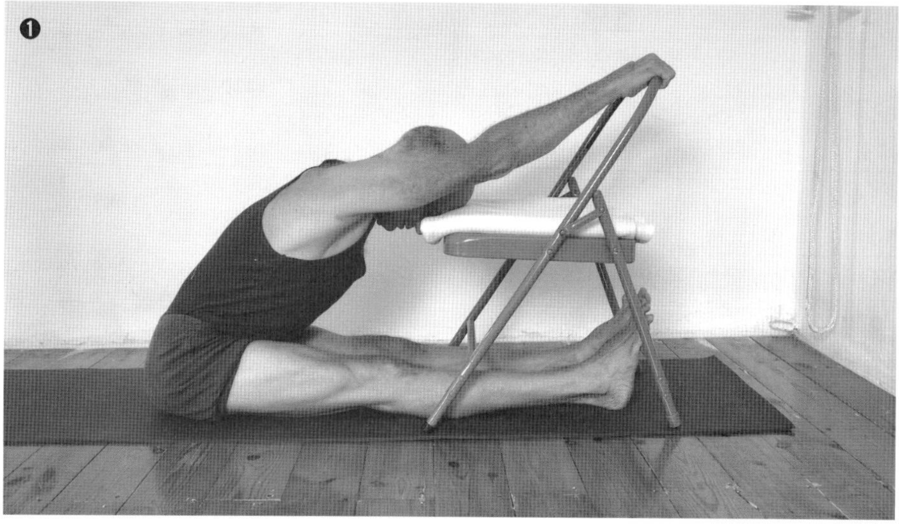

❷

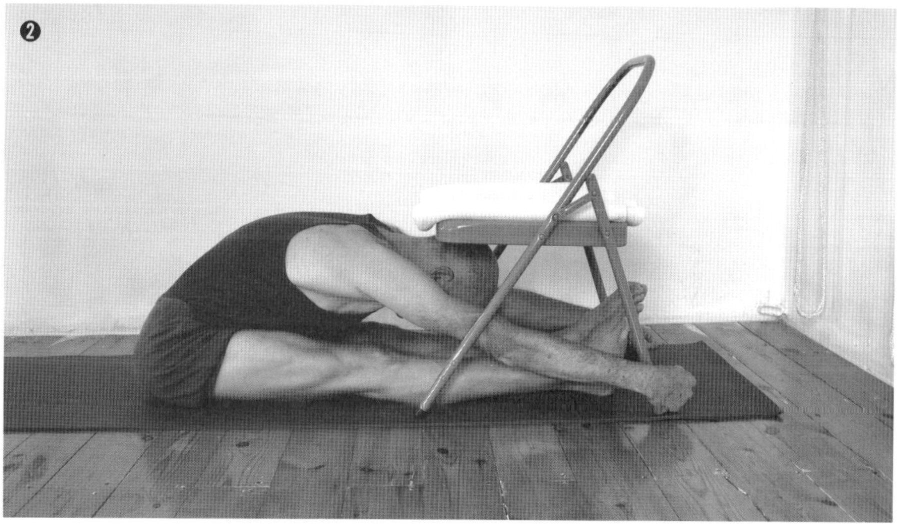

Tips

✔ 손 위치를 다양하게 시도해보고 스트레칭에 주는 효과를 느껴본다.

휴식적인 파스치모타나아사나 변형 15
머리 이완하기:
이마를 볼스터 위에 두고

효과
볼스터는 매우 부드러운 받침으로 제공되서 이완과 평온함을 준다. 복부와 허리를 받쳐주는 담요는 자세의 진정 효과를 증가시킨다.

도구
볼스터,
담요 2~3개

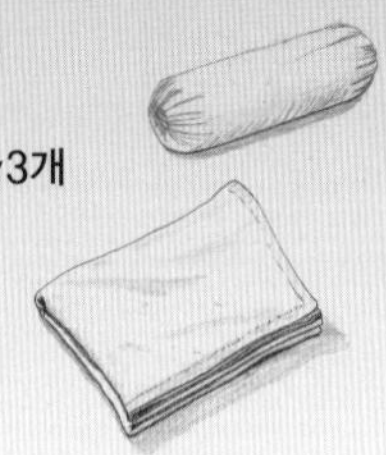

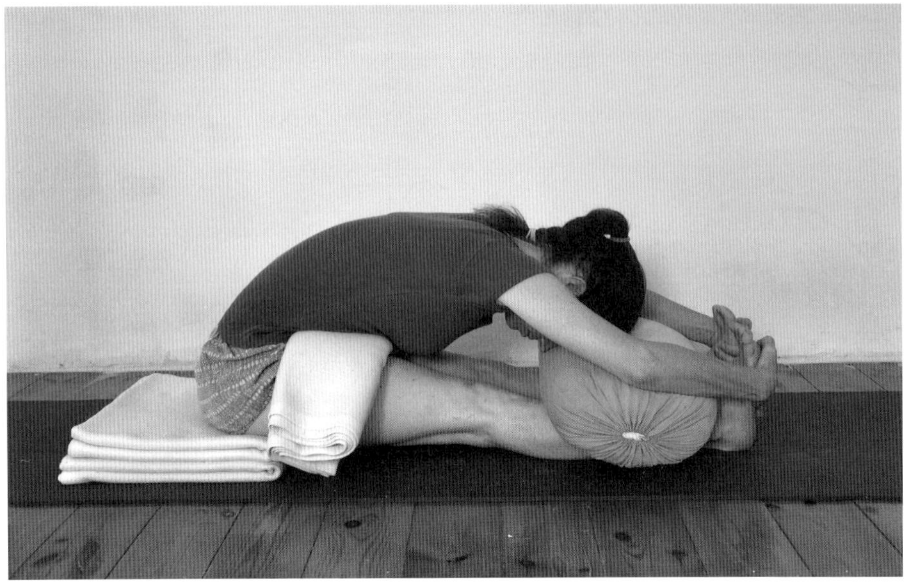

→ 하나 혹은 두 개의 담요 위에 단다아사나로 앉는다. 세 번 접은 담요를 허벅지 상단에 가로로 놓고 볼스터도 정강이 위에 가로로 놓는다.

› 몸을 숙여서 자세에 들어가고 복부를 접은 담요 위에 놓고 이마와 팔꿈치는 볼스터 위에 놓는다.

Tips

✔ 담요 위에 복부를 두기 전에, 그것을 들어올리고 앞으로 뻗어서, 복부가 담요 위에 올 수 있게 한다.

휴식적인 파스치모타나아사나 변형 16
중력 이용하기: 의자 위에 앉아서

효과
중력의 당김은 등 근육이 점차적으로 펴지게 돕는다.

도구
의자, 벽, 벨트(선택사항), 볼스터 또는 접은 담요

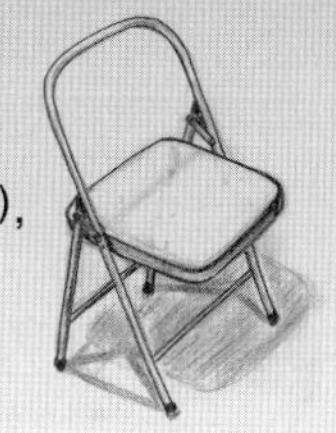

→ 의자를 벽 앞에, 점성이 있는 매트 위에 놓는다. 점성이 있는 매트를 의자 좌석 위에 두고 그 가장자리에 단다아사나로 앉는다. 발은 벽에 댄다.

> 정강이 위로 볼스터를 놓는다.

> 몸을 앞으로 굽혀, 발을 잡고, 등을 오목하게 만들고 앞에 있는 벽을 바라본다. 손이 발에 닿지 않는다면, 벨트를 발에 걸어 사용한다❶.

Note: 만약 높이 달린 벽 고리가 있나면, ❷에서 보이는 것처럼 몸통을 늘리는 데 사용할 수 있다. 이것은 척추의 압박으로 인해 등에 통증이 있는 사람들에게 특히 유용하다.

> 좀 더 깊이 앞으로 숙이고 이마를 받침 위에 놓는다❸.

❶
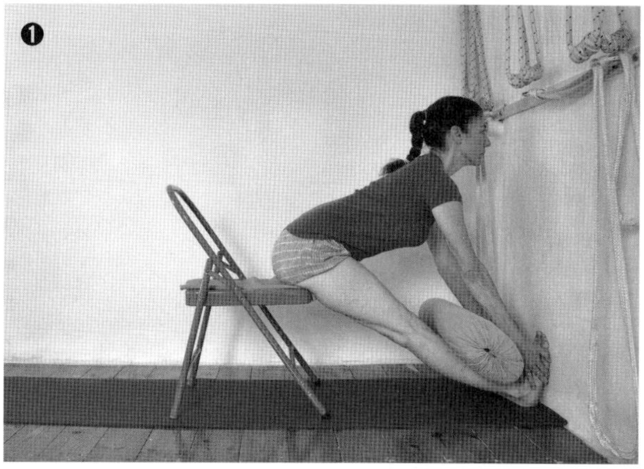

❷
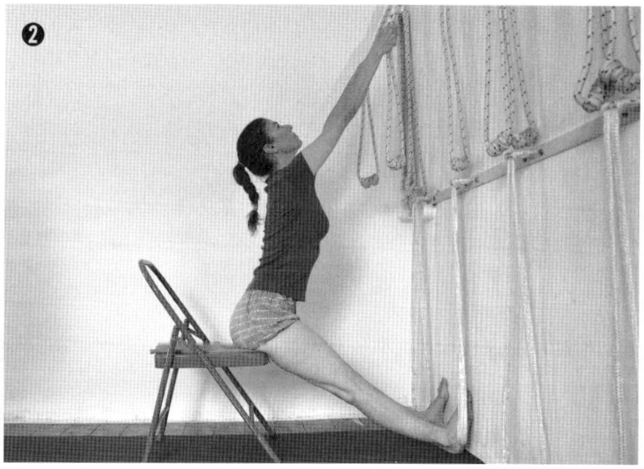

❸
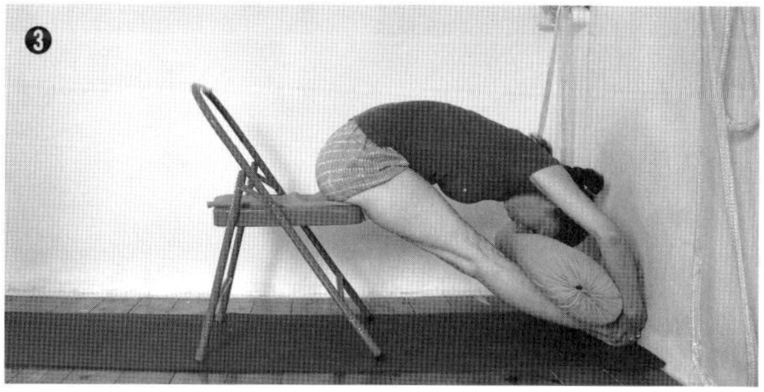

Tips

✔ 몸통을 다리를 향해 아래로 내릴 때 서혜부와 복부를 부드럽게 유지한다.

벽 로프 이용하기

Note: 다음의 세 가지 변형은 고급 단계이며 많은 유연성과 조정력이 필요하다.

우르드바 무카 파스치모타나아사나 변형 1

우르드바 무카 파스치모타나아사나 I: 벽 로프 이용하기

효과

몸의 무게는 자세를 하기 위해 몸을 구부리는 것을 도와준다. 이 변형은 등의 유연성을 향상시키고 다리 뒷면을 거의 아무런 노력 없이 스트레칭 해준다.

도구

벽 로프, 보조자 (선택사항)

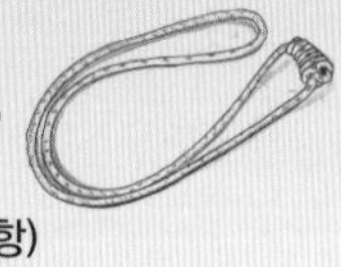

이 변형은 중력이 몸을 접는 것을 도와주기 때문에 파스치모타나아사나를 위한 좋은 예비 동작이다.

이 변형에서는 표준적인 상단 벽 로프를 두 번 감아 잡아야 한다.

→ 로프를 잡고 벽을 오른다.

> 선택사항: 몸 전체가 아도무카 브륵시아사나로 뒤집혀 매달릴 때까지 올라간다❶.

> 그다음 엉덩이를 아래로 미끄러지게 하여 우르드바 무카 파스치모타나아사나 I(『요가디피카』 사진 168)로 구부린다❷.

> 보조가가 매트 위에 앉아서 자세로 구부리는 것을 도와서 팔에 가해지는 힘을 덜어준다. 이는 손의 부담을 덜어줘서 매우 유용하고, 자세로 더 깊게 굽힐 수 있도록 돕는다❸.

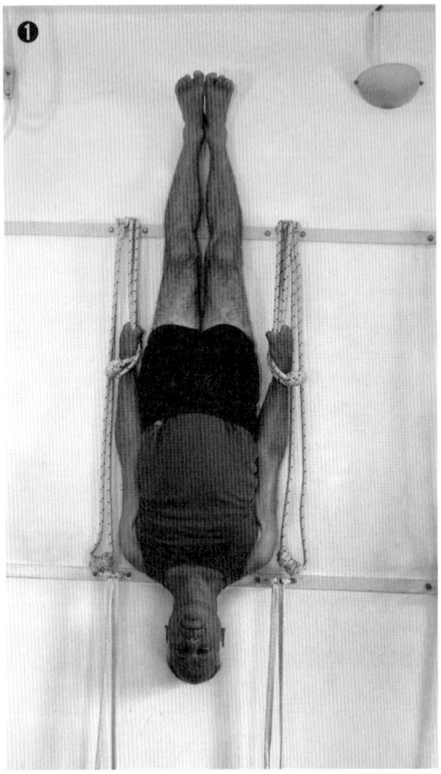

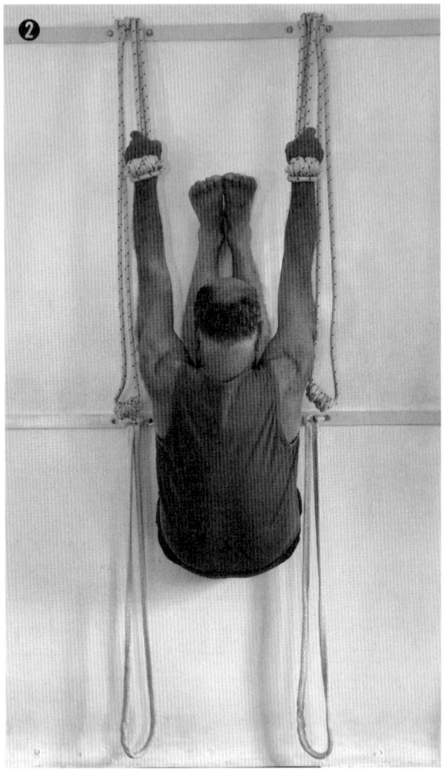

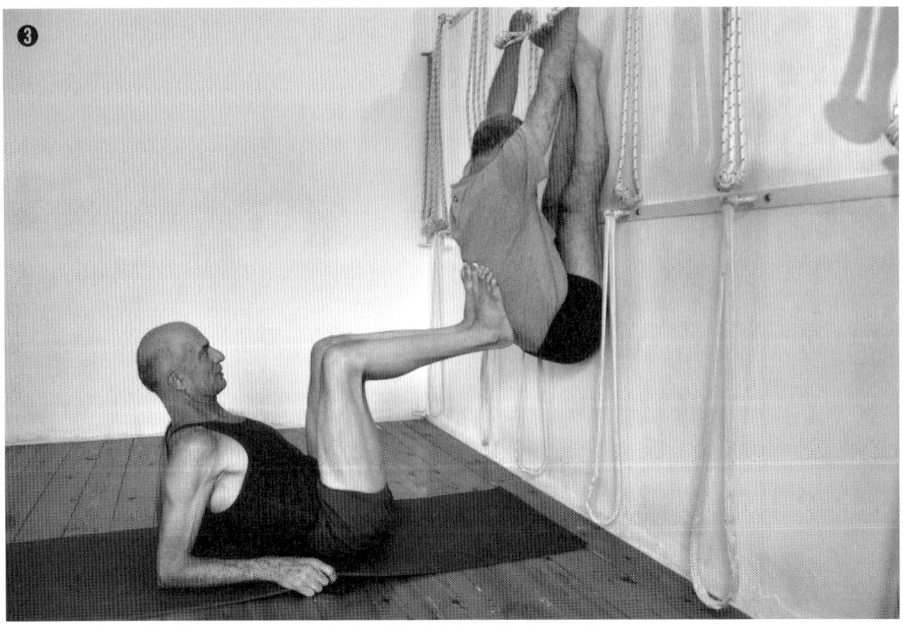

우르드바 무카 파스치모타나아사나 변형 2

우르드바 무카 파스치모타나아사나 II: 벽 로프 이용하기

효과

중력은 몸을 굽히는 것을 도와준다. 이러한 방법으로 자세에 들어가는 시도는 조정력과 자신감을 길러준다.

도구

벽 로프

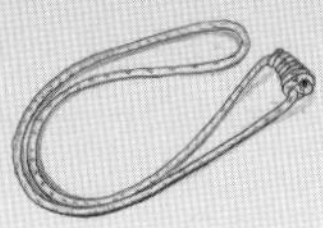

→ 등이 벽을 향하게 서서 상층에 매달린 벽 로프를 잡는다.

> 몸이 벽과 수평이 될 때까지 발로 벽을 타고 올라간다❶.

> 이제, 벽을 딛으며 걸어 내려옴과 동시에 몸을 접는다. 발걸음과 몸 접음이 조화를 잘 이룬다❷.

> 엉덩이를 아래로 돌려 내리고 몸을 접어 우르드바 무카 파스치모타나 II (『요가디피카』 사진 170)를 한다❸.

❶

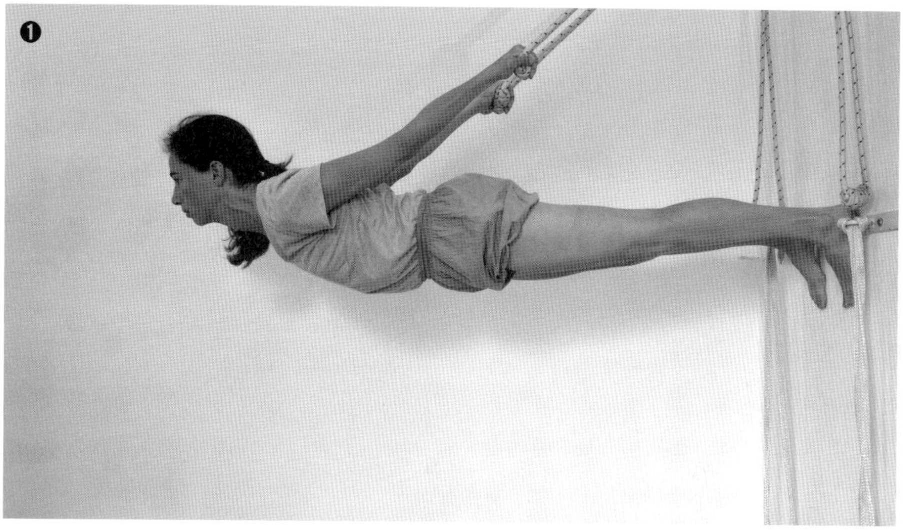

❷

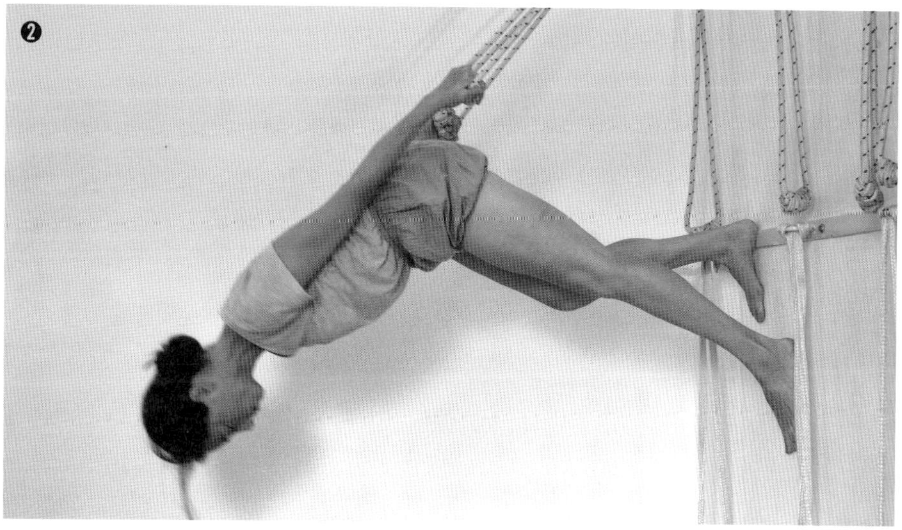

❸

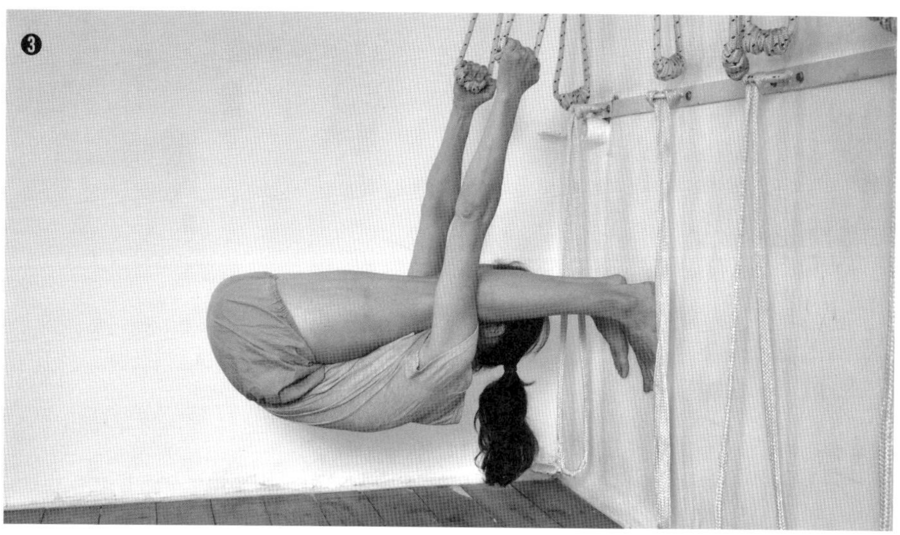

우르드바 무카 파스치모타나아사나 변형 3

우르드바 무카 파스치모타나아사나 II: 보조자가 아래로 누른다

효과

등 근육과 햄스트링을 펴고 강화한다. 보조자가 가하는 외부적인 무게는 서혜부와 복부를 매우 부드럽게 유지하면서 자세로 더 깊이 구부릴 수 있게 해준다.

도구

담요,
벨트(선택사항),
보조자

수련자:

→ 등을 대고 눕는다. 다리를 들고 우르드바 무카 파스치모타나아사나 II(『요가디피카』 사진 170)로 몸을 구부린다. 다리를 곧게 뻗고 단단하게 유지한다.

> 손가락을 발 뒤에 걸고 동시에 엉덩이와 발을 바닥으로 낮추는데, 다리를 바닥과 평행으로 유지한다.

Note: 만약 손이 발에 닿지 않는다면, 벨트를 이용하라.

보조자:

→ 수련자의 엉덩이 위에 접은 담요를 놓는다.

> 다리를 바닥과 평행으로 유지시키며 수련자의 엉덩이와 발뒤꿈치 또는 발목을 동시에 그리고 부드럽게 바닥을 향해 누른다.

Note: 같은 성별의 보조자를 선택한다.

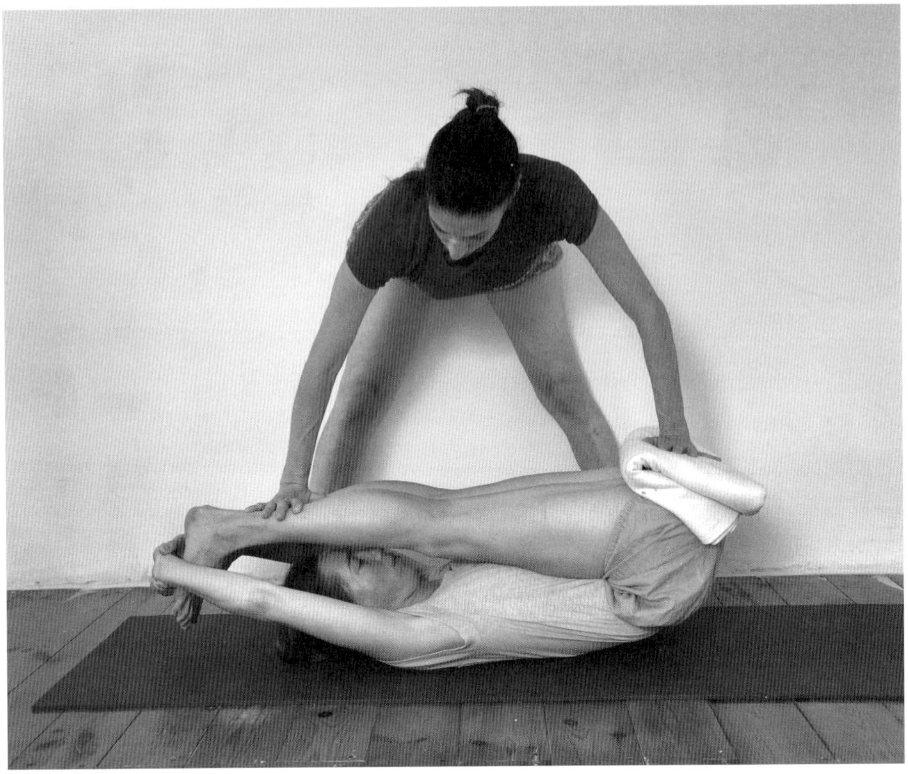

Tips

- 보조자가 누를 때 무릎의 뒷면을 열고 다리를 스트레칭 한다.
- 가능한 한 많이 등을 바닥에 댄다(할라아사나로 가지는 않는다).

자누 시르시아사나(Janu Sirsasana)

자누 시르시아사나에 대하여

자누 시르시아사나는 동시에 여러 축으로 동작이 필요한 비대칭적인 자세이다. 한 쪽 다리를 굽히고 허벅지를 밖으로 젖히는 것은, 해당하는 쪽의 몸통을 뒤로 당기고 좀 더 볼록하게 만드는 경향이 있다. 그럼에도 불구하고, 우리는 여전히 등을 파스치모타나 아사나만큼이나 대칭적으로 유지하도록 노력한다. 이것은 어려우며 연습이 필요하다. 다음의 변형들은 이러한 동작을 익히는 것을 돕는다.

주의

햄스트링 근육을 보호하기 위해, 항상 뻗은 쪽 다리의 무릎을 완전히 펴고, 모든 면에서 고르게 뻗는다. 뻗은 다리의 허벅지를 바닥에서 들어올려서는 안 된다.

만약 무릎 부상이나 무릎 통증이 있다면 이 자세는 피하거나 수련된 지도자에게 조언을 구한다.

만약 햄스트링이 과신전되거나 아픈 느낌이 있으면, 부상을 예방하기 위하여 부드럽게 연습한다.

자누 시르시아사나 변형 1

옆으로 회전하기: 벨트를 이용하여

효과

벨트는 회전 동작에 영향을 준다.

도구

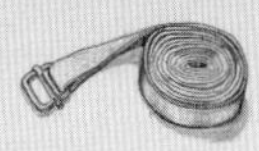

벨트

이것은 뻗은 다리를 마주할 때까지 몸을 돌리는 것을 배우는 준비 단계이다.

오른쪽 다리를 굽힌 채로 자세 하기:

→ 단다아사나로 앉아서 오른쪽 다리를 오른쪽으로 굽힌다.

> 벨트를 왼발에 걸어 오른손으로 그것을 잡는다.

> 바닥에 왼쪽 손을 놓고 이 손을 이용해서 몸통을 오른쪽에서부터 왼쪽으로 돌린다❶.

> 이제 작은 고리를 만들고 벨트의 풀린 끝 부분이 오른쪽 옆구리 쪽으로 가지고 온다.

> 왼쪽 무릎을 살짝 굽히고, 왼팔을 등 뒤로 돌려 벨트를 잡는다. 등 뒤에서 가능한 벨트를 깊이 그리고 멀리 잡는다❷.

> 왼쪽 다리를 펴면서, 왼쪽 어깨를 뒤로 젖히고 몸통을 오른쪽에서 왼쪽으로 돌린다❸.

❶

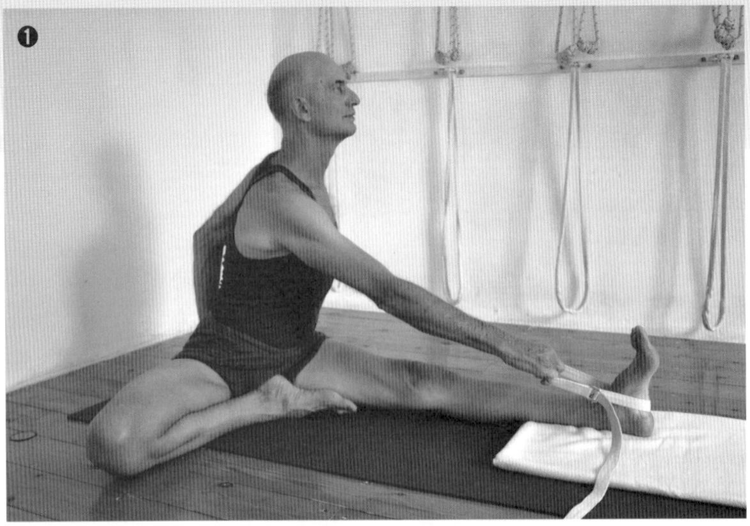

❷

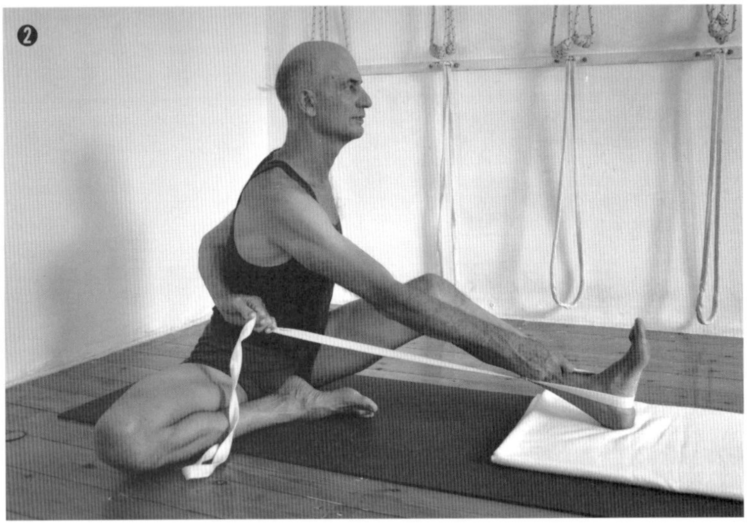

❸

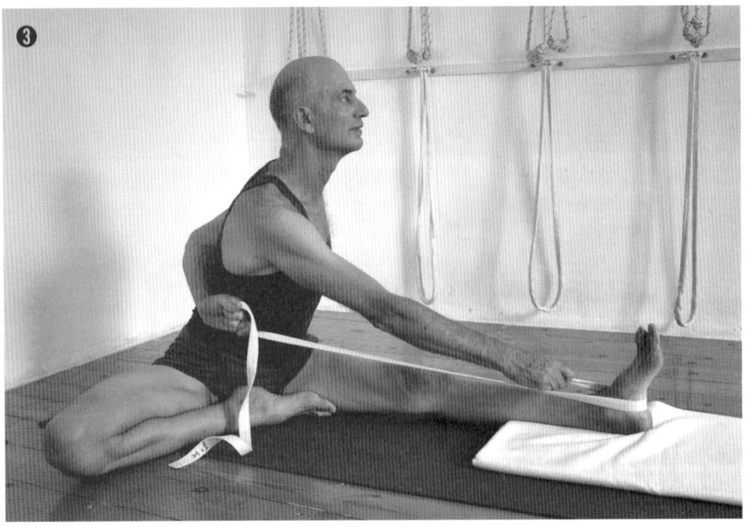

적용

아르다 파드마 파스치모타나아사나, 트리앵가 무카에카파다 파스치모타나아사나, 마리치아사나

자누 시르시아사나 변형 2

굽힌 다리를 밖으로 젖히기: 볼스터를 사용해 발뒤꿈치에 맞대고

효과

발뒤꿈치를 볼스터에 맞대는 것은 무릎을 뒤로 움직여서 허벅지 사이에 둔각을 이루게 하는 법을 알려준다.

도구

볼스터

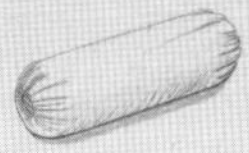

앞서 변형 1에서 제시한 것처럼 굽힌 다리를 바깥쪽으로 젖히고 뒤로 움직였을 때 몸통을 옆으로 돌리는 것은 어렵다. 『요가디피카』에서는, "두 다리 사이의 각도는 둔각이어야 한다."(이 자세의 기술 중 3절)라고 했다. 이것은 오른쪽 허벅지가 90° 이상 움직여져야 한다는 것이고 오른쪽 발뒤꿈치가 오른쪽 서혜부 가까이 위치해 있어야 함을 의미한다.

이 준비 단계는 굽힌 다리가 올바른 각도로 놓는 것을 가르쳐준다.

오른쪽 다리를 굽힌 채 자세 하기:

> 볼스터를 매트 위에 가로로 놓고 그 오른쪽 가장자리에 단다아사나로 앉는다.

> 오른쪽 다리를 무릎 안쪽으로부터 접어서 굽힌다. 오른쪽 무릎을 뒤로 움직여 발뒤꿈치를 볼스터 오른쪽 면에 닿고 오른쪽 서혜부에 가깝게 댄다❶.

Note: 무릎이 바닥에 닿지 않는다면 접은 담요를 받친다.

> 손을 이용하여 몸통 전체가 왼쪽 다리를 마주할 때까지 허리와 가슴을 회전시킨다.

> 숨을 마시고, 가슴을 펴고, 숨을 내쉬면서 앞으로 숙여 자세에 들어간다❷.

❶

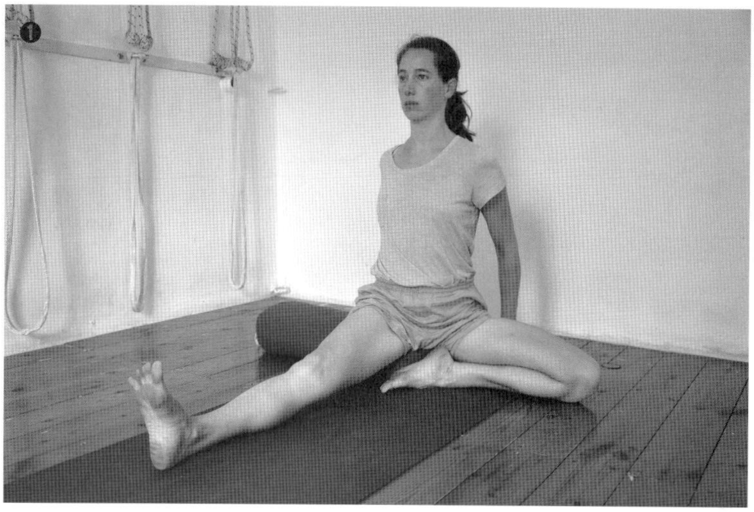

❷

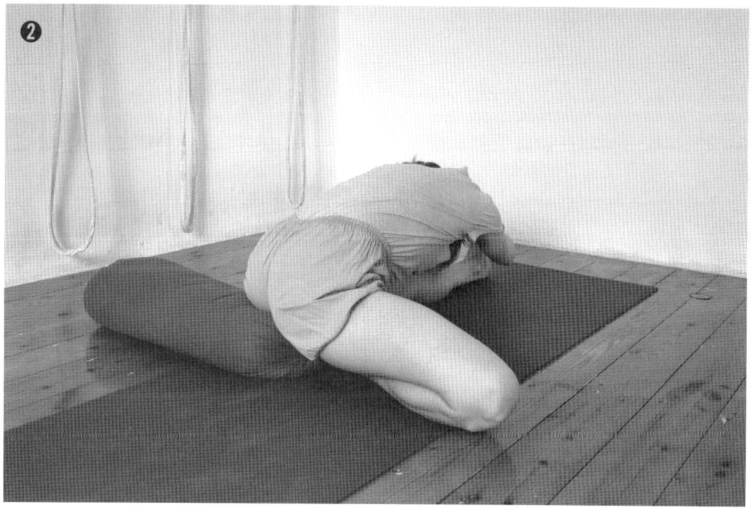

Note: 필요하다면 접은 담요나 또 하나의 볼스터를 이마 아래에 둔다.
왼쪽으로 더 돌리기 위해, 오른뺨을 머리 받침 위에 놓는다.

자누 시르시아사나 변형 3

굽힌 다리를 밖으로 젖히기: 보조자가 허벅지를 뒤로 당겨서

효과

허벅지를 로프의 한쪽 끝을 이용해서 뒤로 젖히는 것은 이 자세의 두 방향으로의 스트레칭(몸통을 앞으로 움직이는 반면에 허벅지는 뒤로 젖히는 것) 하는 것을 돕는다. 동시에 벨트의 다른 쪽 끝은 허벅지 안쪽을 확장시킨다.

도구

보조자,
로프
(또는 벨트)

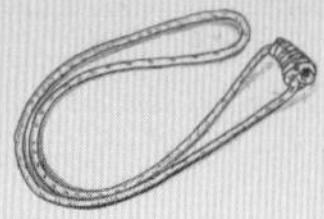

오른쪽 다리를 굽히고 자세 하기:

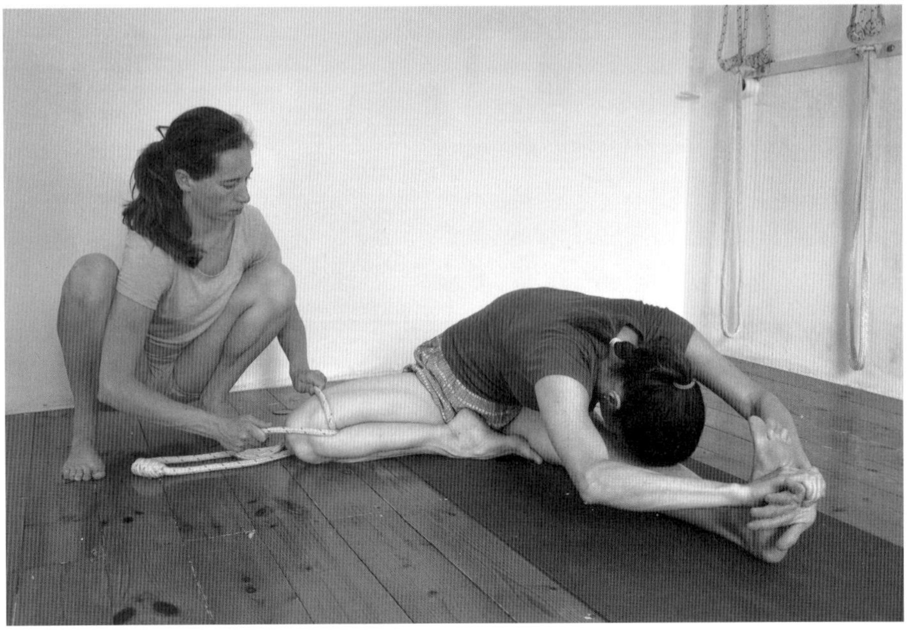

- 단다아사나로 앉아서 무릎 뒤에 로프를 놓고 오른쪽 다리를 굽힌다.
- 오른쪽에 있는 보조자가 허벅지를 밖으로 그리고 뒤로 젖혀지도록 로프를 당기게 한다.
- 오른쪽 허리부터 겨드랑이까지 몸통의 오른쪽 측면을 늘린다.
- 복부의 오른쪽 면을 왼쪽으로 옮긴다.
- 몸통의 앞면을 왼쪽 다리로 향하게 하고 앞으로 뻗어 자세를 한다.

Tips

- 보조자가 도울 때, 로프의 끝을 두 갈래로 나누고 그 중 하나는 무릎 안쪽을 바깥으로 펴며, 나머지 하나는 허벅지를 뒤로 젖히는 데 사용한다(사진 참조).

자누 시르시아사나 변형 4

굽힌 무릎을 뒤에서 유지하기: 무릎을 벽에 대고

효과

무릎을 벽에 대는 것은 무릎이 앞으로 쏠리는 것을 막아준다. 허벅지를 펴는 데도 도움이 된다.

도구

벽, 담요 또는 볼스터 (선택사항)

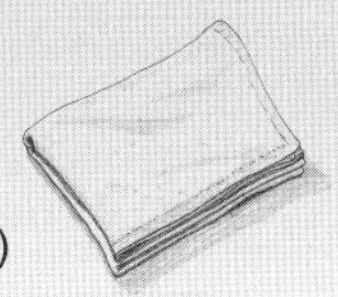

이 변형은 보조자 없이, 이 전의 변형 자세와 같은 목적을 이루게 한다.

오른쪽 다리를 굽힌 채 자세 하기:

벽에서 약 50cm 떨어져서 오른쪽 측면이 벽을 바라보게 앉는다.

- 오른쪽 다리를 굽히고 오른쪽 무릎이 벽에 닿을 때까지 오른쪽으로 움직인다.
- 살짝 앞으로 움직인다. 벽은 무릎이 움직이는 것을 막아준다. 그러므로 자세를 앞으로 이동하면, 허벅지 사이의 각도가 커질 것이다.
- 앞으로 숙이며 자세에 들어가는 동안 오른쪽 허벅지를 계속 뻗어서 무릎이 벽을 누르게 한다.

Note: 무릎에서 벽의 압력이 불편하게 느껴지면, 점성이 있는 매트를 무릎과 벽 사이에 놓는다.

❶
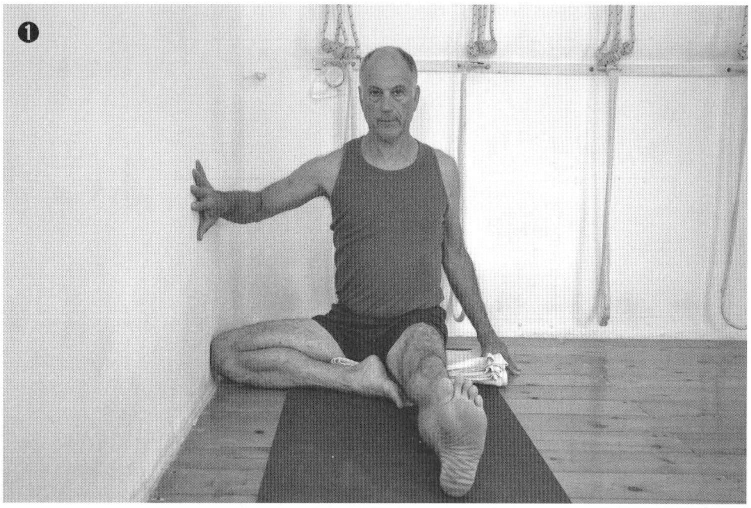

❷
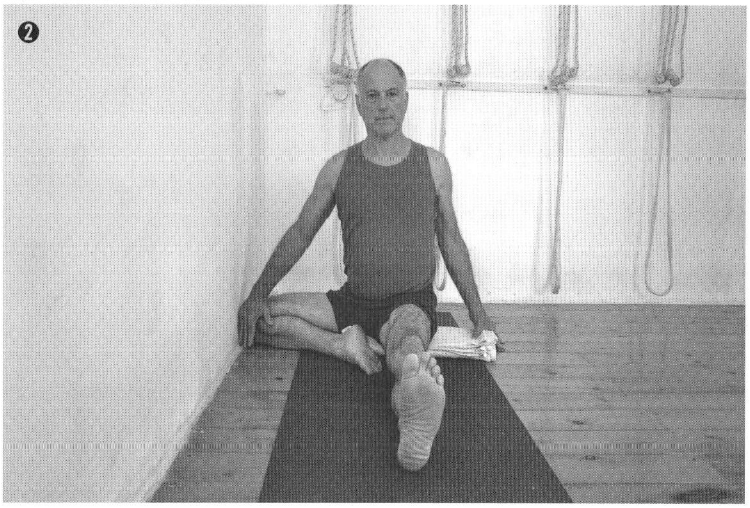

❸
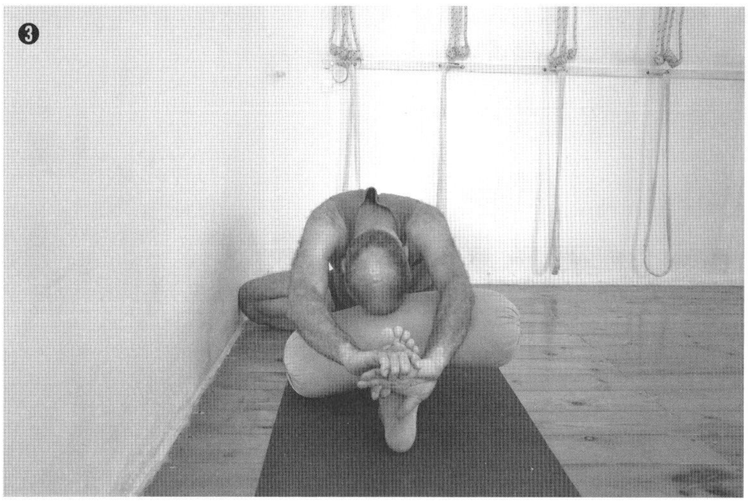

자누 시르시아사나 변형 5

굽힌 무릎을 뒤쪽으로 유지하기: 오른쪽 다리를 고정시켜서

효과

벨트로 다리를 고정하는 것은 대퇴골두가 고관절 안으로 들어가 있도록 해준다. 발을 감싸 쥐면 몸통을 옆으로 돌리는 것이 수월하다. 이러한 동작들은 굽힌 무릎에 대한 자각을 날카롭게 해주고 밖으로 그리고 뒤로 젖히는 것을 도와준다.

도구

벨트

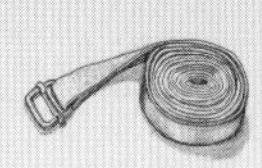

오른쪽 다리를 굽히고 자세 하기:

- 단다아사나로 앉는다. 그리고 오른쪽 다리를 옆으로 굽힌다.
- 벨트로 고리를 만들어서 머리 위로 넣어서 골반과 굽힌 무릎에 둘러서 조인다.
- 왼쪽 어깨와 팔을 뒤로 돌려서 왼손으로 벨트를 잡는다. 이를 이용해서 몸통을 왼쪽으로 돌린다❶.
- 굽힌 무릎과 벨트를 팽팽하게 유지하며 자누 시르시아사나로 들어간다❷.

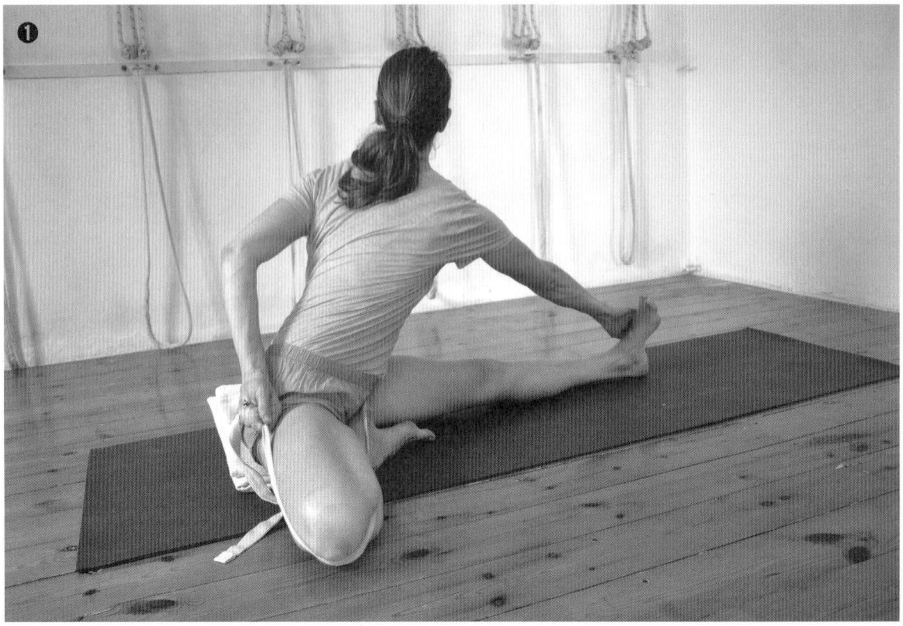

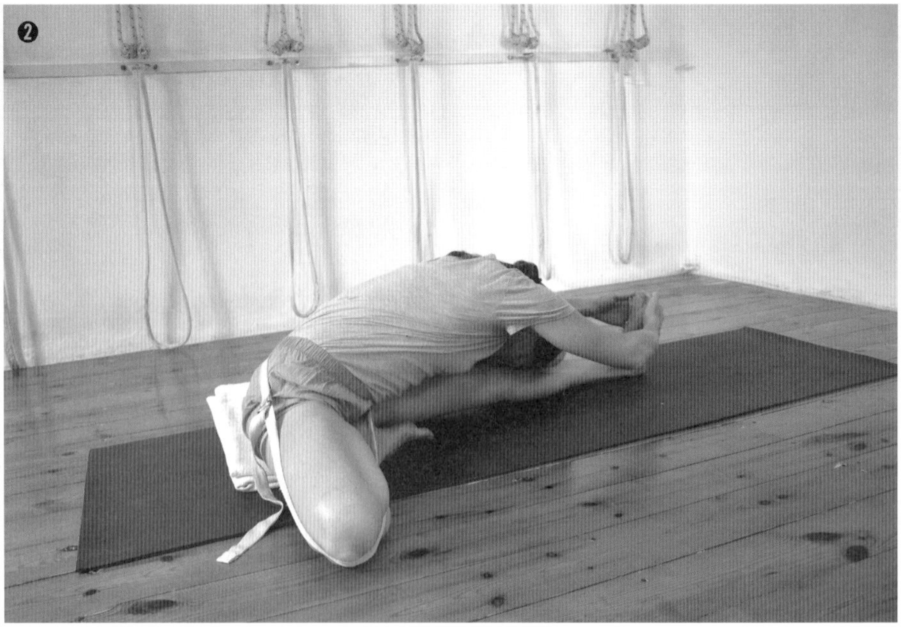

자누 시르시아사나 변형 6

다른 방법으로 자세 들어가기: 무릎을 뒤로 미끄러트려서

효과

이러한 방법으로 자세를 시작하는 것은 무릎을 뒤로 옮겨도 양쪽 등을 대칭으로 유지할 수 있게 돕는다. 이것은 복부를 고요하게 유지한다.

도구

담요

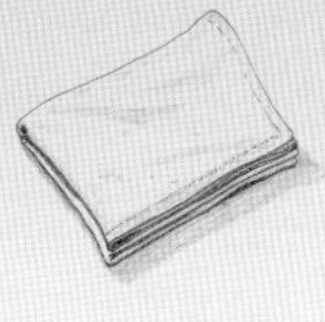

이전의 변형들은 무릎을 뒤로 움직일 수 있도록 도와주고, 계속해서 그곳에 머물 수 있게 해준다. 그러나 동시에 등이 굽힌 무릎 쪽으로 기울어질 수도 있다. 그래서 오른쪽 무릎을 뒤로 옮긴 뒤에도 등의 오른쪽 면을 낮추고 평평하게 하도록 애써야 한다.

이 변형에서는 역으로 접근한다. 우선 무릎을 단지 약 60° 옆으로 해서 자세에 들어간다. 그다음, '파스치모타나 아사나 자세에서의 등 모양'('자누 시르시아사나에 대하여' 부분 참조)을 유지하며 무릎의 각도가 90° 혹은 그 이상의 각도가 만들어질 때까지 무릎을 뒤로 미끄러트린다.

오른쪽 다리를 굽힌 채 자세 하기:

→ 담요를 펴고(점성이 있는 매트를 사용하지 않는다) 그 위에 단다아사나로 앉는다.

> 오른쪽 다리를 굽힌다. 무릎을 오른쪽으로 약 60° 움직인다.

> 몸통을 오른쪽에서부터 왼쪽으로 돌리고 허리의 양쪽 면을 고르게 앞으로 뻗으면서 앞으로 굽힌다❶.

> 몸통을 아래로 낮추고 잠시 동안 자세를 유지한다.

> 그다음 등의 오른편이 볼록하거나 옆으로 움직이지 않게 하며, 두 허벅지 사이가 둔각을 이룰 때까지 오른쪽 무릎을 뒤로 미끄러트린다❷.

❶

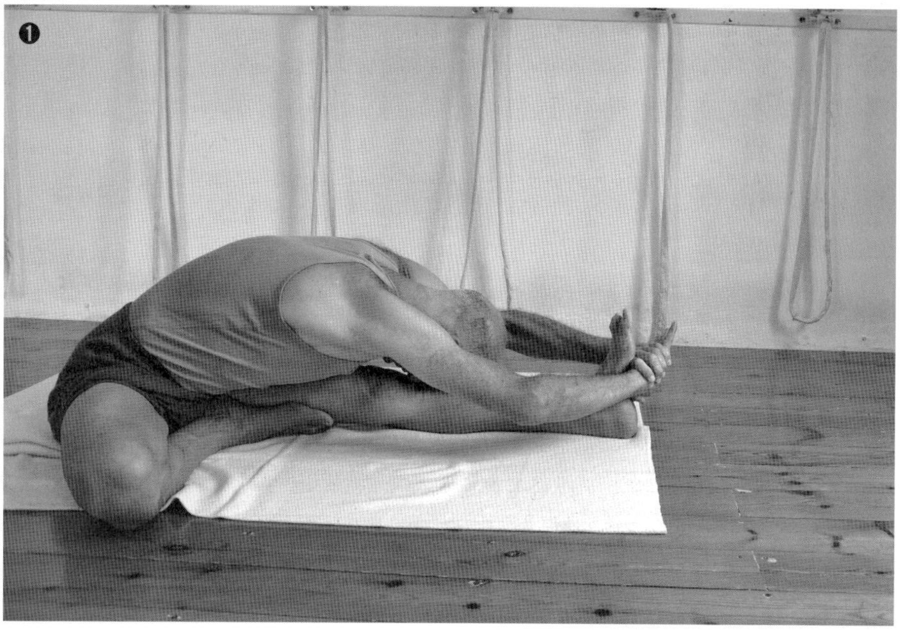

❷

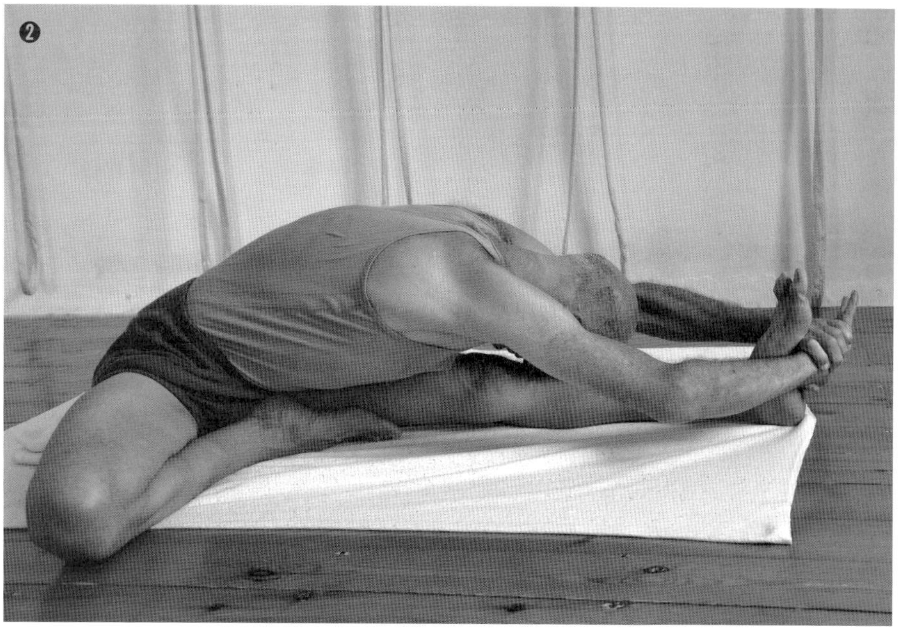

자누 시르시아사나 변형 7

굽힌 채 자세 들어가기: 단다아사나 다리를 굽혀서 시작하기

효과

몸의 앞면을 뻗은 다리와 맞닿아 있는 상태로 유지하는 것은 몸의 뒷면이 마지막 자세에서 얼마나 펴져야 하는지를 명확하게 해준다.

도구

담요,
낮은 벽고리

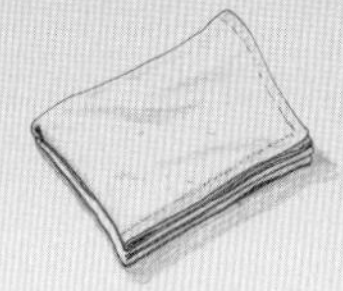

햄스트링이 뻣뻣한 사람들은 앞으로 굽히는 것을 매우 힘들어하며 이 자세가 주는 부드러움과 고요함을 전혀 즐기지 못하는 듯하다. 이 변형은 그들에게 전굴 자세의 이 중요한 면을 숙지시킨다.

오른쪽 다리를 굽히고 자세 하기:

→ 담요 위에(점성이 있는 매트 위가 아니고) 단다아사나로 앉는다. 오른쪽 다리를 오른쪽으로 굽힌다.

› 왼쪽 무릎을 살짝 굽힌다.

› 상체를 앞으로 숙인다. 몸의 앞면을 굽혀진 왼쪽 허벅지 위에 붙이고 벽고리를 잡는다.

Note: 만약 고리에 손이 닿지 않으면, 벨트를 이용하라. (여기서 제시하는 것처럼) 기둥이나 혹은 다른 견고하고 잡을 수 있는 물체를 이용할 수 있다.

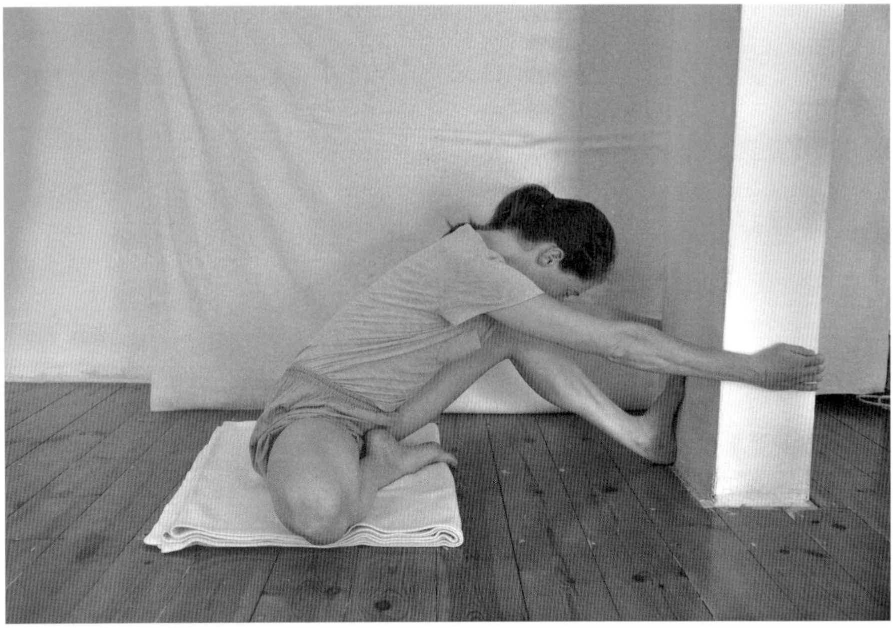

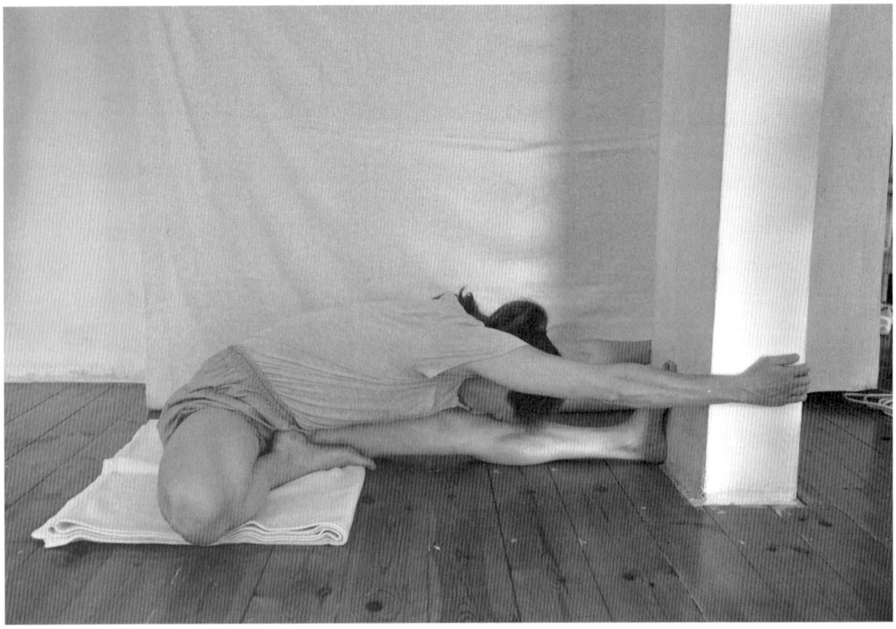

› 고리를 단단히 잡고 왼쪽 다리로 벽을 밀어내며 뒤로 미끄러트려 점차적으로 다리를 뻗는다. 몸통이 허벅지와 떨어지지 않도록 하며 자세를 진행한다.

Note: 다리를 뻗을 수 없다면, 굽힌 것을 유지하고 천천히 뒤로 미끄러지는 동작을 연습한다.

› 이마를 왼쪽 정강이 위에 놓는다(필요하다면 담요를 더한다).

Tips

✔ 앞으로 뻗으면서 복부를 척추에 가깝게 유지한다. 이것은 허리를 펴게 해주고 호흡을 좀 더 쉽게 해준다.

자누 시르시아사나 변형 8

뻗은 다리 활성화하기: 발을 블록에 대고

효과

블록을 당기는 것은 단다아사나 자세를 한 다리를 활성화시킨다. 이 블록은 또한 손을 좀 더 잘 고정시킬 수 있는 장소가 되어주고 발을 느낄 수 있게 돕는다.

도구

블록

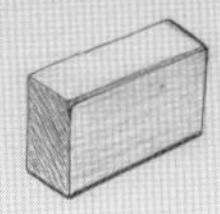

이 변형은 파스치모타나 아사나 변형 2와 비슷하다.

오른쪽 다리를 굽히고 자세 하기:

- 발 앞에 블록을 대고 단다아사나로 앉는다. 오른쪽 다리를 굽힌다.
- 손으로 블록을 잡고 당긴다. 왼쪽 다리를 팽팽하게 해서 팔의 당김에 저항한다.
- 등을 오목하게 하고 위를 바라본다.
- 블록을 당겨 몸통을 앞으로 펴고 자세로 들어간다.

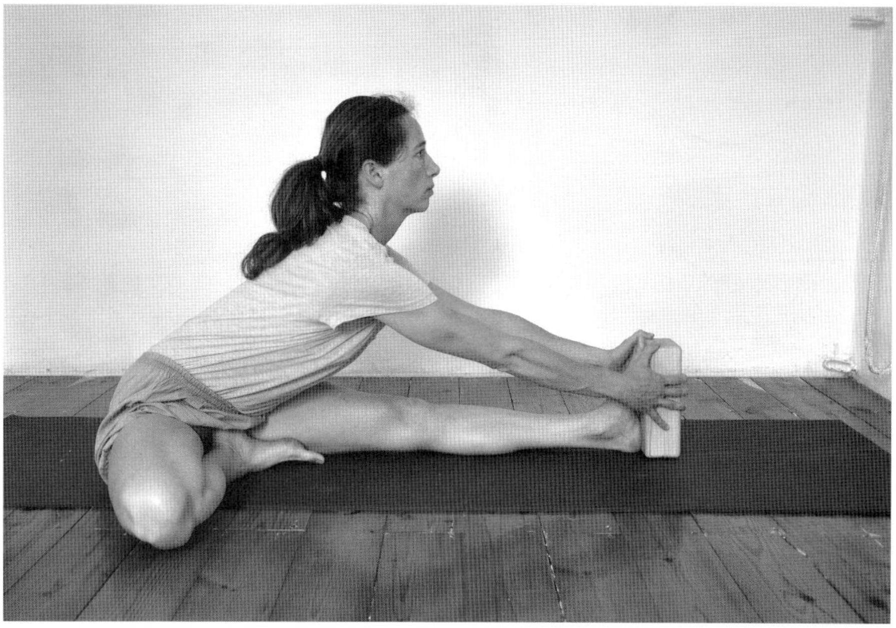

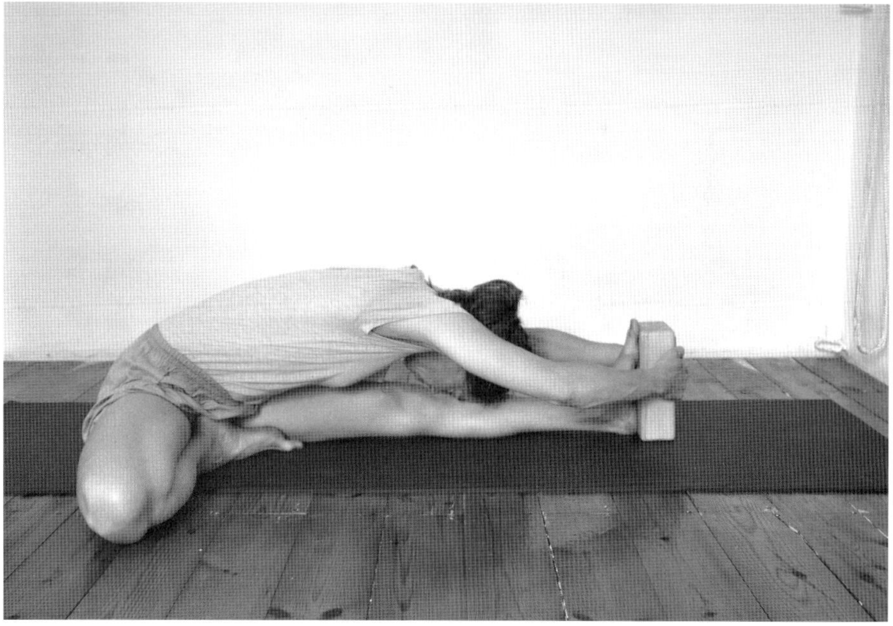

자누 시르시아사나 변형 9

몸통 정렬하기: 허벅지 상단에 둥글게 만 담요를 놓고

효과

한쪽 끝을 뾰족하게 해서 둥글게 만 담요는 왼쪽 허리를 들어올려주고 복부를 왼쪽으로 움직이는 것을 돕는다. 대부분의 사람들에게 쉽지 않은 자세이다. 담요는 또한 복부를 받쳐주고 이완을 돕는다.

도구

담요

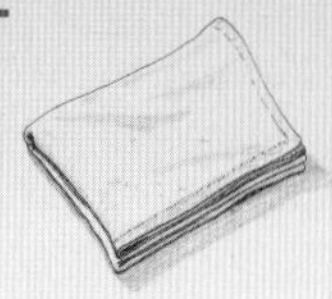

이상적으로는, 이 자세에서 등은 파스치모타나아사나처럼 양쪽 등이 고루 대칭이어야 한다. 오른쪽 다리를 굽혀서 자세를 할 때, 몸통의 왼편은 수축되고 오른쪽은 볼록한 경향이 있다. 이 변형은 등이 좀 더 고른 모양을 형성할 수 있도록 돕는다.

오른쪽 다리를 굽힌 채 자세 하기:

→ 단다아사나로 앉는다.

- 한쪽 모서리가 원뿔 모양이 되도록 4겹으로 담요를 둥글게 만다❶.
- 오른쪽 다리를 굽히고 무릎 위에 둥글게 만 담요를 놓는다. 4겹으로 만 담요의 좁은 끝을 왼쪽에서 왼쪽 서혜부 안으로 끼워 넣고, 넓은 끝은 왼쪽 밖으로 나와 있게 한다.
- 허리를 오른쪽에서 왼쪽으로 회전시킨다. 그다음 이 담요가 복부의 왼쪽을 지지하며 앞으로 굽힌다.
- 왼발을 잡는다. 복부는 왼쪽으로 돌리고, 등의 오른쪽은 평평하게 한다.
- 왼쪽 정강이 위에(또는 접은 담요 위에) 이마를 놓고 자세를 유지한다❷.
- 만약 보조자가 주변에 있다면, 복부를 오른쪽에서 왼쪽으로 돌릴 수 있게끔 담요를 왼편에서 당겨줄 수 있다❸.

❶
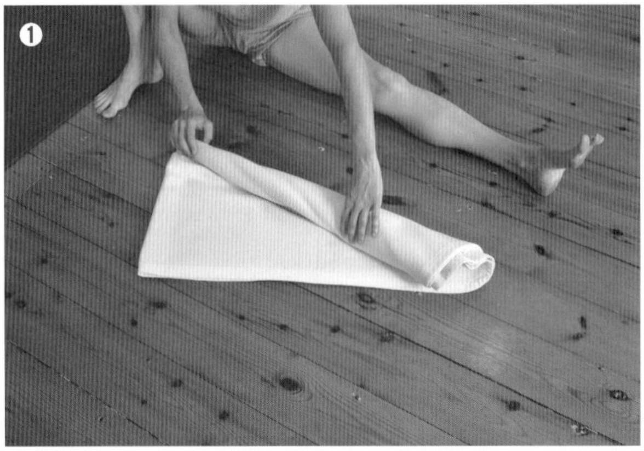

❷
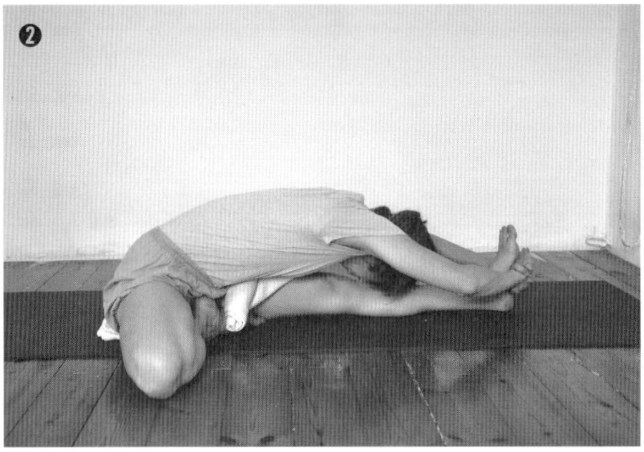

❸
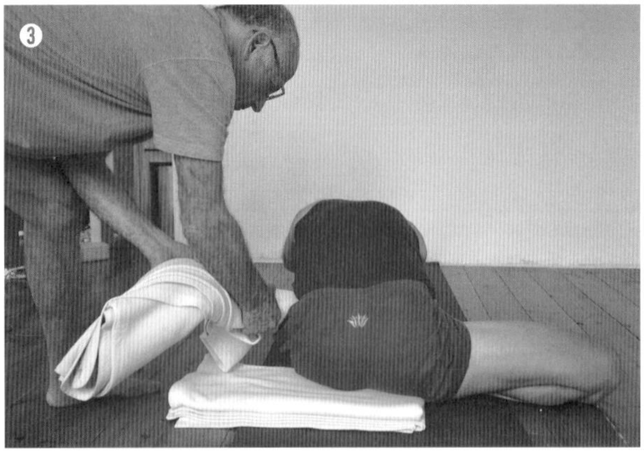

Tips

✔ 담요를 가지고, 어느 정도의 두께가 가장 적당한지 실험해본다. 담요를 둥글게 말지 않고도 그것의 모서리로도 사용 가능하다. 어느 것이 가장 적절한지 찾아보자.

우파비스타 코나아사나 (Upavistha Konasana)

2장에서, 우리는 우파비스타 코나아사나를 앉아서 하는 자세(또는 웃띠타 우파비스타 코나아사나)로서 소개하였다. 여기에서는 전굴 자세(아도무카 우파비스타 코나아사나)로서 이 자세의 변형을 선보인다.

우파비스타 코나아사나 변형 1

기반 견고하게 만들기: 아랫배를 지탱하여

효과

아랫배를 받쳐주는 것은 요추의 모양을 둥글게 하는 것을 도우며 이 자세에서의 고요함을 유도한다.

도구

담요

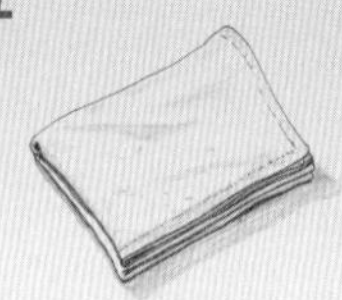

이 자세에서 몸통을 앞으로 움직이는 것은 허벅지가 앞으로 돌아가게 하는 경향이 있다. 이것은 요추와 복부에 압력을 가하고 자세를 강력하게 만든다. 이완된 자세에서 천골대는 볼록하게 유지되고 복부는 부드럽고 척추 앞면에 최대한 가깝게 있어야 한다. 이 변형은 이러한 동작을 가르친다.

→ 우파비스타 코나아사나로 앉는다.

> 8겹으로 접은 담요를 준비하고 치골에 댄 채로 바닥 위에 고정한다❶.

Note: 블록같이 좀 더 딱딱한 받침으로 담요를 대체해도 된다.

> 앞으로 숙여서, 아랫배를 받침 위에 놓는다.

> 이마를 바닥에(또는 접은 담요 위에) 둔다.

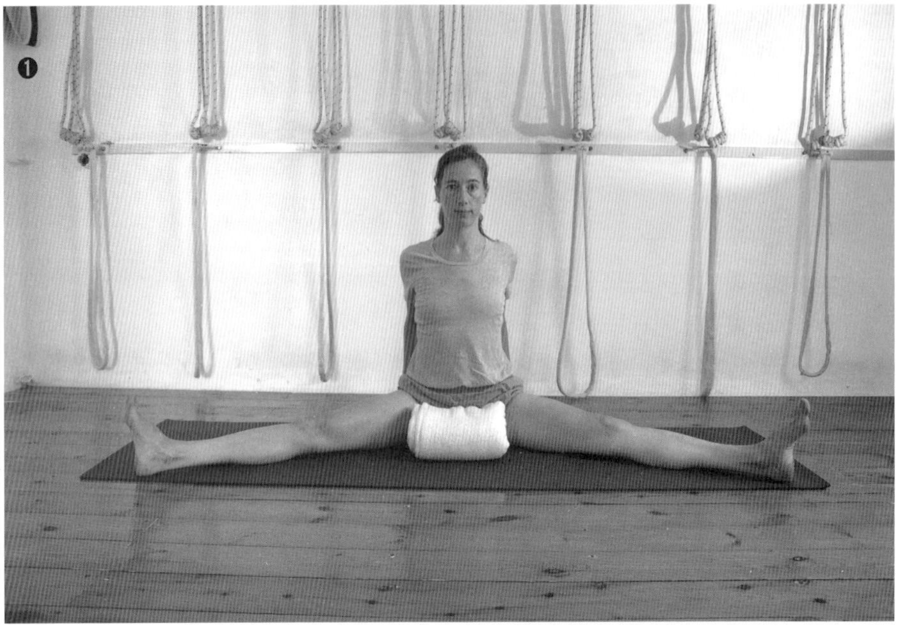
❶

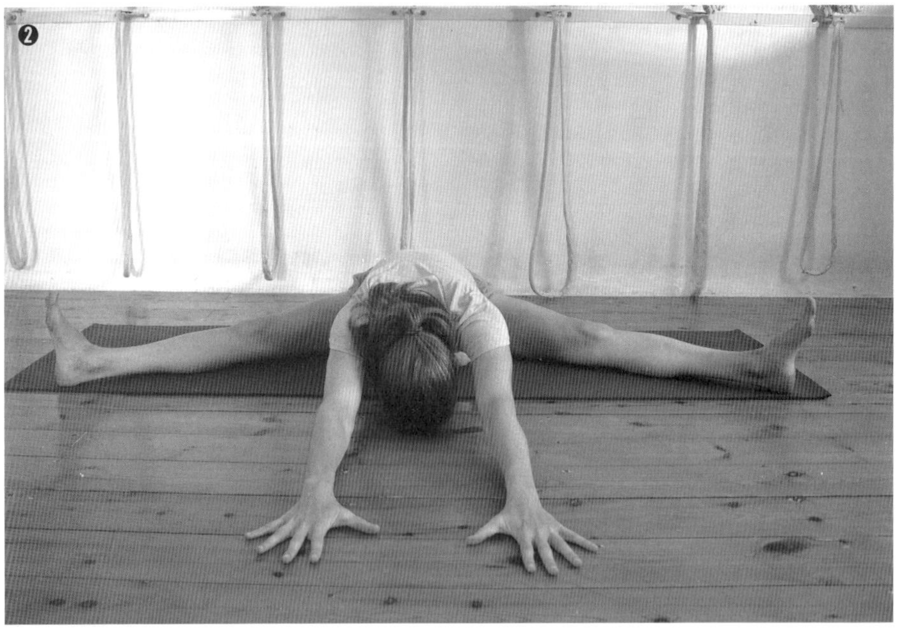
❷

Tips

✔ 복부를 부드럽고 길게 유지한다.

✔ 지지받은 몸통 아랫부분에 대한 감각을 기억하고 나서, 접은 담요 없이 자세를 반복한다.

우파비스타 코나아사나 변형 2

휴식을 위한 전굴: 몸통을 받치고

효과

우파비스타 코나아사나는 다리와 골반이 확장되기 때문에 매우 휴식을 주는 자세이다. 자세에서 도구를 이용해 더 길게 머물러서 이 휴식의 효과는 더욱 커질 수 있다.

도구

볼스터 1~2개, 담요

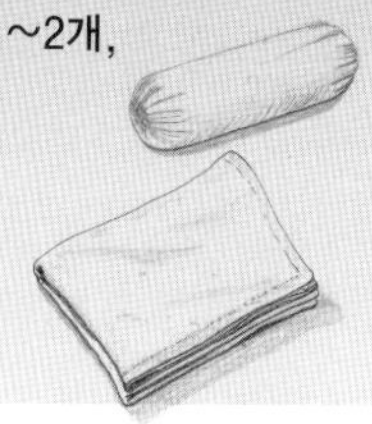

→ 우파비스타 코나아사나로 앉는다.

> 볼스터를 세로로 다리 사이에 놓는다. 이마 받침을 위해 볼스터 위에 접은 담요를 둔다.

> 몸통을 앞으로 뻗어 복부와 가슴을 볼스터 위에 놓는다.

Note: 볼스터 하나로 받치는 게 너무 낮다면, 하나를 그 위에 더 얹는다.

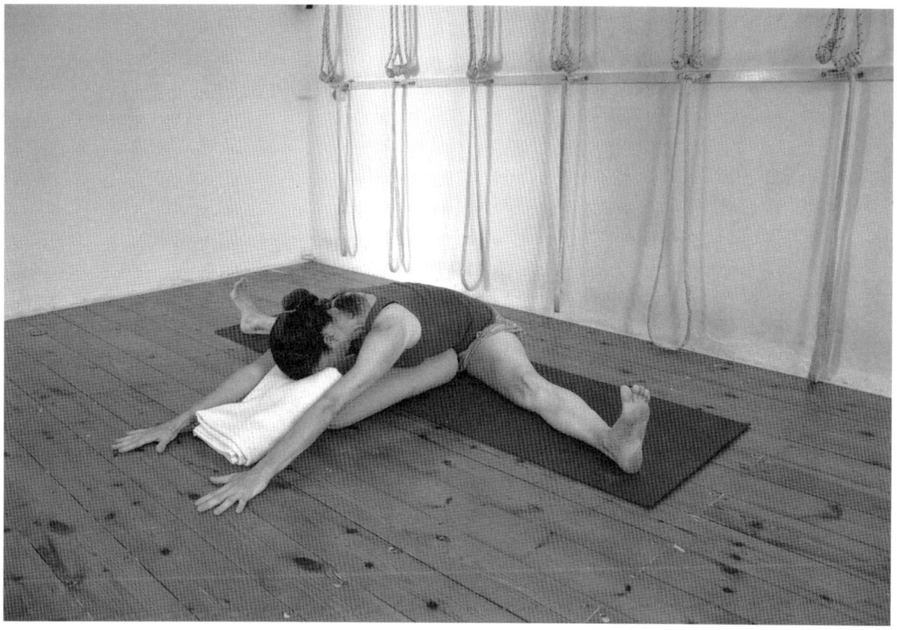

말라아사나(Malasna)

말라아사나에 대하여

말라아사나는(『요가디피카』 사진 321& 322) 꽤 고급의 전굴 자세이다. 우리는 두 가지 이유 때문에 여기에 이 자세를 소개한다. 첫 번째로 이것은 독특한 전굴 자세인데, 앉기보다는 쪼그리고 앉아서 행해지므로, 고관절, 무릎, 발목과 발에 유연성을 길러준다. 쪼그리고 앉는 자세는 또한 소화, 배설, 그리고 골반 바닥의 이완과 관련하여 독특한 생리학적 효과를 제공한다. 두 번째로, 준비 단계(『요가디피카』 사진 317)는 수행하기 쉽다. 도구를 이용하여 초보자를 포함하여 대부분의 수련자들에게 적절하고 유익하다.

현대 사회에서는 쪼그려 앉을 일이 거의 없다. 그래서 발목과 무릎의 유연성을 잃는다. 변비와 소화불량도 흔하다. 많은 서구인들이 바닥에 발뒤꿈치를 대고 쪼그려 앉는 것을 힘들어 한다. 정강이가 충분히 앞으로 뻗어지지 않으므로 몸은 뒤로 구부려지는 경향이 있다. 다음의 변형들은 유연성을 길러주고 최종 자세를 위한 준비를 돕는다.

주의

발목에 부상을 입었다면 이 자세를 연습하지 않는다. 생리 중인 경우에도 이 자세를 피한다(아랫배를 수축시키는 경향이 있기 때문이다).

말라아사나 변형 1

준비: 의자를 이용하여

효과

의자의 앉은 높이는 몸을 앞으로 굽히기 쉽게 해준다. 의자에 있는 앞뒤 가로 바는 안정적인 손잡이가 되어주고, 스트레칭을 확장시키는 데 사용된다.

도구

의자

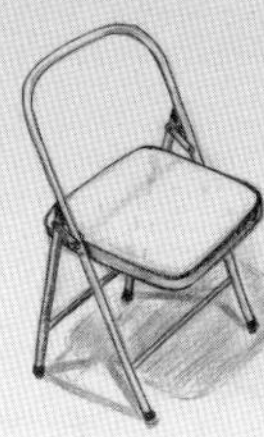

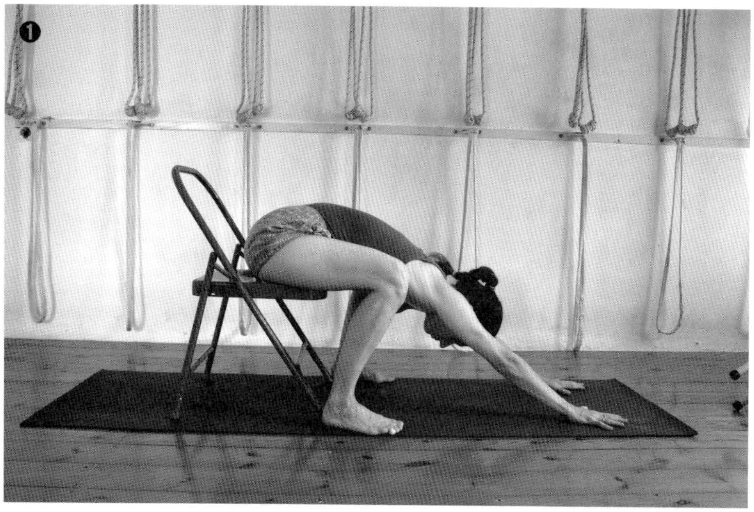

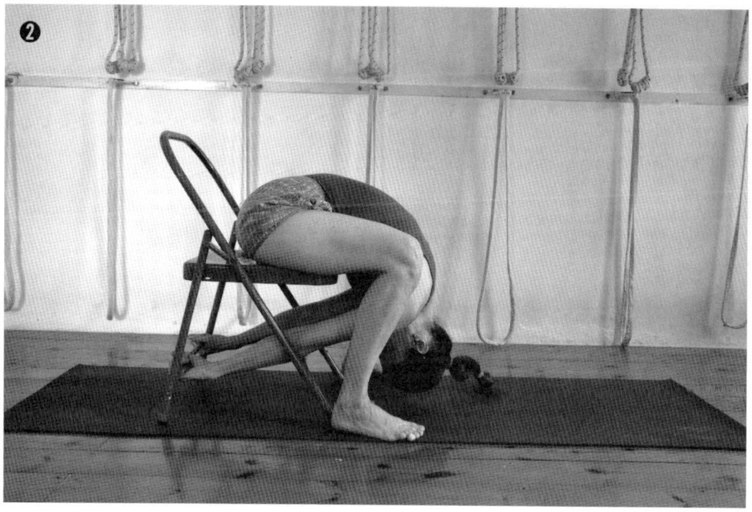

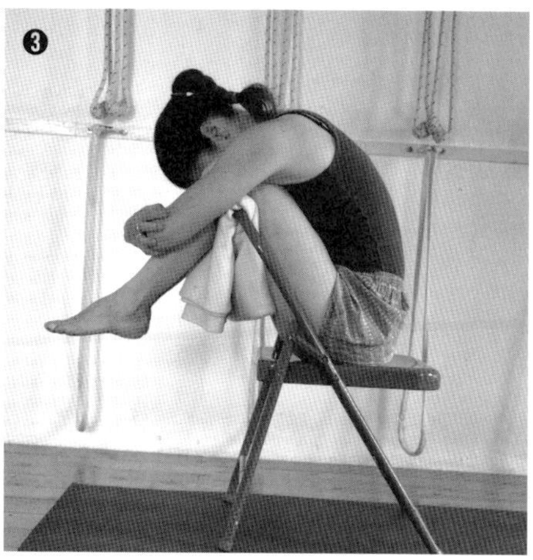

- 엉덩이뼈가 좌석의 앞 가장자리에 오도록 의자 위에 앉는다.
- 발과 무릎을 벌린다.
- 몸통을 앞으로 뻗은 다음 허벅지 사이로 천천히 내린다. 중력이 아래로 당기는 동안 등 근육을 이완시킨다.
- 손을 바닥 위에 편안한 거리에 놓는다. 이 자세를 1~2분 동안 유지한다❶.
- 이제 몸통을 더 낮추어, 의자의 앞 가로 바를 잡고 전굴이 더 깊어지도록 당긴다. 잠시 동안 유지한다.
- 만약 더 깊이 숙이기를 원한다면, 의자의 뒤 가로 바를 잡고 몸통을 더 아래로 당긴다❷. 잠시 동안 유지한 후에 손을 풀고 천천히 올라온다.

Note: 이 변형은 쿠르마아사나를 위한 준비 자세이기도 하다(『요가디피카』 사진 363 & 364).

- 또 다른 선택사항은 뒤돌아서 무릎의 뒷면을 의자의 등받이 위에 걸치고 무릎 위로 기대는 것이다❸.

Tips

이 자세의 최종 단계에 도달하기 위해 서두르지 않는다. 등 근육이 앞으로 굽히는 자세를 위해 이완될 수 있도록 하고 그 안에 일어나는 고요함을 경험하게 한다.

말라아사나
변형 2

준비:
발뒤꿈치를 받치고

발뒤꿈치를 받쳐주면 뻣뻣한 사람들도 쪼그리고 앉는 것을 편안하게 느낀다.

도구
담요

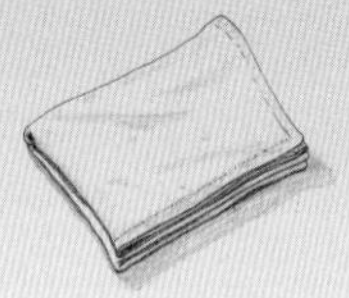

여기서 보이는 준비 자세들과 나중에 나오는 변형 자세들은 바닥에서 발뒤꿈치로 쪼그려 앉는 것이 힘든 사람들에게 매우 유용하다.

→ 접은 담요 위에 발뒤꿈치를 올리고 타다아사나로 선다.

> 다리를 모은 채로 굽혀서 쪼그려 앉는 자세로 들어간다.

> 팔을 앞으로 뻗는다❶. 혹은 무릎을 감싸고 자세를 유지한다.

Note: 이 중간 단계는 『요가디피카』의 사진 317에 묘사되어 있다.

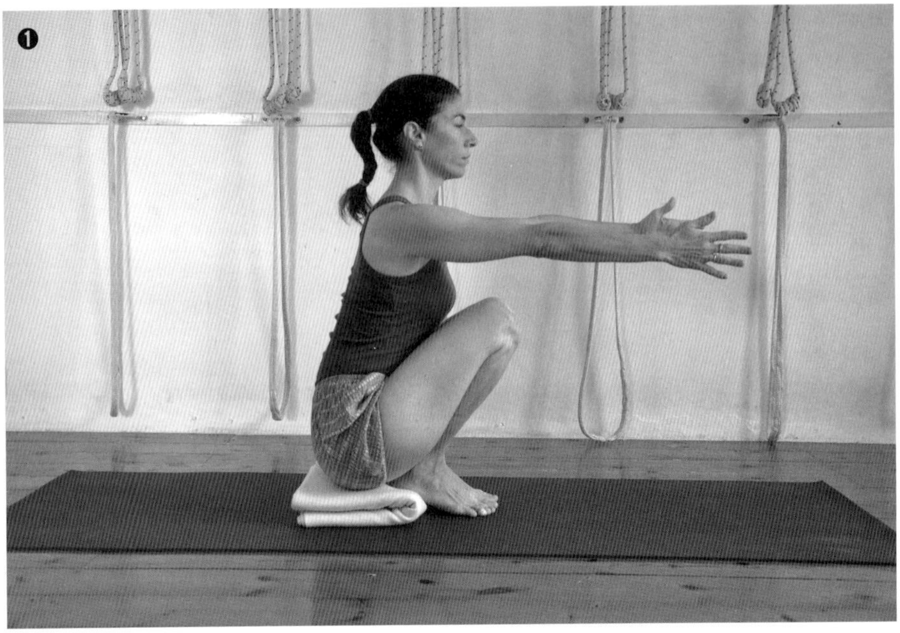

❶

말라아사나 변형 3

준비:
볼스터 위에 앉아서

효과

볼스터는 뒤로 넘어가는 것을 방지한다. 그러므로 편안하게 쪼그려 앉을 수 있게 되고 자세를 좀 더 오래 유지할 수 있다.

도구

볼스터,
담요(선택사항)

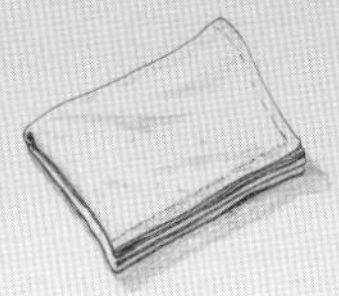

> 볼스터를 바닥에 놓고 그 앞에 선다.

> 볼스터 위에 앉을 때까지 엉덩이를 내려 쪼그려 앉는다. 필요하다면 받침을 높이기 위해 접은 담요를 사용한다.

> 팔을 앞으로 뻗거나 무릎을 감싸고 자세를 유지한다.

> 팔을 뒤로 움직일 수 있다면 발목의 뒤쪽을 잡는다. 이것이 말라아사나 II(『요가디피카』 사진 322)이다.

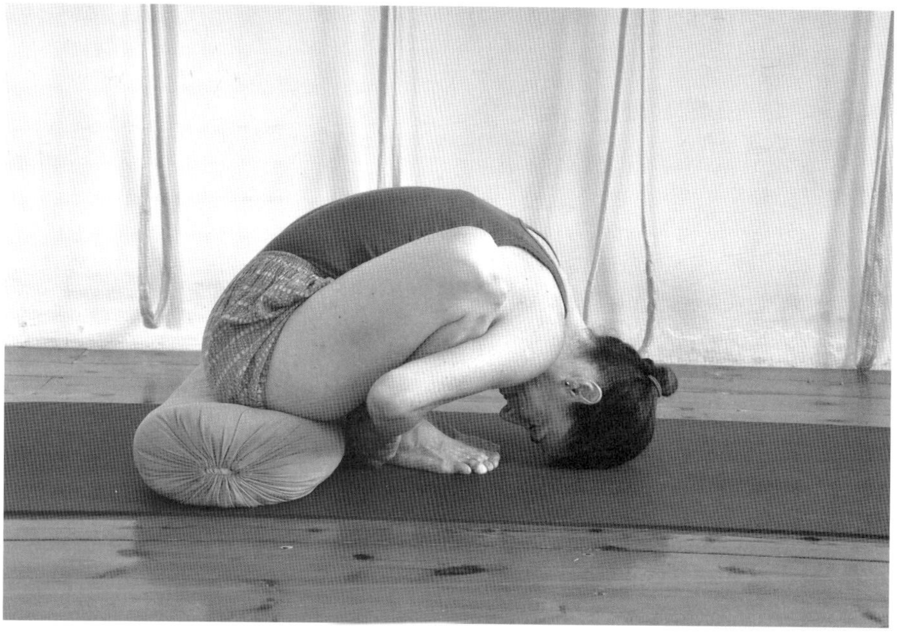

말라아사나 변형 4

준비: 천골을 벽에 대고

효과

벽은 천골을 앞으로 밀어주어 정강이와 몸통이 앞으로 움직일 수 있게 도와준다. 이것은 발목의 유연성을 점진적으로 길러준다.

도구

벽

발뒤꿈치나 엉덩이를 받쳐주는 이전의 두 변형은 쪼그려 앉는 것이 가능하도록 사용된다. 그러나 유연성을 향상시키고, 받침 없이 독립적으로 자세가 가능하기 위해서, 다음의 변형들을 수련한다.

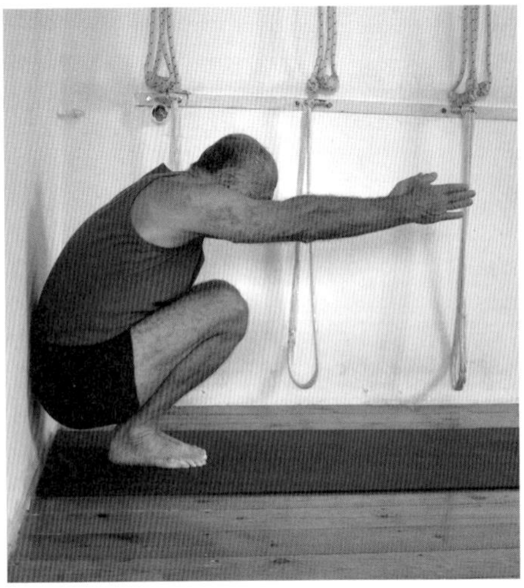

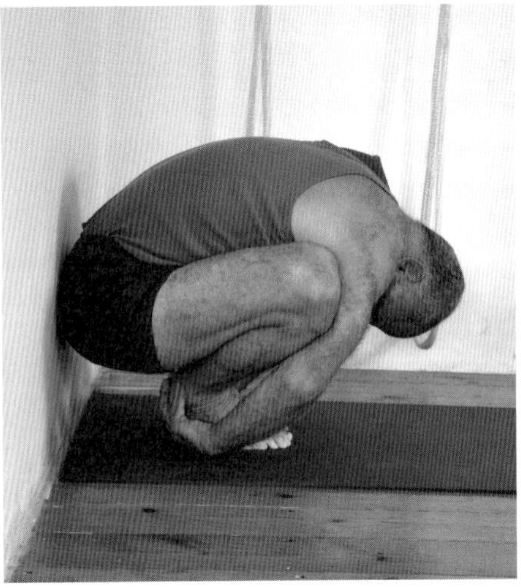

- 벽에 등을 대고 쪼그려 앉는다. 발을 모으고, 무릎은 조금 벌려놓고, 발뒤꿈치는 바닥 위에 둔다.
- 천골을 벽 쪽으로 누른다. 등을 들어 올려 벽에서 떨어뜨리고, 팔을 앞으로 뻗고 앞을 바라본다. 1~2분 동안 유지한다.
- 그다음 팔로 굽힌 다리를 감싸서 겨드랑이 바깥쪽이 정강이에 닿도록 한다.
- 몸을 앞으로 뻗고 머리는 아래로 내린다.
- 몸통을 더 아래로 굽힐 수 있도록 위팔로 정강이뼈를 누른다.

Tips

- 만약 발뒤꿈치를 바닥에 대고 앞으로 숙이는 것이 어렵다면, 두 발을 약간 벌린다. 또한 여기에서 보여주는 것처럼 발뒤꿈치를 잡고 엄지를 그 밑에 두어서 받쳐줄 수 있다.
- 벽을 이용하여, 양쪽 골반과 머리를 동시에 낮추는 법을 배운다. 머리를 받치도록 담요나 볼스터를 사용할 수 있다.
- 상급 자세로 나아가기 위해서, 일어나서 벽에서 조금 떨어진다. 다시 쪼그리고 앉아 천골이 거의 벽에 닿지 않게 하면서 자세를 해본다.

말라아사나 변형 5

발목 굽히기: 벽 고정 장치를 잡고

효과

손을 고정하는 것은 다리의 수고를 줄이고 발목의 유연성을 점차적으로 향상시켜준다. 이 변형은 특히 바닥에 발뒤꿈치를 대고 쪼그려 앉을 수 없고 발뒤꿈치를 내리려고 할 때 자꾸 뒤로 넘어가는 사람들에게 효과적이다.

도구

벽 로프, 창문 턱 또는 유사한 허리 높이의 지지물

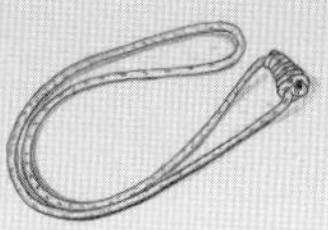

- 벽고리나 창문 턱(또는 허리 높이의 고정물) 앞에서 쪼그려 앉는다. 두발을 모으고 무릎은 벌려서, 발뒤꿈치를 바닥에 놓는다.
- 팔을 뻗어 고정물을 잡는다.
- 천골을 안으로 밀어넣고, 몸통을 앞과 위쪽으로 스트레칭 하면서 엉덩이를 바닥을 향해 내린다❶.

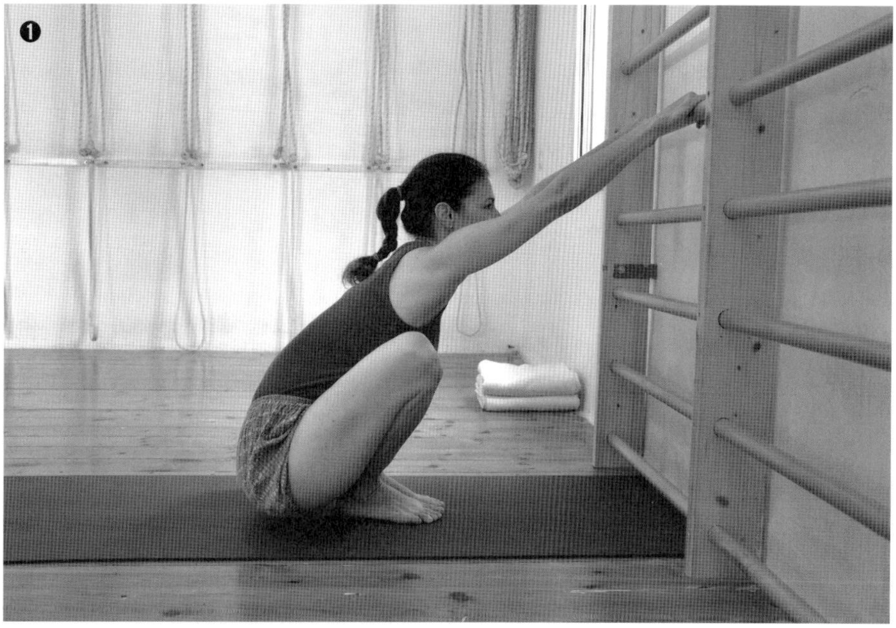

Tips

- 만약 기둥 또는 시다리(❷, ❸처럼)가 있다면, 최종 자세인 말라아사나(『요가디피카』 사진 321)❹가 준비될 때까지 점차적으로 높이를 낮춰서 잡는다.

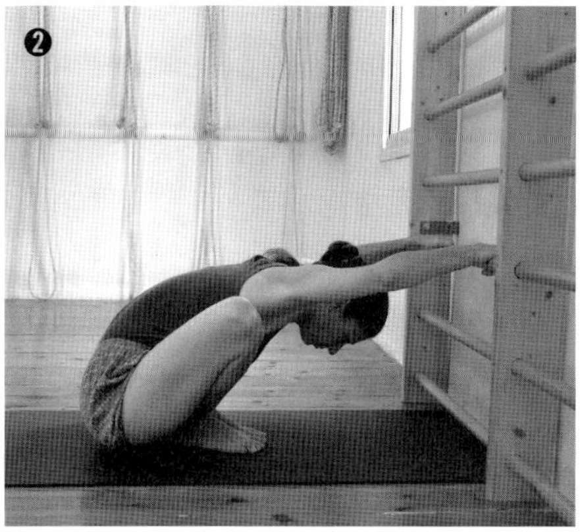

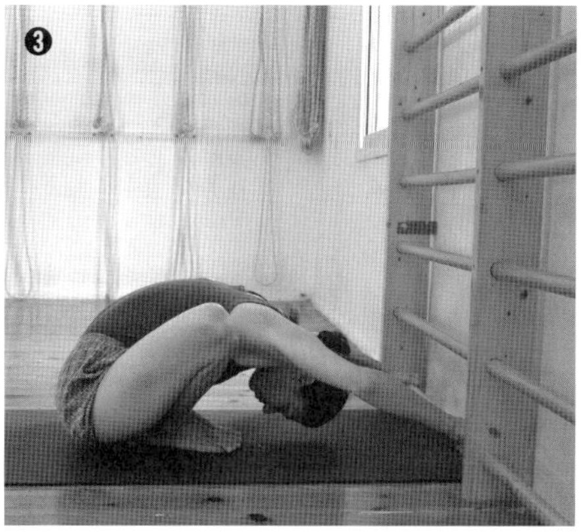

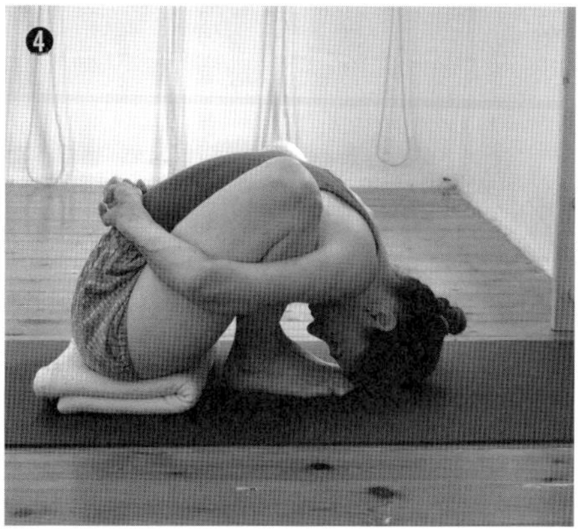

Tips

- 겨드랑이를 부드럽게 해서 몸을 바닥 쪽으로 낮출 때 몸무게가 팔과 등 근육을 펴게 하도록 한다.
- 만약 자꾸 뒤로 넘어지는 경향이 있다면, ❹와 같이 엉덩이를 받친다.
- 최종 자세에서, 팔로 다리와 등을 감싸서 말라(Mala) 혹은 화환을 만들어낸다.

말라아사나 변형 6

준비: 보조자가 무릎을 밀어주면서

효과

무릎을 안정시키는 것은 서혜부를 편안하게 해 주고 고관절, 무릎과 발목에 유연성을 개발하는 데 도움을 준다.

도구

보조자,
담요(선택사항)

- 보조자를 뒤에 두고 방 가운데에 선다.
- 쪼그려 앉기 시작한다.
- 보조자에게 무릎을 받치고, 몸통을 올릴 때 무릎을 앞과 아래로 밀어달라고 요청한다. 팔을 앞으로 뻗고 앞을 바라본다❶.
- 이제 보조자가 천골대와 등 윗부분을 부드럽게 누르는 동안에, 몸통과 팔을 앞으로 뻗는다❷.

❶
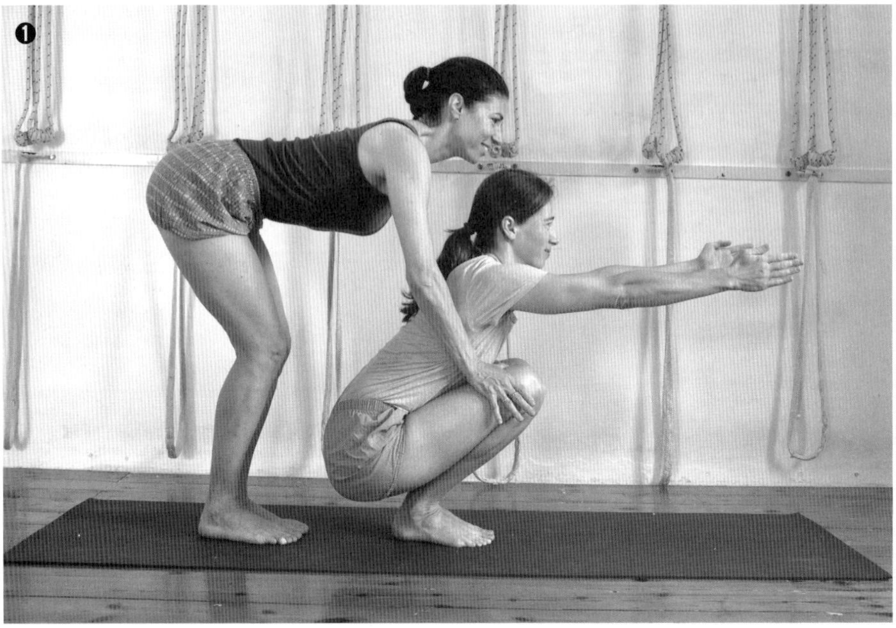

❷
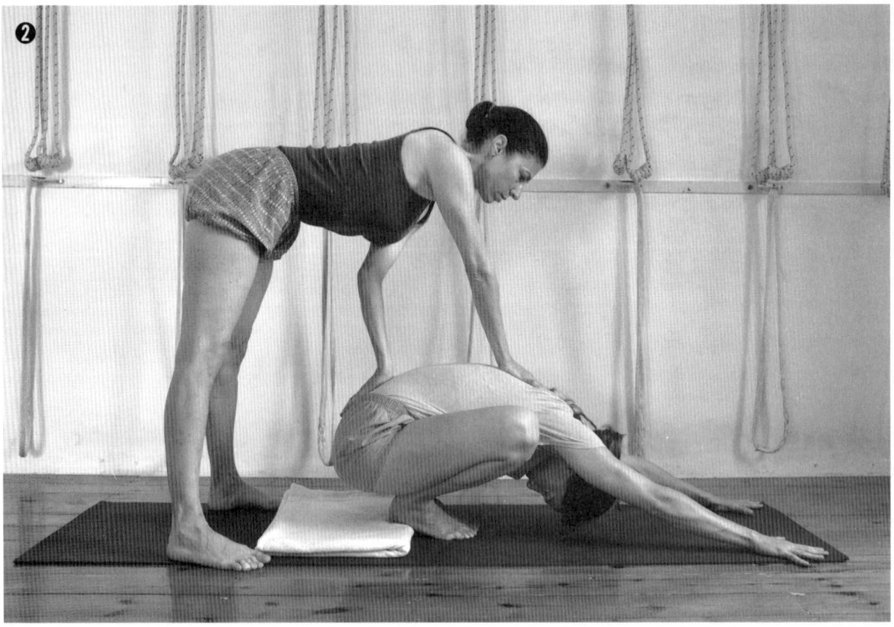

Tips

이 변형에서 발뒤꿈치는 바닥에 단단히 고정되어 있어야 한다. 필요하다면 접은 담요, 경사진 널빤지 또는 둥글게 만 점성이 있는 매트를 발뒤꿈치 밑에 놓는다.

말라아사나 변형 7

벨트를 가지고 하는 말라아사나 I

효과

등 뒤에서 손가락을 서로 잡을 수 없더라도, 벨트의 도움으로 손을 잡는 것은 말라아사나 I의 효과를 얻게 해준다. 이것은 복부내장을 압착해서 정상 상태로 돌리는 효과를 가져와 몸 전체를 활력 있게 한다.

도구

벨트, 담요

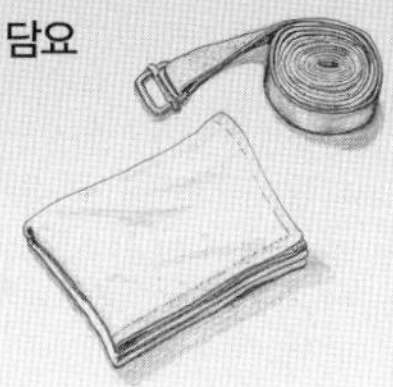

이것은 말라아사나 I을 시도하는 사람들을 위한 보다 상급의 변형 자세이다.

'말라'는 화환이라는 뜻이다. 말라아사나 I에서 팔은 화환처럼 몸을 감싼다. 등 뒤에서 손가락을 잡는 것은(『요가디피카』 사진 321) 강한 압착 효과를 형성하는데 복부 내장을 정상 상태로 만들어준다. 그러나 많은 사람들이 손을 등 뒤에서 잡을 수가 없으므로 이러한 효과를 얻기 위해서 벨트가 필요하다.

→ 벨트를 골반 둘레에 감싼다.

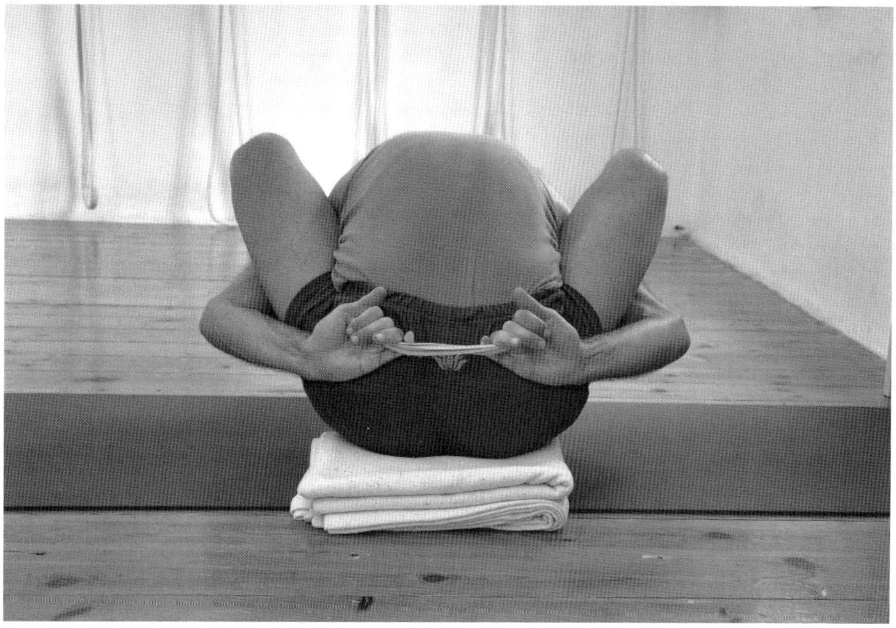

- 발을 모아 쪼그려 앉는다. 무릎은 벌리고, 발뒤꿈치는 바닥 위에 놓는다. 필요하다면 발뒤꿈치를 접은 담요로 받친다.
- 팔로 접은 다리를 감싸고 겨드랑이 바깥쪽이 정강이와 닿도록 한다.
- 손바닥을 바닥에 놓고 몸을 할 수 있는 한 아래로 내린다.
- 한 손씩 차례로 등 뒤로 돌려서 벨트를 잡는다.
- 벨트를 당긴다. 몸통을 앞으로 뻗으며 머리는 아래로 내려온다.
- 손을 가능한 서로 가깝게 가져온다. 몸통을 더 아래로 숙일 수 있도록 위 팔로 정강이뼈를 누른다.

부록:
수련 시퀀스

요가 수련의 효과는 수업에서 수행되는 아사나들의 순서에 의해 큰 영향을 받는다. 올바른 순서는 그 수업의 목적과 의도에 따라 결정된다. 수련자의 현재 육체적 · 정신적 상태, 수련이 이루어지는 장소의 환경적 특성뿐만 아니라 수행되는 시퀀스에서 수련자의 목적이 고려된다.

가끔 한 가지 종류의 도구를 활용한 수업은 흥미롭고 즐겁다. 예를 들어 의자, 블록, 긴 벨트, 벽 로프 또는 다른 도구를 활용한 시퀀스. 이 부록은 다양한 목적에 따른 5가지의 시퀀스를 소개한다.

1. 바쁜 초보자를 위한 짧은 시퀀스

2. 긴 벨트를 활용한 서서 하는 자세와 전굴 자세 시퀀스

3. 생리 중인 여성에게도 적합한 전굴 자세를 오래 유지하는 시퀀스

4. 초보자를 위한 앉아서 하는 자세와 전굴 자세

5. 중급과 상급의 학생들을 위한 전굴, 비틀기, 역 자세

각각의 아사나에 기재된 페이지 숫자는 이번 편과 그 이전의 편에서 찾을 수 있는 자세와 관련된 변형들이다. 1편과 2편에서 포함되지 않은 변형들은 설명을 덧붙여 놓았다.

1. 초보자를 위한 짧은 시퀀스

도구

벽,
블록

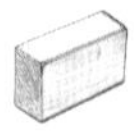

이 시퀀스의 특징:

- **시간:** 15~20분
- **레벨:** 초보자
- **유형:** 바쁜 사람들을 위한 짧은 시퀀스
- **포함된 아사나 유형:**
서서 하는 자세, 가벼운 역 자세

이 짧은 시퀀스는 개인 수련을 위한 출발점이 될 수 있다. 수련 시간은 15~20분으로 7~10분간의 활동적인 자세들과 10분간의 이완된 자세로 구성되어 있다. 일단 시퀀스를 익히게 되면, 서서 하는 자세들 중 일부를 바꾸거나 필요에 따라 내용과 수련 시간을 확장시킬 수 있다. 왜냐하면 이 시퀀스는 최대한 적은 도구를 사용하고 어디에서나 수련이 가능하기 때문이다.

1. 브륵샤아사나: 벽을 측면에

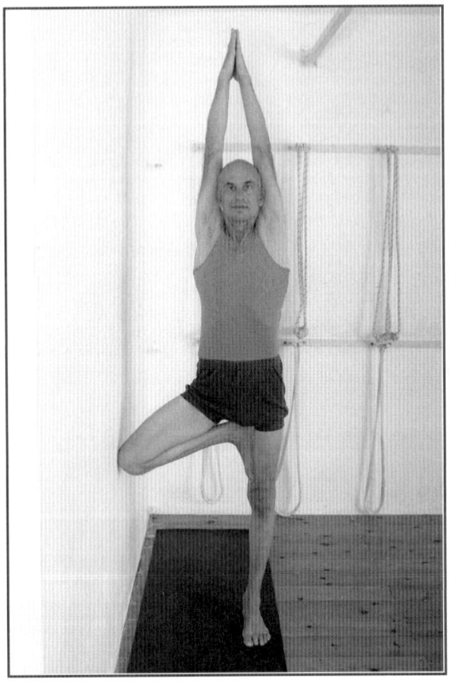

30초 각각 2번

Volume 1. 39쪽 참조

2. 웃띠타 트리코나아사나: 뒤의 발을 벽에 대고 손바닥은 블록 위에

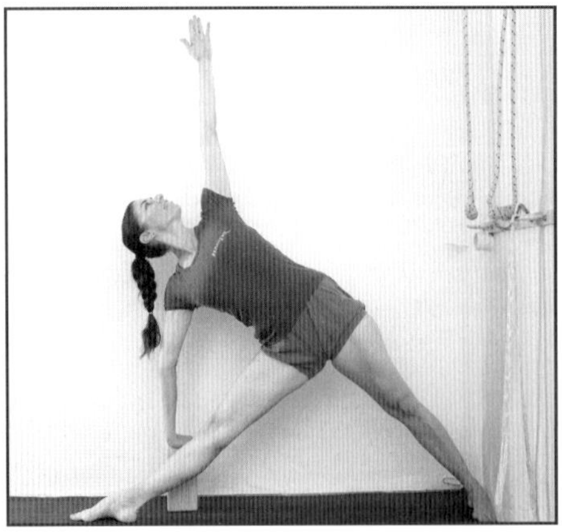

30초 각각 2번

Volume 1. 83쪽 참조

3. 비라바드라아사나 II: 뒤의 발과 손을 벽에

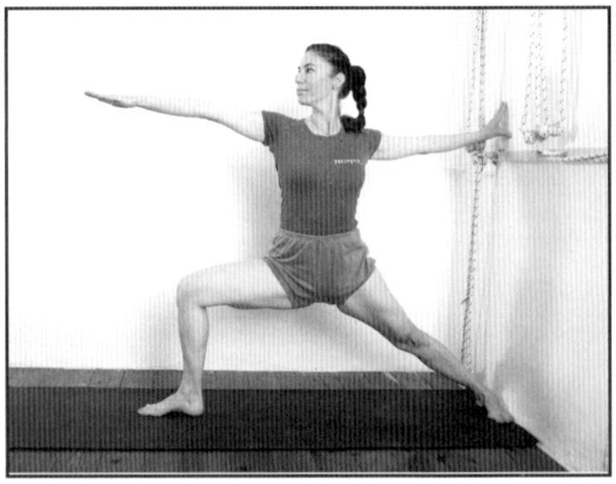

30초 1번

Volume 1. 113쪽 참조

4. 아도무카 스바나아사나: 손바닥을 블록 위에

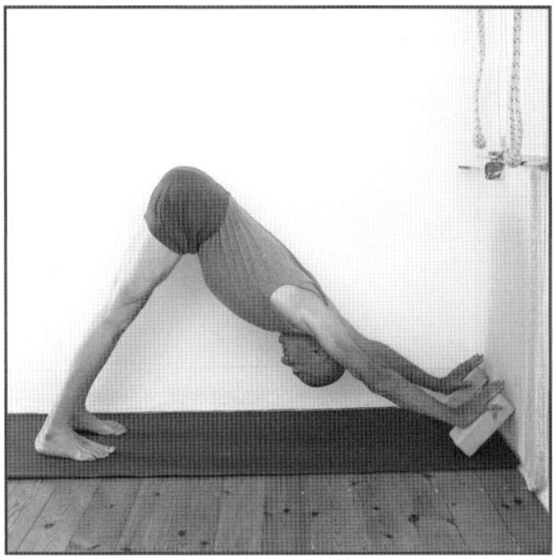

1분

Volume 1. 46쪽 참조

5. 아도무카 스바나아사나: 머리를 받침 위에

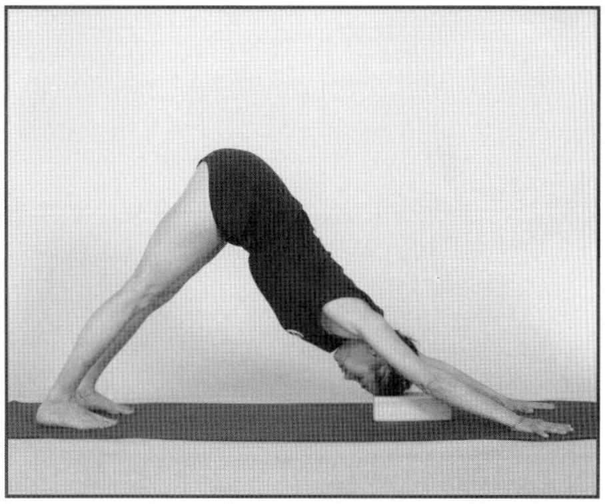

1분

Volume 1. 66쪽 참조

6. 우르드바 프라사리타 파다아사나: 벽에

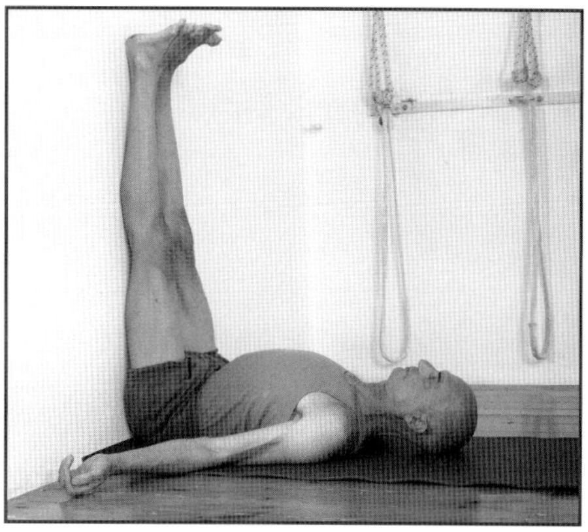

1~3분

몸의 측면을 벽에 대고 앉아서 옆으로 구른다. 골반을 벽 가까이에 둔다. 벽 가까이로 몸을 옮기기 위해서 발바닥을 벽에 대고 밀어서 골반을 바닥에서 들어올린다. 그다음 어깨를 벽으로 움직인다. 골반을 바닥으로 내리면서 엉덩이를 최대한 벽 가까이로 움직인다. 만약 엉덩이를 벽으로 옮기는 것이 힘들다면, 접은 담요를 천골대 아래에 둔다.

7. 살람바 차뚜수아사나: 벽에

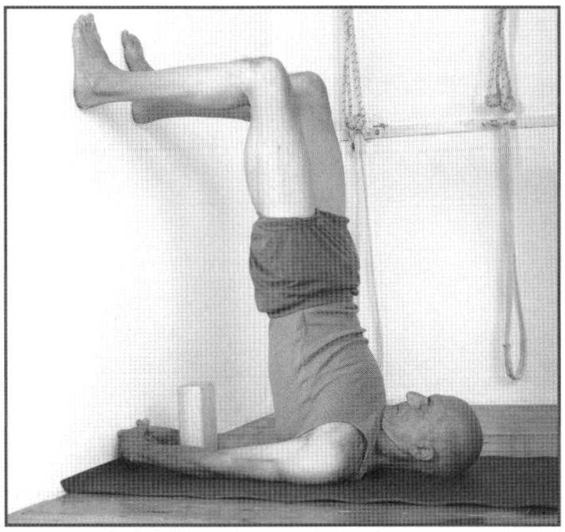

30초

무릎을 구부려 발바닥을 벽에 댄다. 벽을 밀어서 엉덩이와 등을 들어올린다. 손가락 깍지를 끼고 팔과 어깨를 뒤로 뻗는다. 가슴 윗 부위를 턱 가까이로 움직이기 위해서 가슴을 앞으로 민다. 자세를 풀기 전에 블록을 벽에서부터 약 10cm 떨어진 곳에 둔다.

8. 비파리타 카라니: 벽과 블록을 가지고

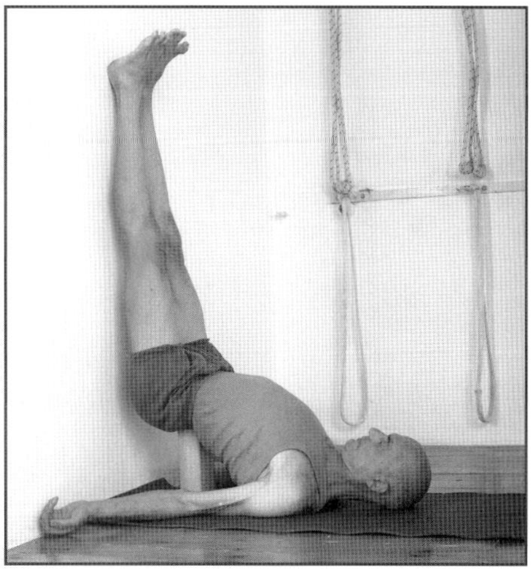

3~5분

블록의 가로 면을 벽과 평행하게 둔다. 가슴을 계속해서 위로 들어올린 채로 천골이 블록 위에 놓일 때까지 골반을 아래로 내린다. 천골은 바닥과 평행을 이루어야 한다. 호흡을 바라보면서 자세를 유지한다.

9. 사바아사나: 선택적으로 눈 덮개와 블록을 복부에

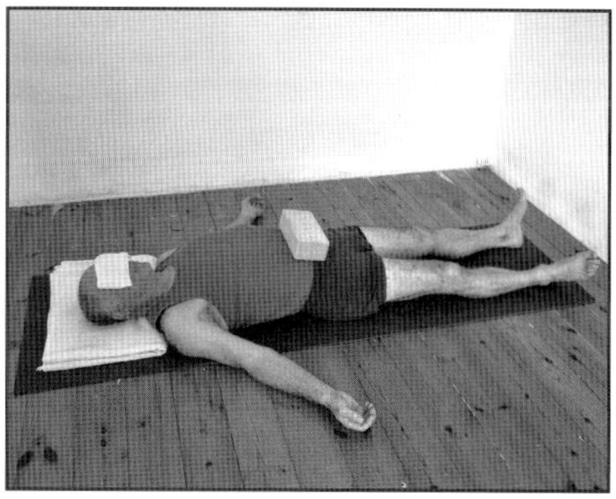

5분

복부에서 부드럽고 자연스러운 호흡을 관찰한다.

2. 긴 벨트를 활용한 시퀀스

이 시퀀스의 특징:

- **시간:** 60분
- **레벨:** 중급자~고급자
- **유형:** 차분함과 이완
- **포함된 아사나 유형:** 엎드린 자세와 서서 하는 자세, 전굴 자세, 이완을 위한 역 자세

도구

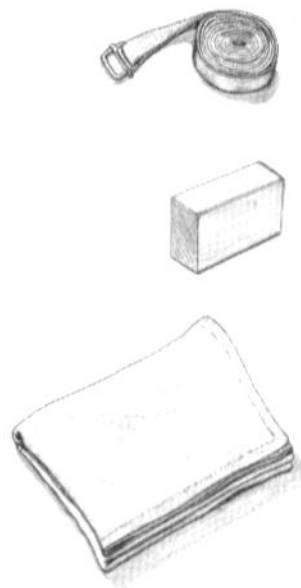

벨트 2개
(하나는 반드시 길어야 한다),
블록 2개,
담요 1~2개
(살람바 사르방가아사나를 위해 충분한 만큼),
벽

1a. 숩따 파당구쉬타아사나 I: 긴 벨트를 골반과 발뒤꿈치에

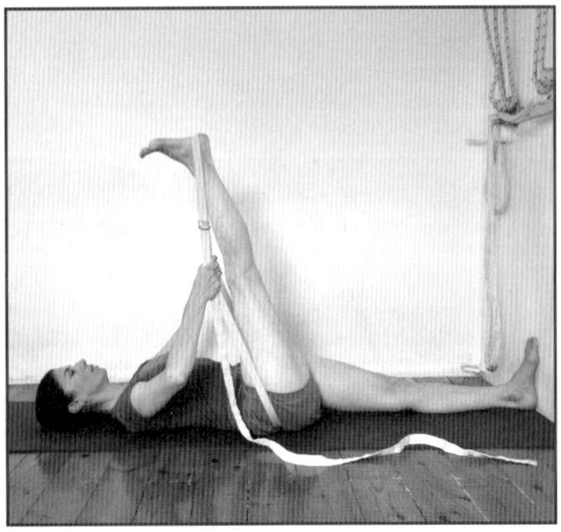

45초

Volume 2. 100쪽 참조
벨트를 골반과 오른발 뒤꿈치에 메고 시작한다.

1b. 숩따 파당구쉬타아사나 I: 긴 벨트를 가슴과 발뒤꿈치에

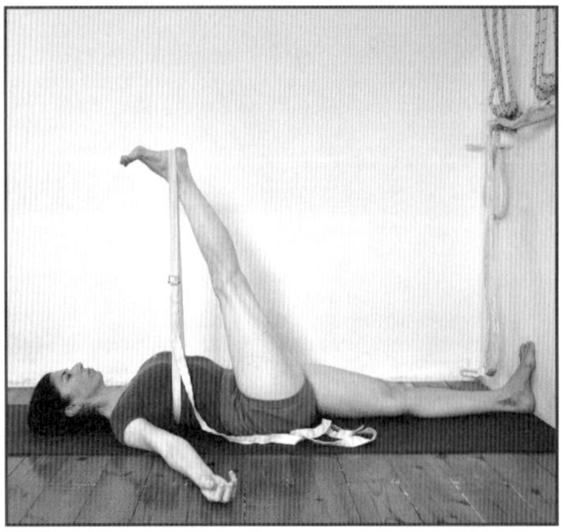

45초

Volume 2. 100쪽 참조
45초 후에 벨트를 등의 중간 부위로 이동한다.

1c. 숩따 파당구쉬타아사나 I: 긴 벨트를 머리와 발뒤꿈치에

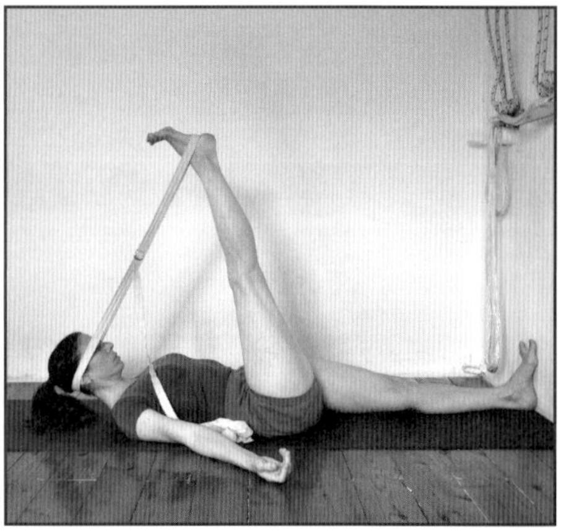

45초

Volume 2. 100쪽 참조
그 다음, 벨트를 머리 뒤쪽으로 이동한다. 그리고 난 뒤, 자세를 풀고 왼쪽도 똑같이 한다.

Note: 왼쪽 다리로 교체하기 전에 숩타 타다아사나 혹은 타타아사나로 서서 잠시 동안 머물러서 두 다리에서 일어나는 느낌을 비교해보자.

2a. 숩따 파당구쉬타아사나 II : 긴 벨트를 골반과 발뒤꿈치에

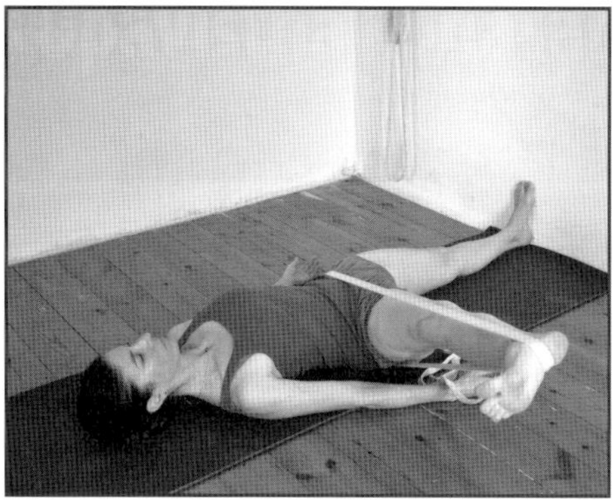

30초

Volume 2. 106쪽 참조

2b. 숩따 파당구쉬타아사나 II : 긴 벨트를 가슴과 발뒤꿈치에

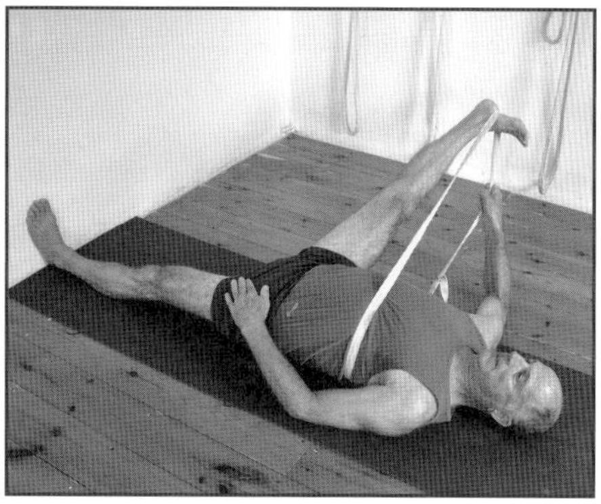

30초

Volume 2. 106쪽 참조

3. 우르드바 프라사리따 파다아사나: 긴 벨트를 발뒤꿈치와 골반에

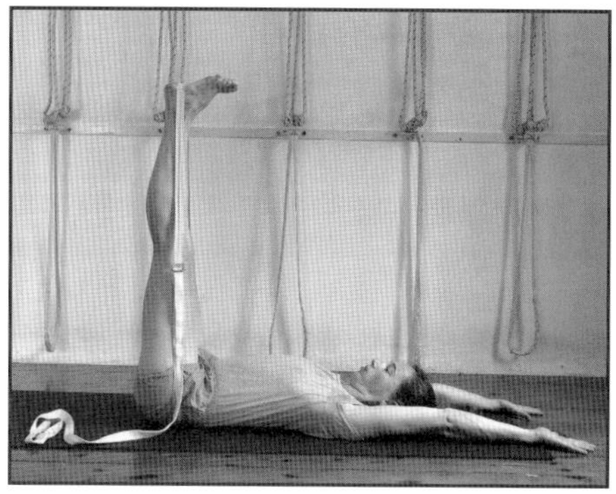

1분

Note: 벨트를 골반, 등의 중간부위에 놓아 시퀀스를 똑같이 반복한다. 왼쪽 다리로 교체하기 전에 숩타 타다아사나나 혹은 타타아사나로 서서 잠시 동안 머물러서 두 다리에서 일어나는 느낌을 비교해보자.

4. 파리뿌르나 나바아사나: 긴 벨트를 등 중간 부위와 발뒤꿈치에

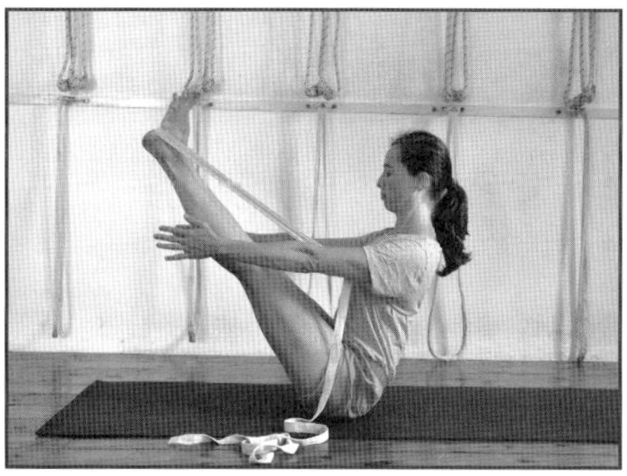

1분

벨트를 등의 중간 부위에 놓고 이것을 이용해 등을 오목하게 만든다.

5. 웃띠타 트리코나아사나: 긴 벨트를 왼발에서부터 오른쪽 서혜부에

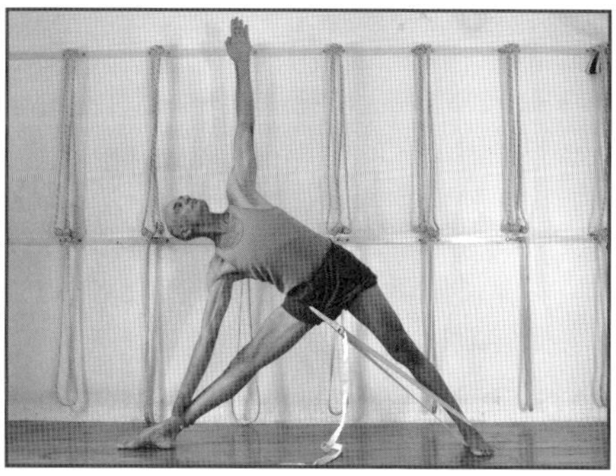

1분

다리를 중간 정도의 거리로 벌려서 시작한다. 왼쪽 다리에서부터 오른쪽 서혜부까지 벨트를 단단하게 두른다. 그다음 벨트가 잘 뻗어질 때까지 오른발을 미끄러트린다. 벨트를 조절해서 필요한 만큼 다리를 벌린다.

6. 아르다 찬드라아사나: 긴 벨트를 왼발에서부터 오른쪽 서혜부에

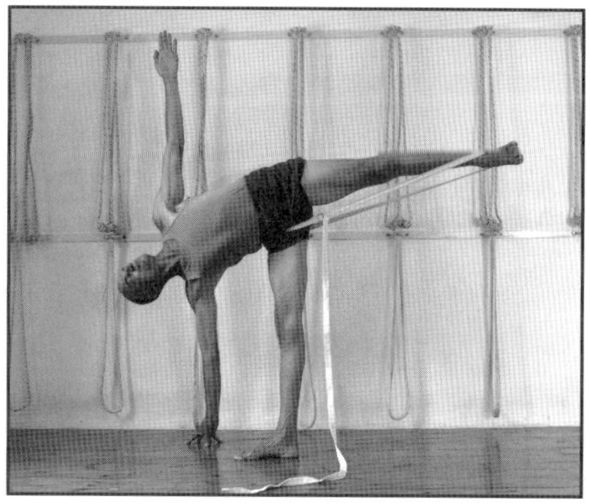

1분

아르다 찬드라아사나로 바로 연결한다. 만약 벨트가 팽팽하게 당겨지지 않는다면, 다리를 살짝 더 위로 들어올려서 팽팽하게 만든다.

Note: 오른쪽 다리를 5~8단계까지 연결해서 한 번에 하고 타다아사나로 돌아온다. 그러고 난 다음 벨트를 왼쪽 다리로 이동해서 왼쪽을 반복한다.

7. 비라바드라아사나 Ⅲ: 긴 벨트를 왼발에서부터 오른쪽 서혜부에

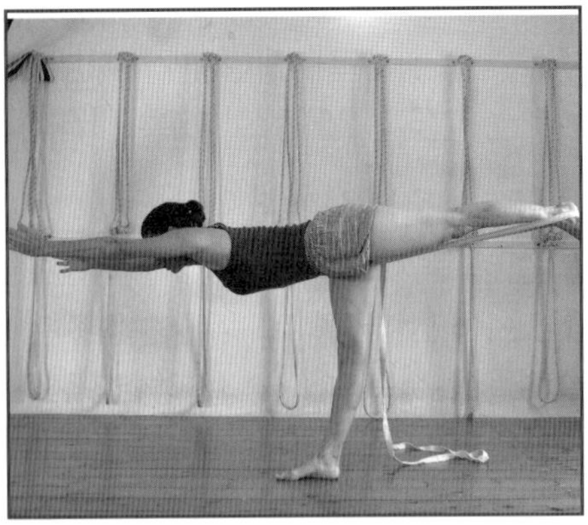

40초

거기에서부터 몸을 바닥으로 향하게 돌린다.

8. 파리브르타 아르다 찬드라아사나: 긴 벨트를 왼발에서부터 오른쪽 서혜부에

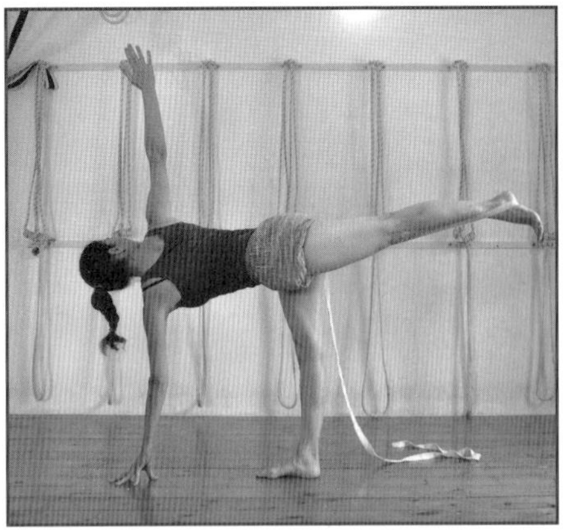

1분

몸을 좀 더 돌려 파리브리타 아르다 찬드라아사나를 한다.

9. 단다아사나: 긴 벨트를 발뒤꿈치와 골반에

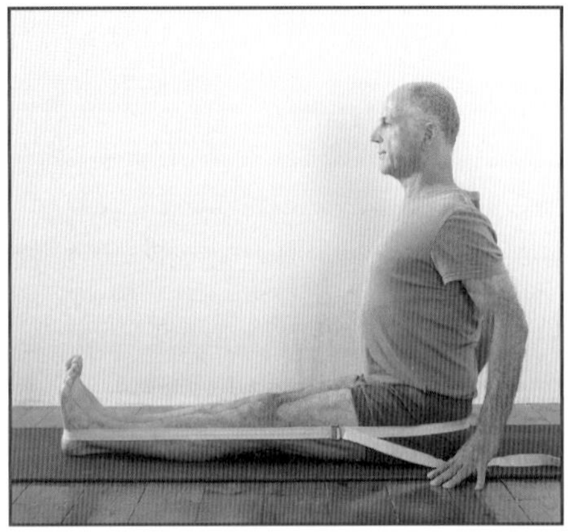

1분

Volume 2. 23쪽 참조

10. 우르드바 하스타 단다아사나: 긴 벨트를 뒤꿈치와 골반에

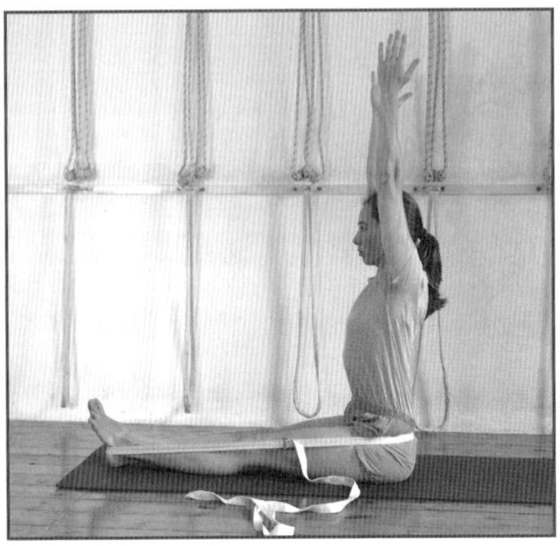

45초

Volume 2. 23쪽 참조

11. 파스치모타나아사나: 긴 벨트를 발뒤꿈치와 요추에

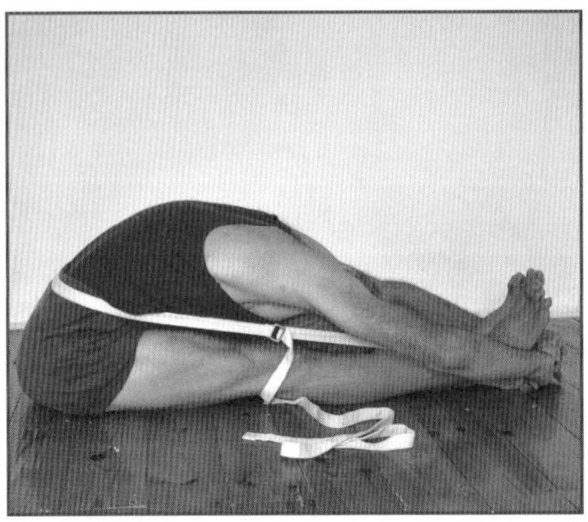

1분

Volume 2. 124쪽 참조

12. 자누 시르사아사나: 긴 벨트를 발뒤꿈치와 요추에

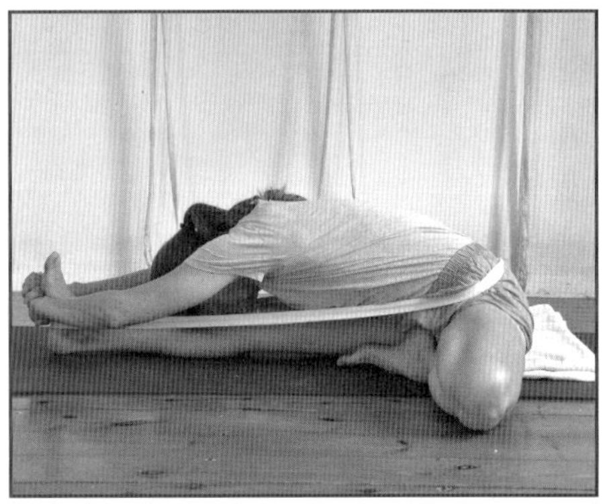

각각 1분

13. 파스치모타나아사나: 긴 벨트를 발 뒤꿈치와 요추에

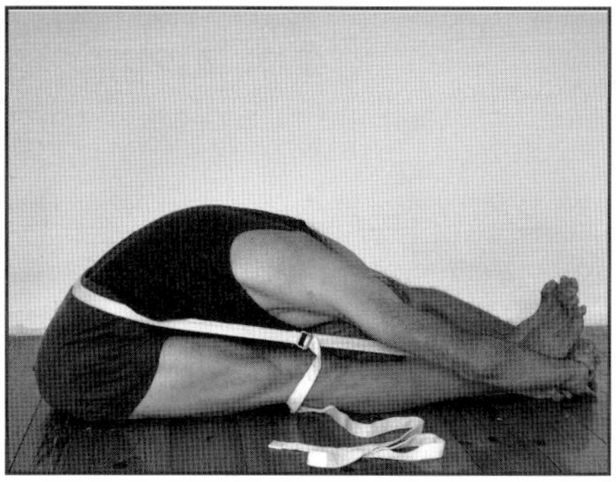

3분

Volume 2. 124쪽 참조

14. 바르드바자아사나 I: 벨트 2개를 가지고

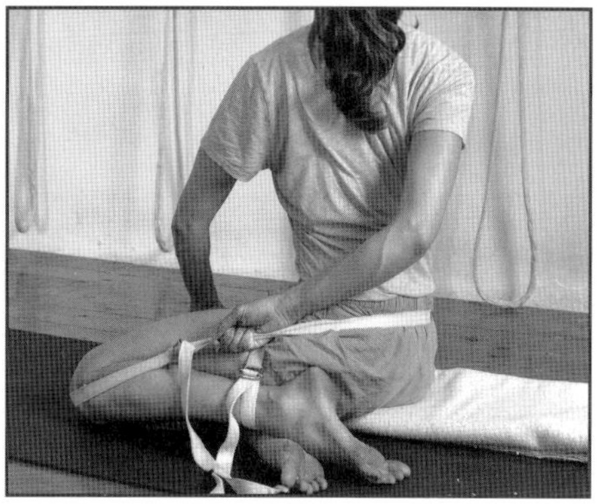

각각 1분

비라아사나 다리의 서혜부와 발목에 벨트를 단단히 맨다. 그다음 또 다른 벨트를 동일한 다리의 골반과 무릎에 팽팽하게 맨다.

15. 세뚜 반다 사르방가아사나: 골반과 가슴을 지지하고

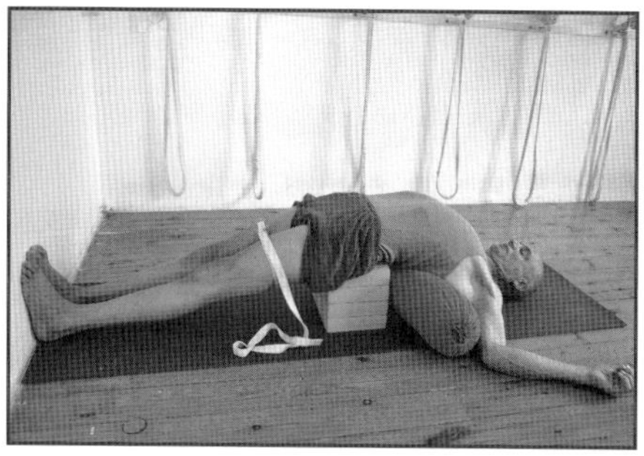

5분

하나 혹은 여러 개의 나무 블록으로 천골을 지지한다. 허벅지 윗부분에 벨트를 팽팽하게 맨다. 볼스터로 가슴을 지지해준다. 발은 벽에 댄다.

16. 살람바 사르방가아사나: 담요 단 위에서

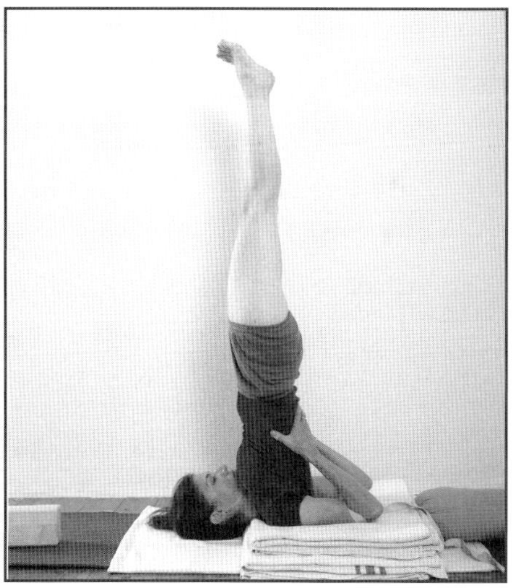

7분

사르방가아사나를 위해서 도구를 다음과 같이 놓는다.

- (머리 받침으로) 담요 하나를 매트 위에 펼치고 5개의 접은 담요를 계단식으로 쌓는다.
- 할라아사나를 했을 때 두 발이 놓일 수 있도록 블록 하나를 매트의 앞쪽 중앙에 놓는다. 볼스터 하나를 블록과 반대편인 담요를 쌓은 단에 맞댄다.

17. 할라아사나: 발가락을 블록 위에

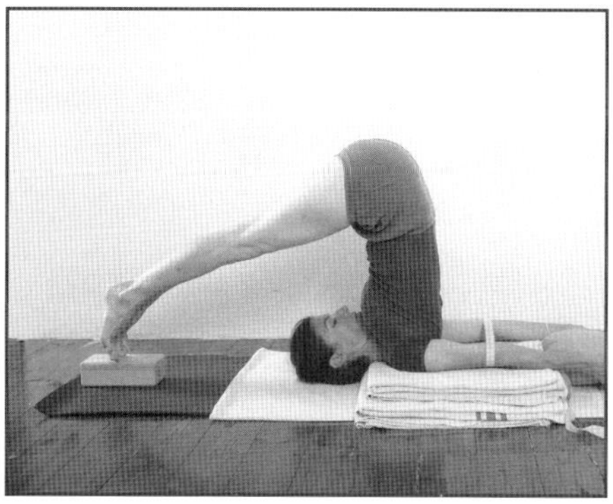

3분

발가락을 블록 위에 놓고 뒤에 놓인 볼스터를 잡는다. 팔과 다리가 정확하게 정렬되어 있는지 확인한다.

18. 사바아사나

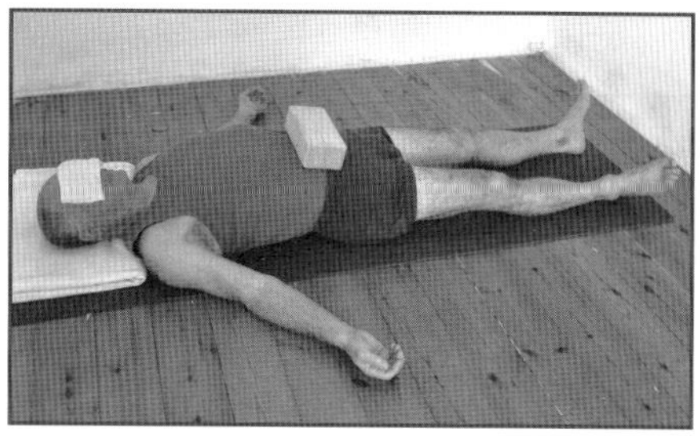

7분

3. 앉아서 하는 자세와 전굴 시퀀스

이 시퀀스의 특징:

- **시간:** 60분
- **레벨:** 중급자~고급자
- **유형:** 이완, 차분함.
  생리 중에 수련 가능
- **포함된 아사나 유형:**
  전굴 자세, 휴식의 후굴 자세

도구

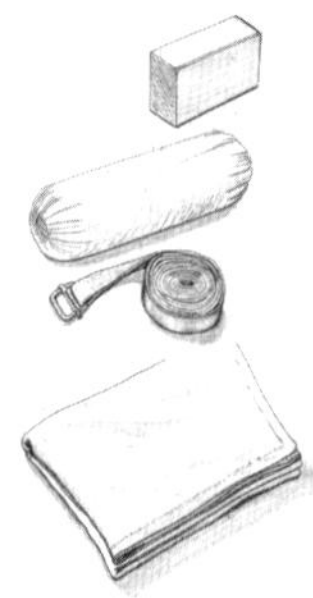

블록 2~3개,
볼스터,
벨트 2개,
폼블럭 4개,
담요 2~3개,
벽

1. 아도무카 비라아사나: 볼스터로 이마와 팔꿈치를 받치고

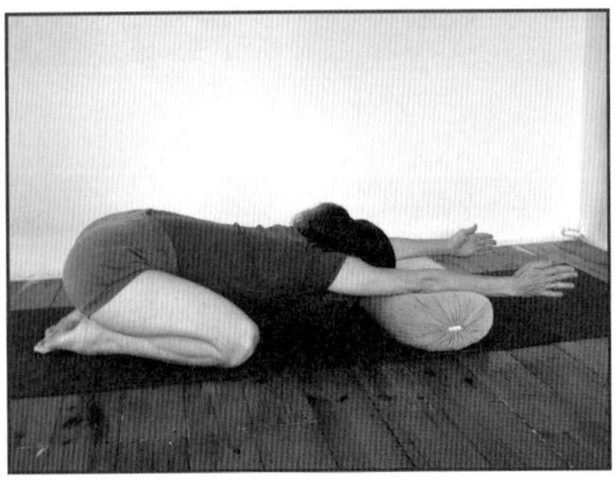

3분

Volume 2. 95쪽 참조

2. 숩따 파당구쉬타아사나 II: 모퉁이에서 두 발을 벽에 대고

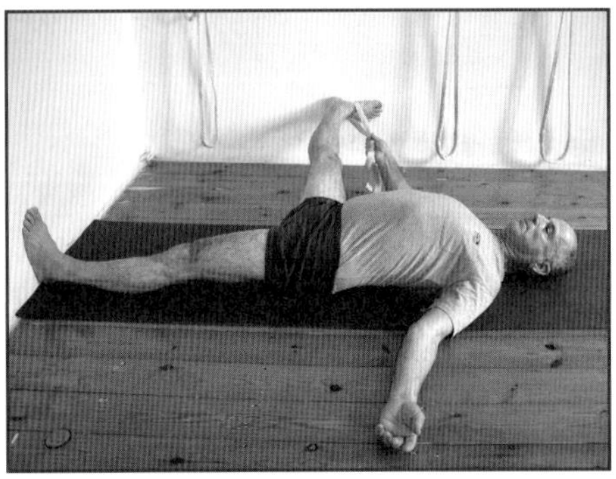

각각 1분

Volume 2. 109쪽 참조

3. 받타 코나아사나: 손바닥을 블록 위에

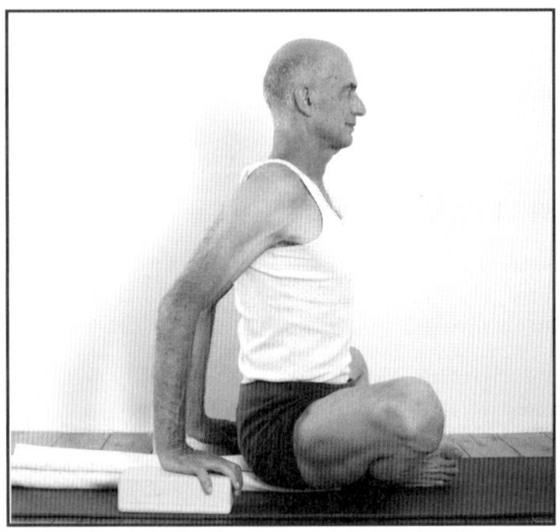

3분

Volume 2. 31쪽 참조

4. 자누 시르사아사나: 받침에 대고

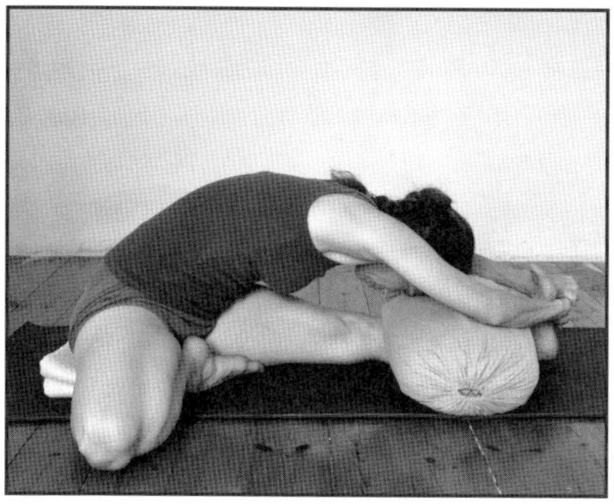

각각 3분

5. 트리엥가 무카에카파다 파스치모타나아사나: 받침에 대고

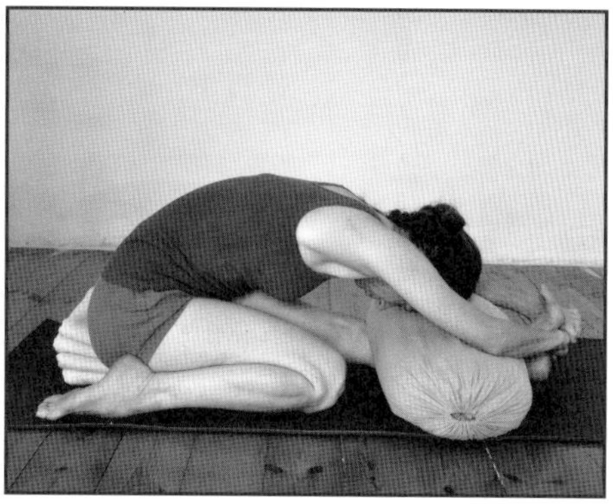

각각 3분

자누 시르사아사나에서 설명한 대로 동작을 반복한다.

6. 아르다 파드마 파스치 모타나아사나: 받침에 대고

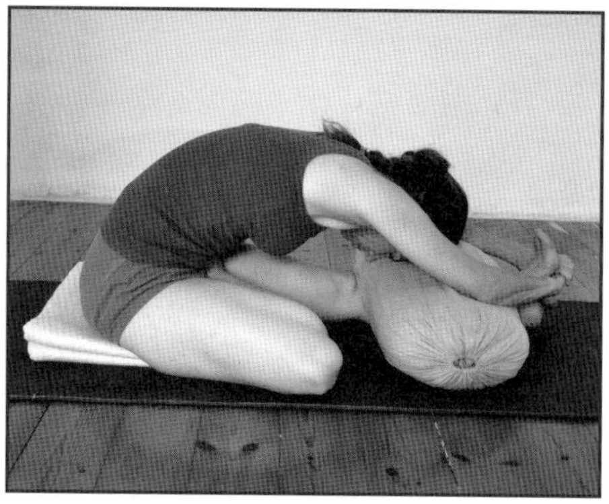

각각 3분

이 자세가 힘들다면 자누 시르사아사나를 반복한다.(4단계)

7. 파스치모타나아사나: 받침에 대고

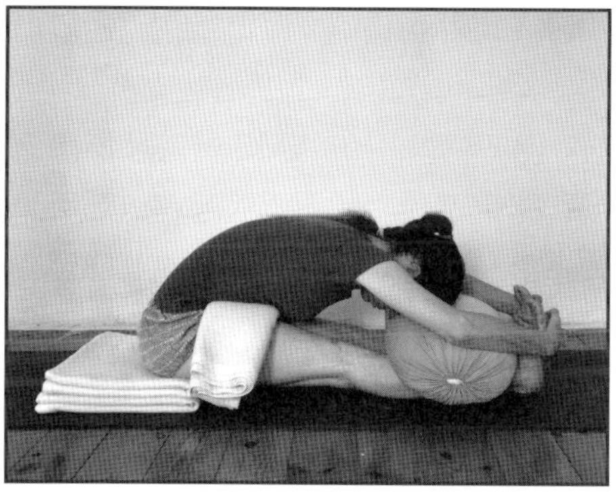

각각 3분

Volume 2. 130쪽 참조

8. 바르드바자아사나: 벨트를 가지고

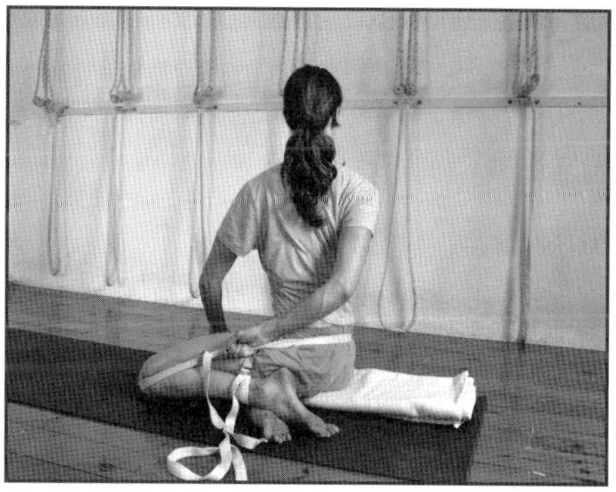

각각 45초 2번씩 반복

2번째 시퀀스의 14단계 참조

9. 비파리타 단다아사나: 의자 위에서

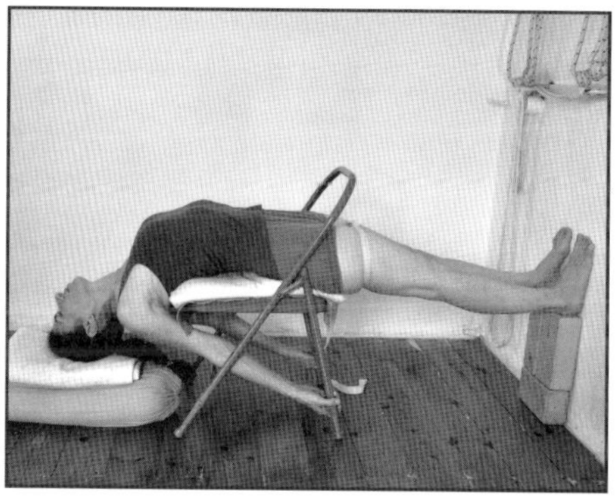

5분

성수리를 받진다. 뒤꿈치는 블록 위에, 허벅지는 벨트로 단단히 맨다.

10. 세뚜 반다 사르방가 아사나: 블록과 볼스터를 가지고

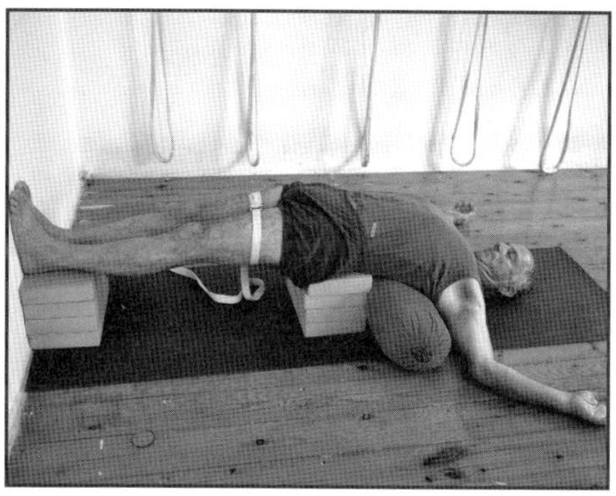

5분

2번째 시퀀스의 15단계 참조

11. 사바아사나: 눈을 덮고 블록을 복부에

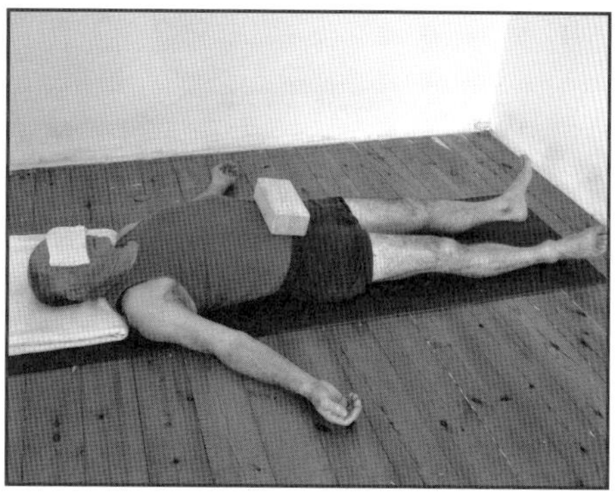

10분

4. 초보자를 위한 전굴 자세

이 시퀀스의 특징:

- **시간:** 40분
- **레벨:** 초보자~중급자
- **유형:** 이완, 차분함.
- **포함된 아사나 유형:** 서서 하는 자세, 전굴 자세, 사르방가아사나 사이클

도구

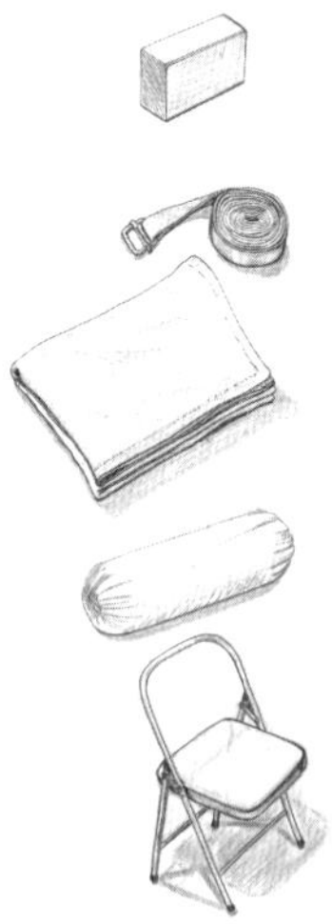

블록, 볼스터, 벽.

사르방가아사나를 위해서 **담요 5개와 벨트 1개** 필요.

이완을 위한 사르방가아사나를 위해 **의자 1개, 볼스터 1개, 담요 1~2개**

1. 아도무카 스바나아사나: 손을 뒤짚은 의자 위에

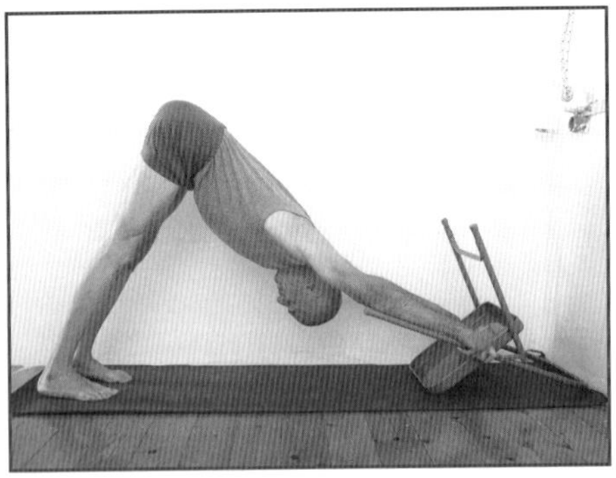

1분

Volume 2. 32쪽 참조

2. 파르스보타나아사나: 손을 벽에 대고

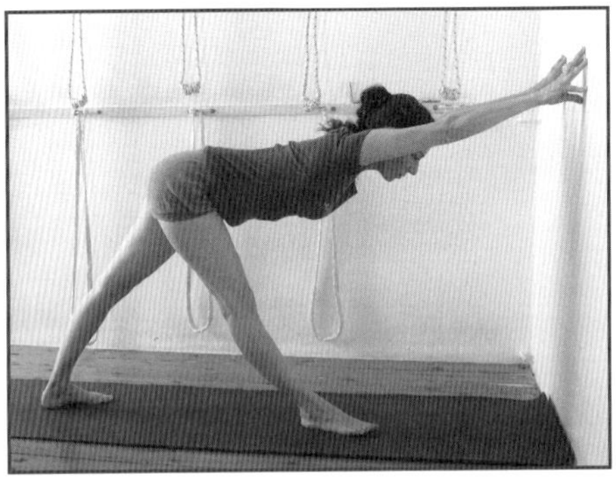

각각 45초

Volume 1. 192쪽 참조

3. 아도무카 스바나아사나: 발을 뒤집은 의자 위에

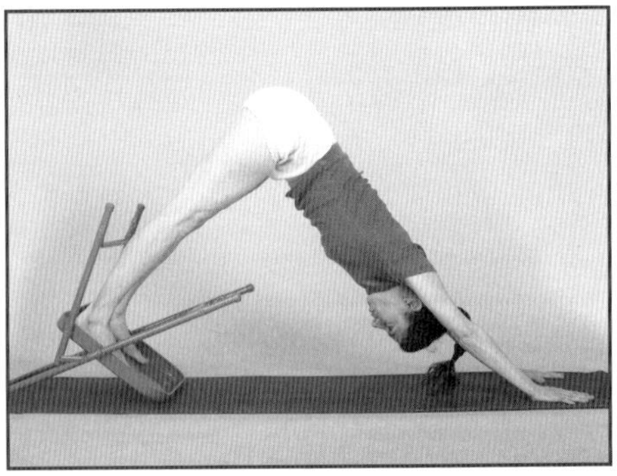

1분

Volume 1. 53쪽 참조

4. 파스치모타나아사나: 의자에 앉아서

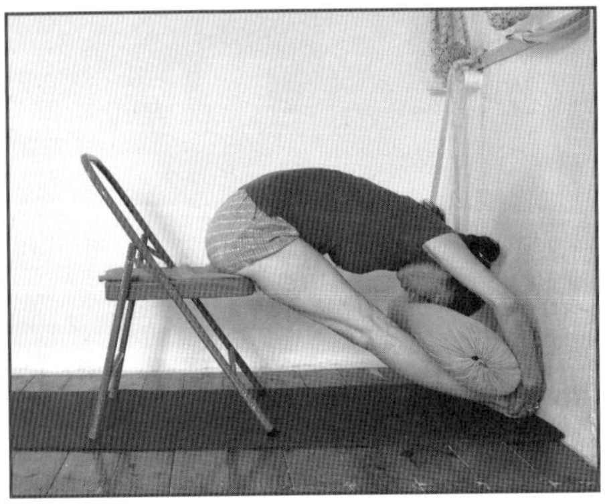

2분

Volume 2. 131쪽 참조

5. 자누 시르사아사나

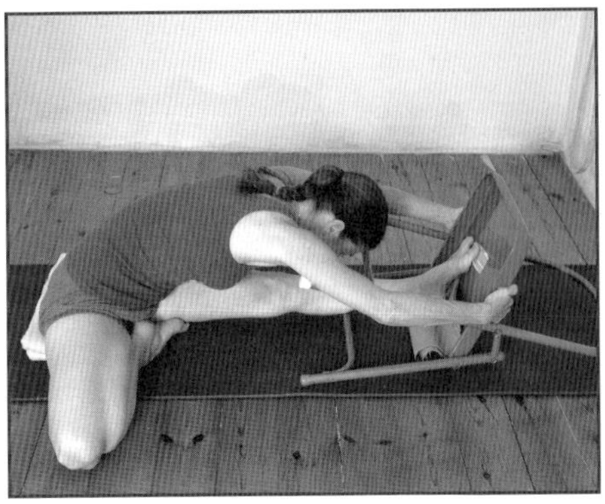

각각 1분

6. 트리앵가 무카에카파 다 파스치모타나아사나

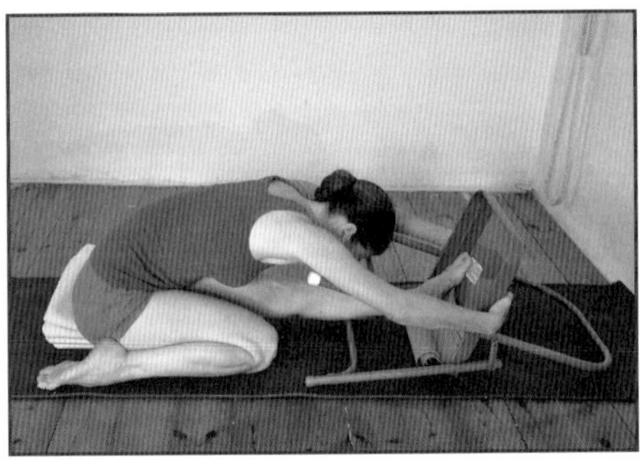

각각 1분

7. 파스치모타나아사나: 손을 의자에

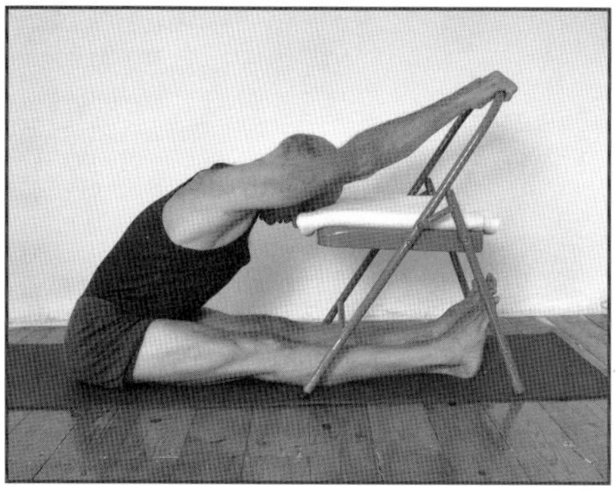

1분

Volume 2, 129쪽 참조

8. 바르드바자아사나: 의자에 앉아서

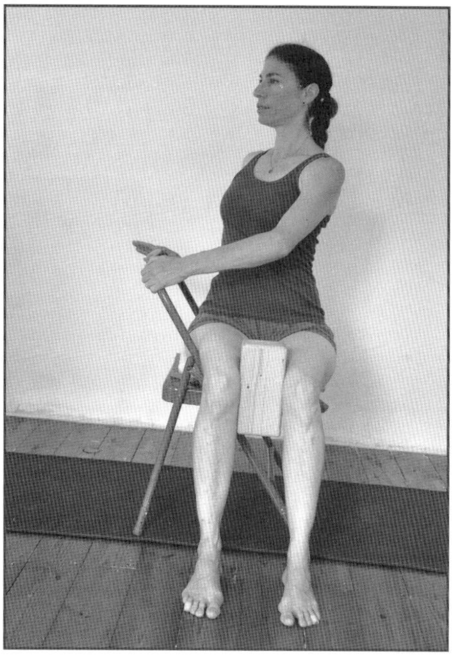

각각 1분

점성이 있는 매트 위에서 의자를 활용한다. 무릎 사이에 블록을 끼운다. 좌석의 높이가 무릎보다 낮다면 접은 담요 1~3개를 좌석 위에 놓는다. 좌석이 무릎보다 높다면 발 아래 블록을 둔다.

9. 살람바 사르방가아사나: 단 위에서

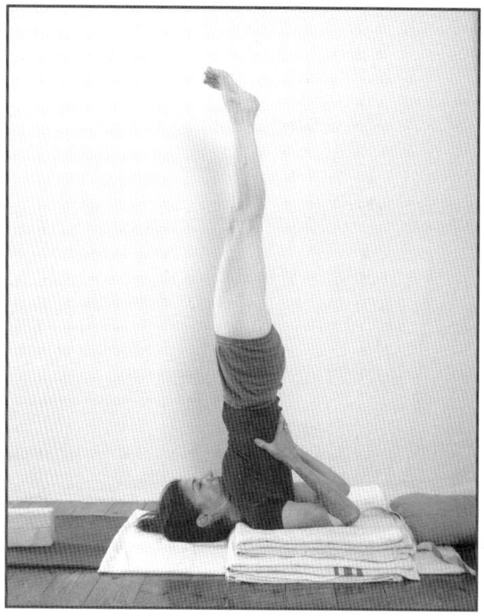

5분

2번째 시퀀스에서 16단계(만약 피곤하다면 의자를 사용한다).

10. 할라아사나: 발을 의자 위에

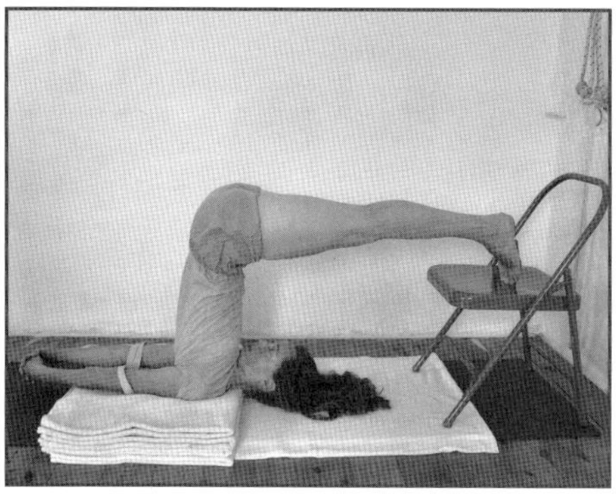

3분

발가락을 좌석 위에 놓고 아래로 눌러서 몸통을 들어올리고 길게 만든다.

11. 카르나 피다아사나: 발을 의자 위에

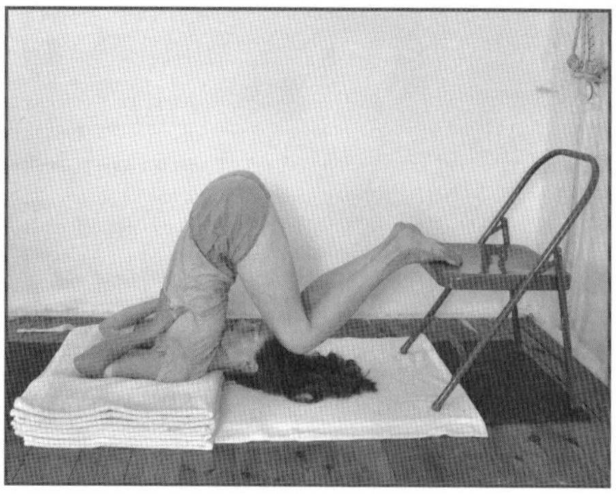

1분

무릎을 구부리고 발등을 좌석 위에 놓는다.

12. 사바아사나: 아래쪽의 다리를 의자 위에

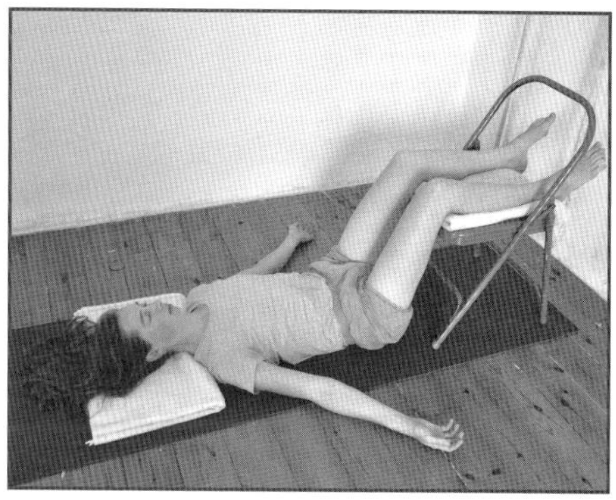

5분

요추에서부터 엉덩이 살을 멀어지게 해서 허리를 길어지게 하고 이완한다.

5. 전굴과 비틀기-상급의 시퀀스

이 시퀀스의 특징:

- **시간:** 90분
- **레벨:** 고급자
- **유형:** 활력과 열림
- **포함된 아사나 유형:** 전굴 자세, 비틀기, 역 자세

도구

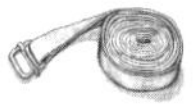

의자,
긴 벨트 2개,
블록,
벽,
붕대(선택사항)

1. 아도무카 스바나아사나: 손을 뒤집은 의자 위에

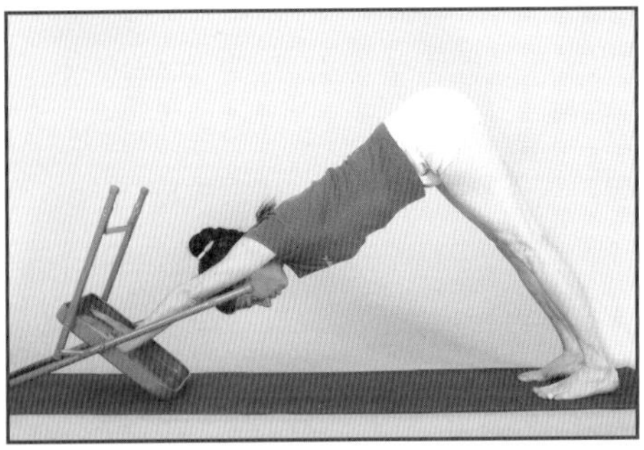

1분

Volume 1. 63쪽 참조

2. 아도무카 스바나아사나: 발을 뒤집은 의자 위에

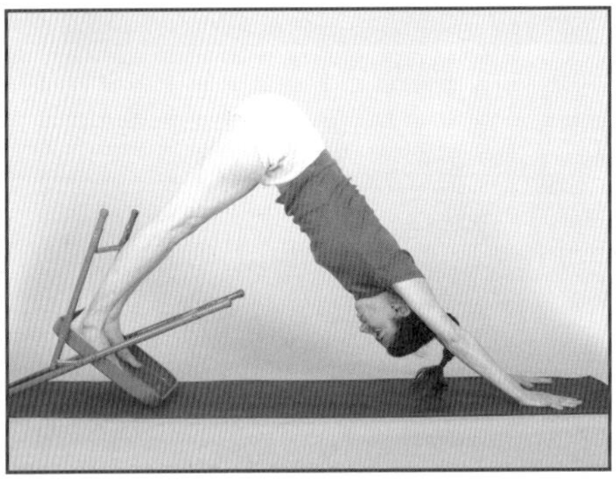

1분

Volume 1. 53쪽 참조

3. 아도무카 브륵샤아사나: 벽에서

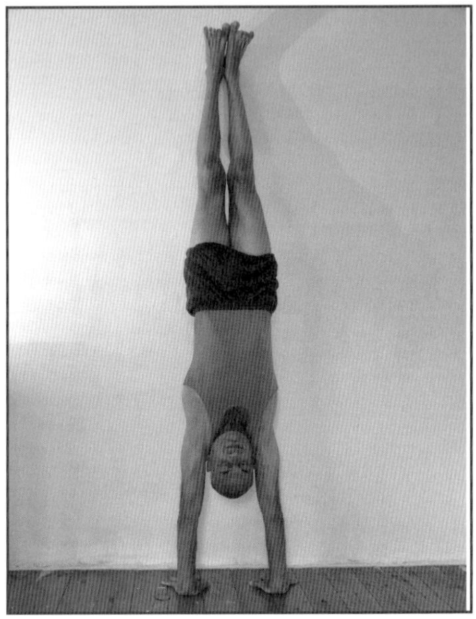

40초

중간에 타다아사나를 하면서 3번 반복한다.

4. 웃띠타 트리코나아사나: 의자를 뒤에 놓고

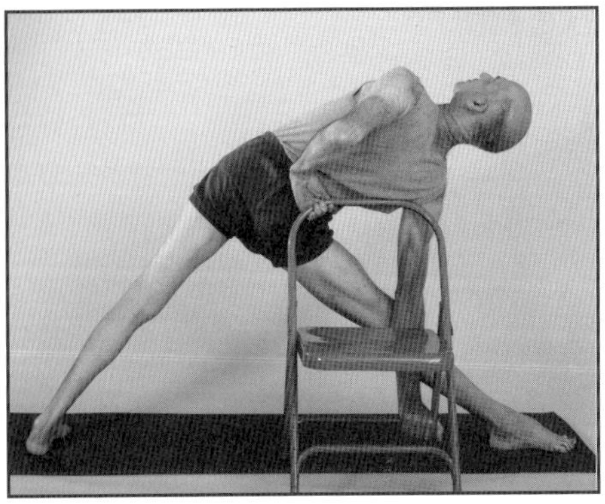

각각 1분

Volume 1. 105쪽 참조

5. 파리브르따 트리코나 아사나: 의자를 뒤에 놓고

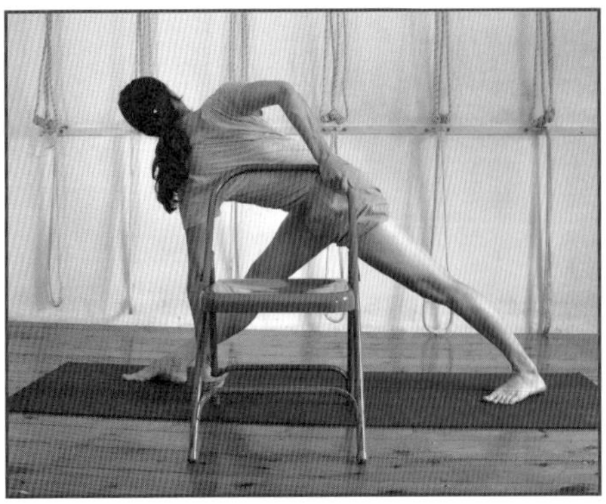

각각 1분

의자를 바라보고 시작해서 오른쪽으로 돌아서 등이 의자의 등받이를 향할 때까지 몸통을 비튼다.

6. 비라바드라아사나 II: 의자를 지지하고

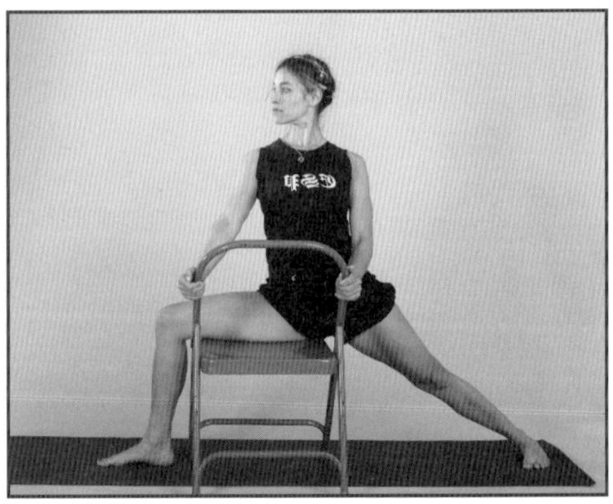

각각 1분

Volume 1. 112쪽 참조

7. 파리브르따 파르스바 코나아사나: 의자를 지지

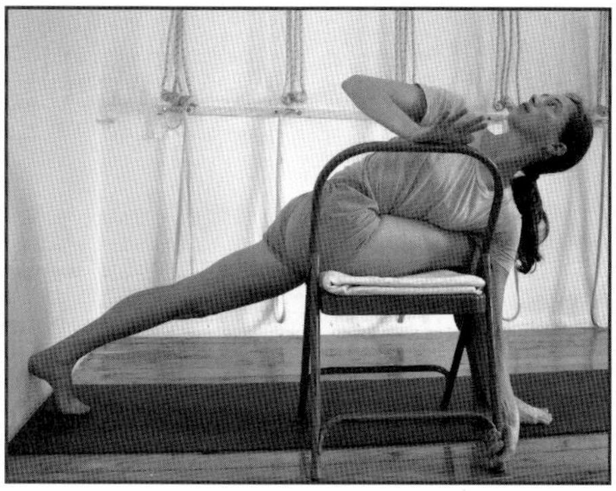

각각 1분

8. 아도무카 스바나아사나: 이마를 블록 위에

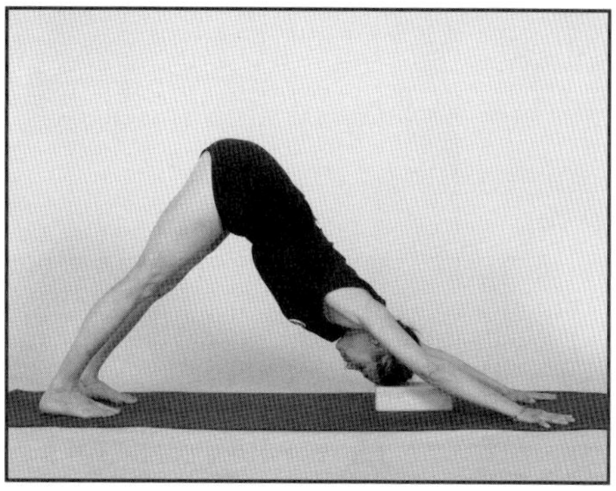

1분

Volume 1. 66쪽 참조

9. 시르사아사나: 블록으로 흉추를 지지하고

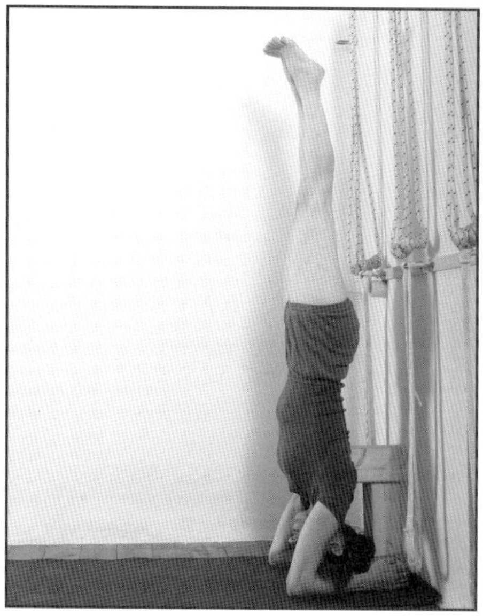

7~8분

블록 3개를 배열해서 흉추를 지지한다.

10. 앉은 우파비스타 코나 아사나: 벨트 2개를 가지고

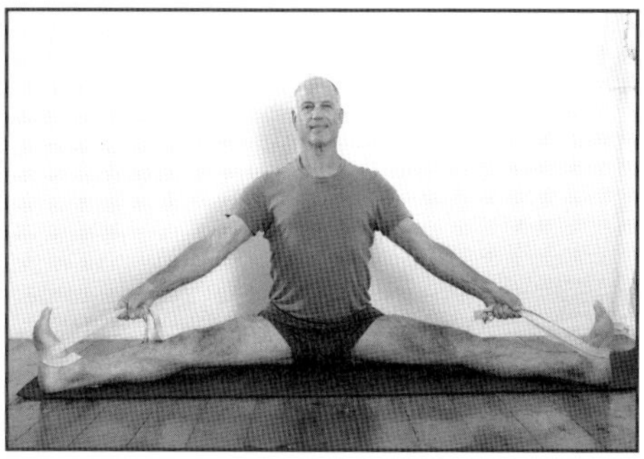

1분

Volume 2. 38쪽 참조

11. 파르스바 우파비스타 코나 아사나: 벨트 2개를 가지고

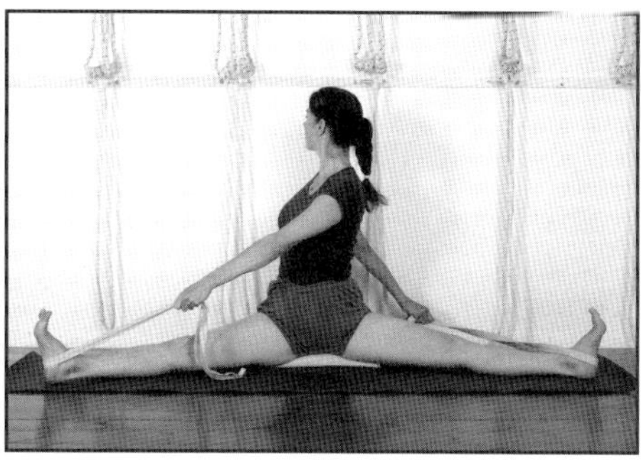

각각 30초

Volume 2. 38쪽 참조

12. 파르스바 우파비스타 코나아사나: 긴 벨트로

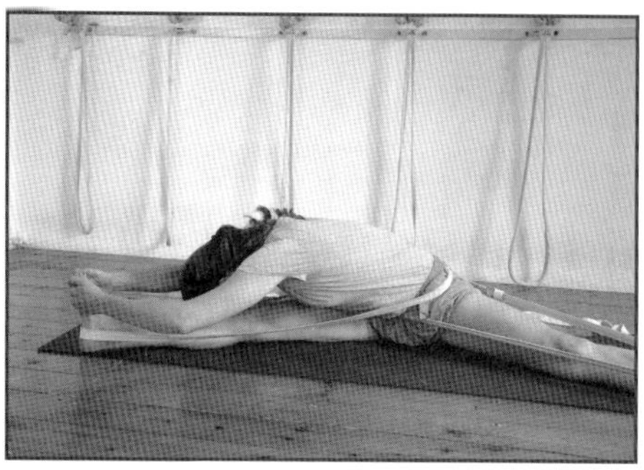

각각 45초

13. 파리브르따 우파비스타 코나아사나: 긴 벨트로

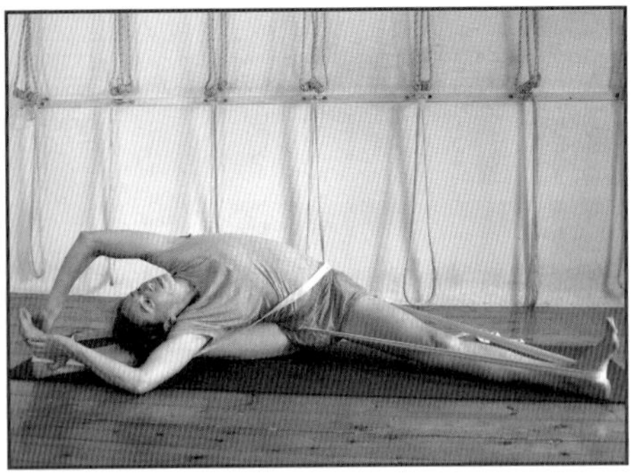

각각 1분

14. 자누 시르사아사나: 긴 벨트로

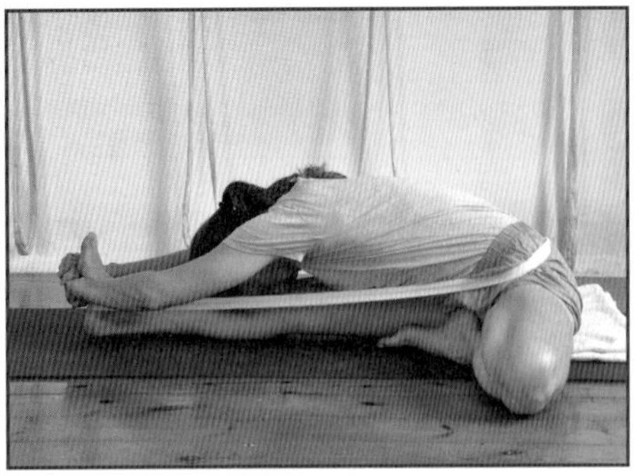

각각 1분

15. 파리브르타 자누 시르사아사나: 긴 벨트로

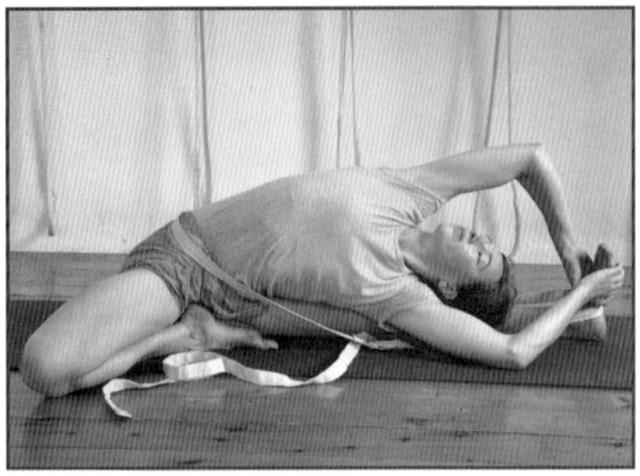

각각 45초

16. 파스치모타나아사나: 긴 벨트로

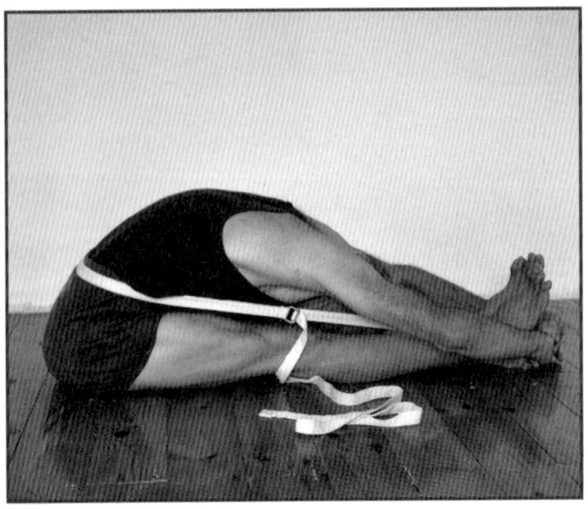

2분

Volume 2, 124쪽 참조

17. 파리브르따 파스치모타나아사나: 긴 벨트로

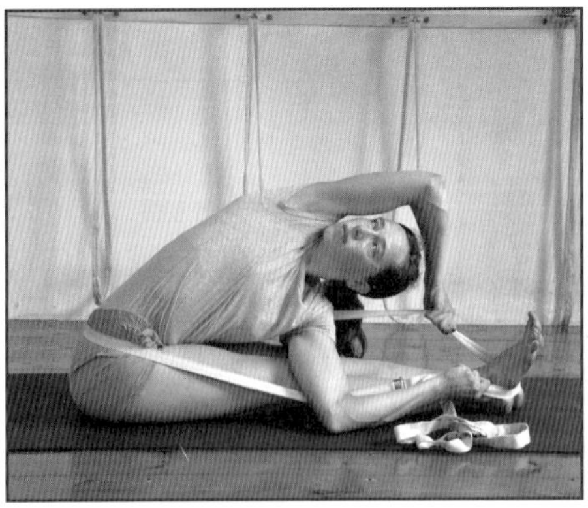

각각 30초

18. 파샤아사나: 벽에서

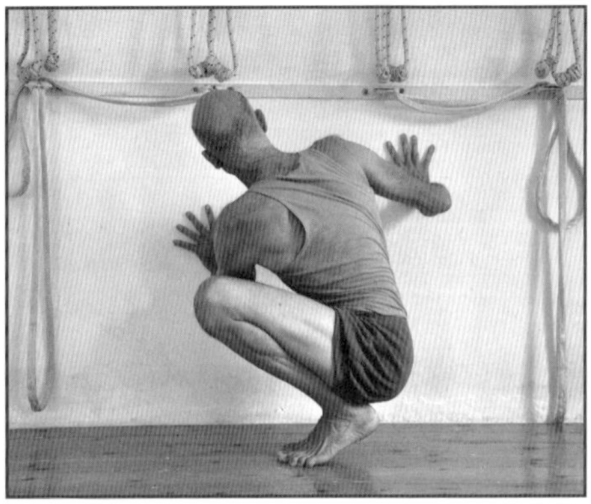

각각 45초

19. 아도무카 스바나아사나: 머리를 지지하고

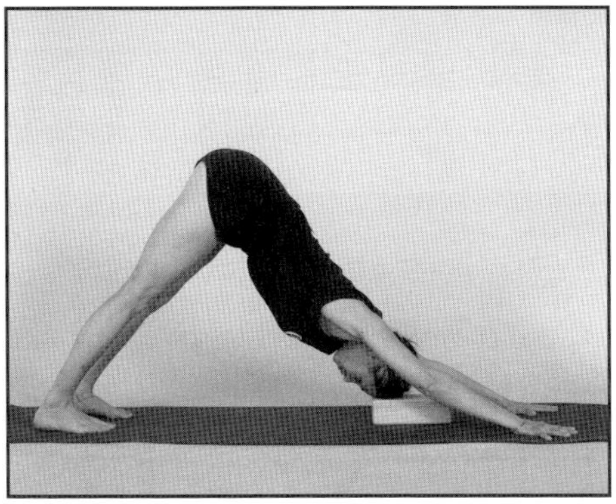

1분

Volume 1. 66쪽 참조

20. 살람바 사르방가아사나: 단 위에서

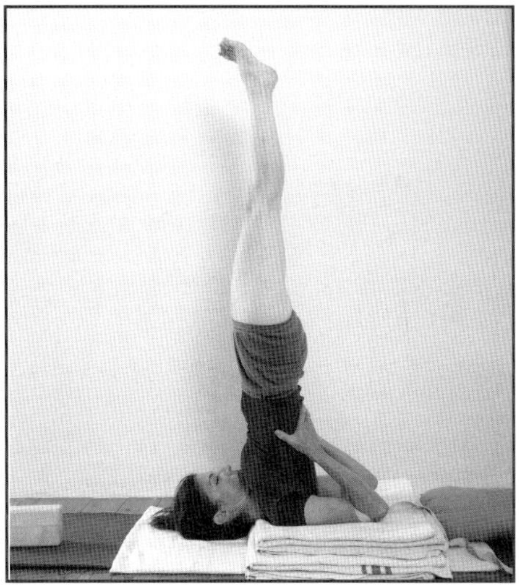

7분

2번 시퀀스 16단계 참조

21. 할라아사나: 발가락을 블록 위에

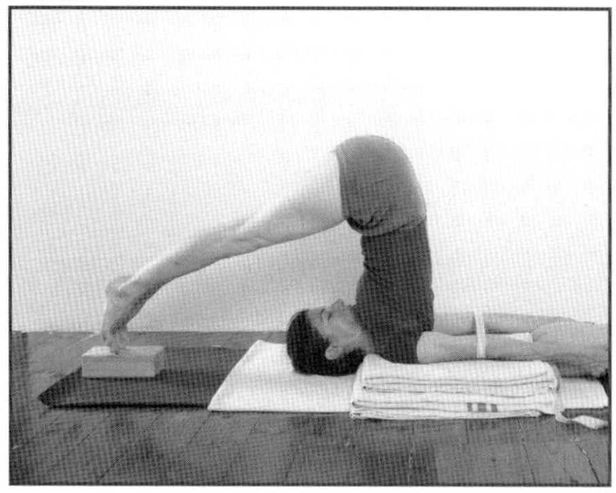

3분

2번 시퀀스 17단계 참조

22. 세뚜 반다 사르방가아사나: 블록은 천골에 벨트로 허벅지에 두르고

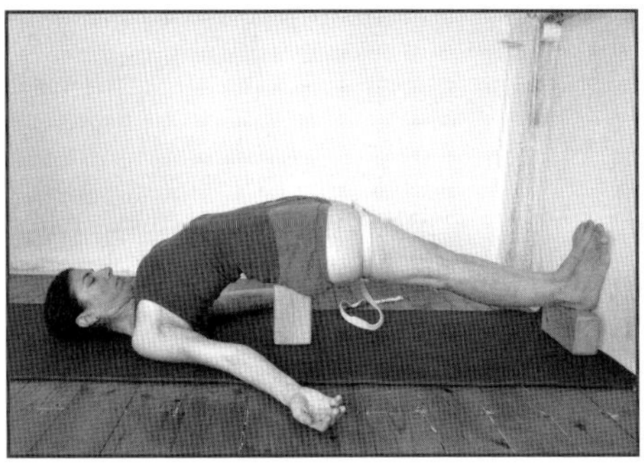

4분

23. 아도무카 스와스티카아사나: 블록 위에 이마를 지지하고

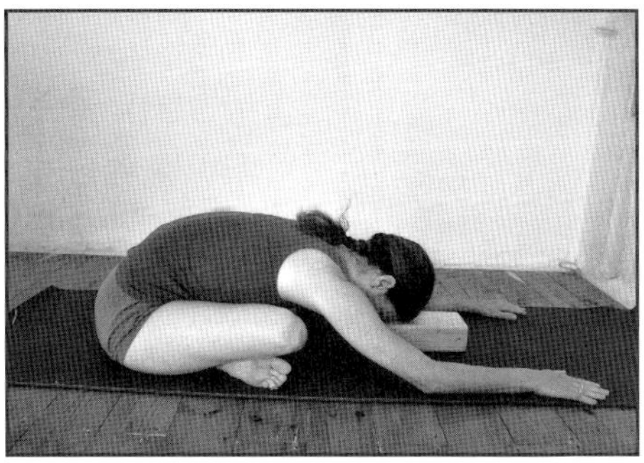

각각 40초

24. 사바아사나: 붕대와 블록을 이마에 두고

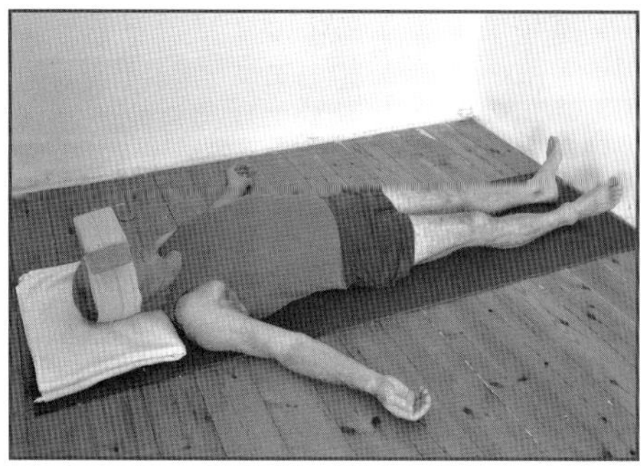

8분

몸을 눕힌 뒤에 탄성이 있는 (면으로 된) 붕대로 머리를 감싼다. 블록(혹은 작은 무게추)을 이마 위에 놓는다.

찾아보기

아래에 책의 내용을 요점에 따라 2가지로 분류한다.

- 색인 1: 도구 유형에 따른 특정한 아사나 변형 그룹
- 색인 2: 다루고 있는 아사나의 페이지 범위

찾아보기 1: 도구 유형에 따른 특정한 아사나와 그 변형 목록

벨트

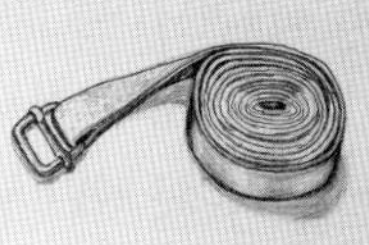

벨트(계속)

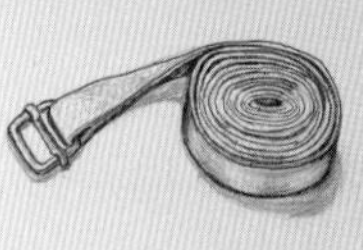

담요

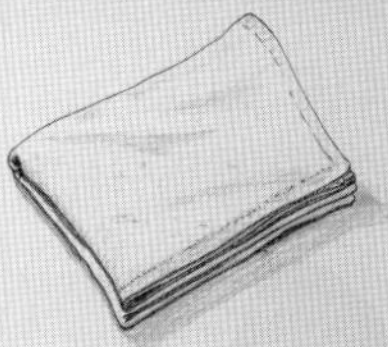

담요

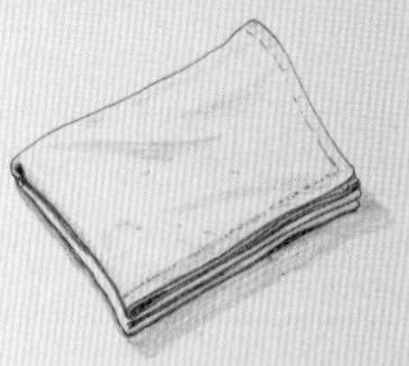

아사나	변형	쪽
우파비스타 코나아사나	1: 등 안정시키기: 벨트를 잡고	
	2: 다리 안정시키기: 골반과 다리를 고정시키고	
자누 시르사아사나	4: 굽힌 무릎을 뒤에서 유지하기: 무릎을 벽에 대고	
	6: 다른 방법으로 자세에 들어가기: 무릎을 뒤로 미끄러트리기	
	7: 굽힌 채로 자세에 들어가기: 단다아사나 다리를 굽혀서 시작하기	
	9: 몸통 정렬하기: 허벅지 상단에 둥글게 만 담요를 놓기	
파드마아사나	6: 의자로 다리 받치고 하는 아쿤차나아사나	
	7: 서서 하는 아쿤차나아사나	
	10: 아르다 파드마아사나에서 파드마아사나 완성 자세로	
파스치모타나아사나	1: 다리 활성화시키기: 허벅지 사이에 블록을 끼우고서	
	2: 발 활성화하기: 발바닥에 블록을 대고	
	7: 측면 들어올리기: 엉덩이를 받쳐서	
	8: 뒤로 미끄러져서 자세에 들어가기: 손으로 고리를 잡고서	
	9: 골반 앞으로 돌리기: 벨트를 골반과 발뒤꿈치에 두르고	
	14: 머리 이완하기: 이마를 의자 위에	
	15: 머리 이완하기: 이마를 볼스터 위에	
	19: 우르드바 무카 파스치모타나아사나 II: 보조자가 아래로 누른다	

블록

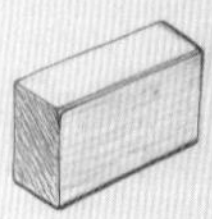

아사나	변형	쪽
단다아사나	1: 굽은 등 피하기: 높은 판 위에 앉아서	21
	4: 다리 뒤 열기: 발뒤꿈치를 블록 위에 두고	24
	6: 허벅지 안으로 돌리기: 허벅지 사이에 블록을 두고	26
받다 코나아사나	1: 무릎을 내리기 위해 골반을 들어올리기: 높이 앉아서	29
	3: 골반을 발뒤꿈치로 움직이기: 손바닥을 블록 위에 두고	31
	6: 서혜부를 더 많이 열기: 블록을 발바닥 사이에 두고	34
수련 시퀀스 1	초보자를 위한 짧은 시퀀스(2, 4, 5, 7~9)	158
수련 시퀀스 2	긴 벨트를 활용한 시퀀스(15, 17, 18)	160
수련 시퀀스 3	앉아서 하는 자세와 전굴 시퀀스(3, 11)	164
수련 시퀀스 4	초보자를 위한 전굴 시퀀스(8)	166
숩타 파당구쉬타아사나 II(측면)	7: 회복의 숩타 파당구쉬타아사나 II: 허벅지 바깥쪽을 받쳐서	111

볼스터(계속)

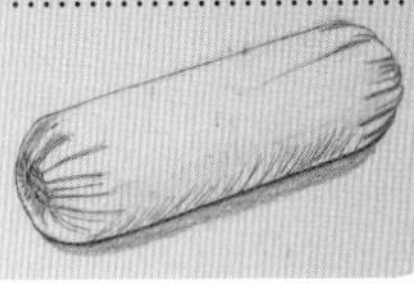

의자

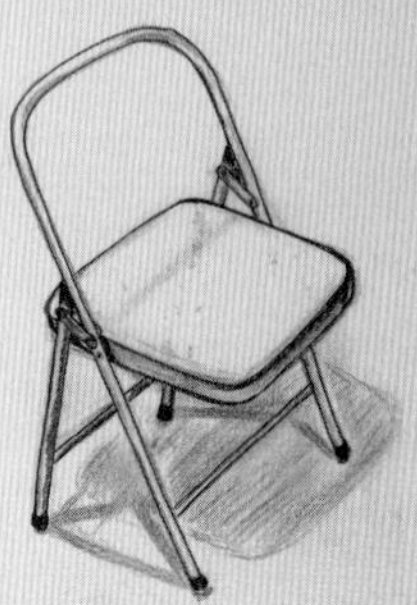

파트너

벽	아사나	변형	쪽
	단다아사나	5: 발 활성화시키기: 발을 벽에 대고	25
	말라아사나	4: 준비: 천골을 벽에 대고	152
		5: 발목 굽히기: 벽 고정 장치를 잡고	153
	받다 코나아사나	5: 무릎 지지하기: 골반과 무릎을 감싸고	33
		9: 칸다아사나 준비하기: 발을 높여서	37
	수련 시퀀스 1	초보자를 위한 짧은 시퀀스(1, 3~8)	158
	수련 시퀀스 2	긴 벨트를 활용한 시퀀스(1, 2, 15)	160
	수련 시퀀스 3	앉아서 하는 자세와 전굴 시퀀스(2, 9, 10)	164
	수련 시퀀스 4	초보자를 위한 전굴 시퀀스(2, 4)	166
	숩타 파당구쉬타아사나 I	1: 뼈 vs 근육: 벨트의 기본 사용	97
		2: 다리를 곧게 뻗어 유지하는 것: 단다아사나로 자세를 시작하며	99
		3: 들어올린 다리 활성화시키기: 몸과 다리를 고정시켜서	100
		4: 들어올린 다리에 공간 만들기: 벨트를 발뒤꿈치에서 서혜부로 걸어서	101
		5: 들어올린 다리에 공간 만들기: 보조자가 다리를 당겨서	102
		6: 다리를 90°로 지탱하기: 벽 모서리를 이용하여	103
	숩타 파당구쉬타아사나 II(측면)	1: 골반 안정시키기: 두 손으로 벨트를 잡고	105
		3: 골반에 공간을 만들기: 벨트를 발뒤꿈치에서 서혜부로 걸어서	107
		4: 편 다리 쪽에 공간 만들기: 보조자가 다리를 당겨서	108
		5: 대퇴골두를 고관절로 이동시키기: 옆으로 벌린 발을 벽에 대고	109
	스와스티카아사나(수카아사나)	9: 천골을 안으로 움직이기: 천골과 벽 사이에 블록을 두고	53
		11: 가슴 지지하기: 벽과 등 사이에 블록 끼우기	55
		12: 척추 정렬하기: 바깥 모서리에 등을 맞대고 앉아서	56
	우파비스타 코나아사나	3: 발을 벽에 대고 다리 안쪽을 더 열기	40
	자누 시르사아사나	4: 굽힌 무릎을 뒤에서 유지하기: 무릎을 벽에 대고	139
		7: 굽힌 채 자세 들어가기: 단다아사나 다리를 굽혀서 시작하기	142
	파드마아사나	3: 아르다 받다 파드모타나아사나	78
		4: 이쿤치나아사나	79
	파스치모타나아사나	8: 뒤로 미끄러져서 자세에 들어가기: 손으로 고리를 잡고서	123
		16: 중력 이용하기: 의자 위에 앉아서	131

찾아보기 2: 아사나 이름에 따른 목록

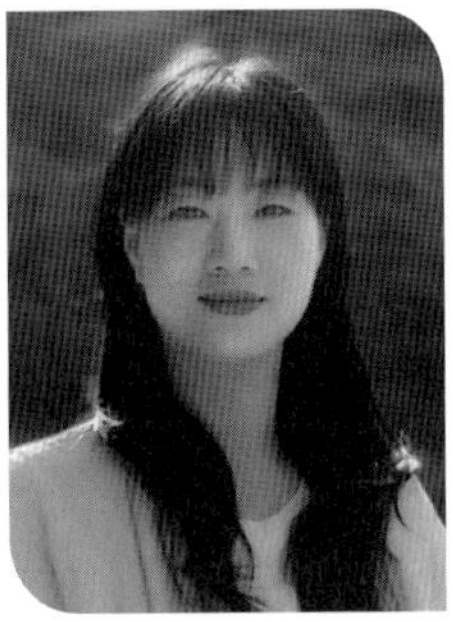

역자 이수진

- (사)한국재활요가협회 회장
- 춘해보건대 요가과 외래교수
- 이수진요가스튜디오 운영중
- 이수진요가아카데미 운영중
- 춘해보건대 요가과 졸업
- 원광디지털대 요가 · 명상학과 졸업
- 울산대학교 대학원 체육학 석사(스포츠관리)
- 선문대학교 통합의학대학원 석사(자연치유)
- 선문대학교 일반대학원 박사 수료(통합의학)
- 역서: 『의자 활용 요가』, 『도구 활용 요가 - Volume 1: 서서 하는 아사나』

도구 활용 요가
Volume 2: 앉아서 하는 아사나와 전굴 자세

1판 1쇄 펴냄: 2019년 2월 15일

지은이: Eyal Shifroni, Ph. D
옮긴이: 이수진
펴낸이: 권오현
펴낸곳: 대성의학사

출판등록 2009년 6월 22일(제301-2013-095호)
서울특별시 중구 을지로 126-1(을지로3가, 3층)
전화 02)2279-3444 / 팩스 02)2285-0108
Homepage www.medibook.co.kr

값 18,000원

ISBN 978-89-97436-91-0(13690)